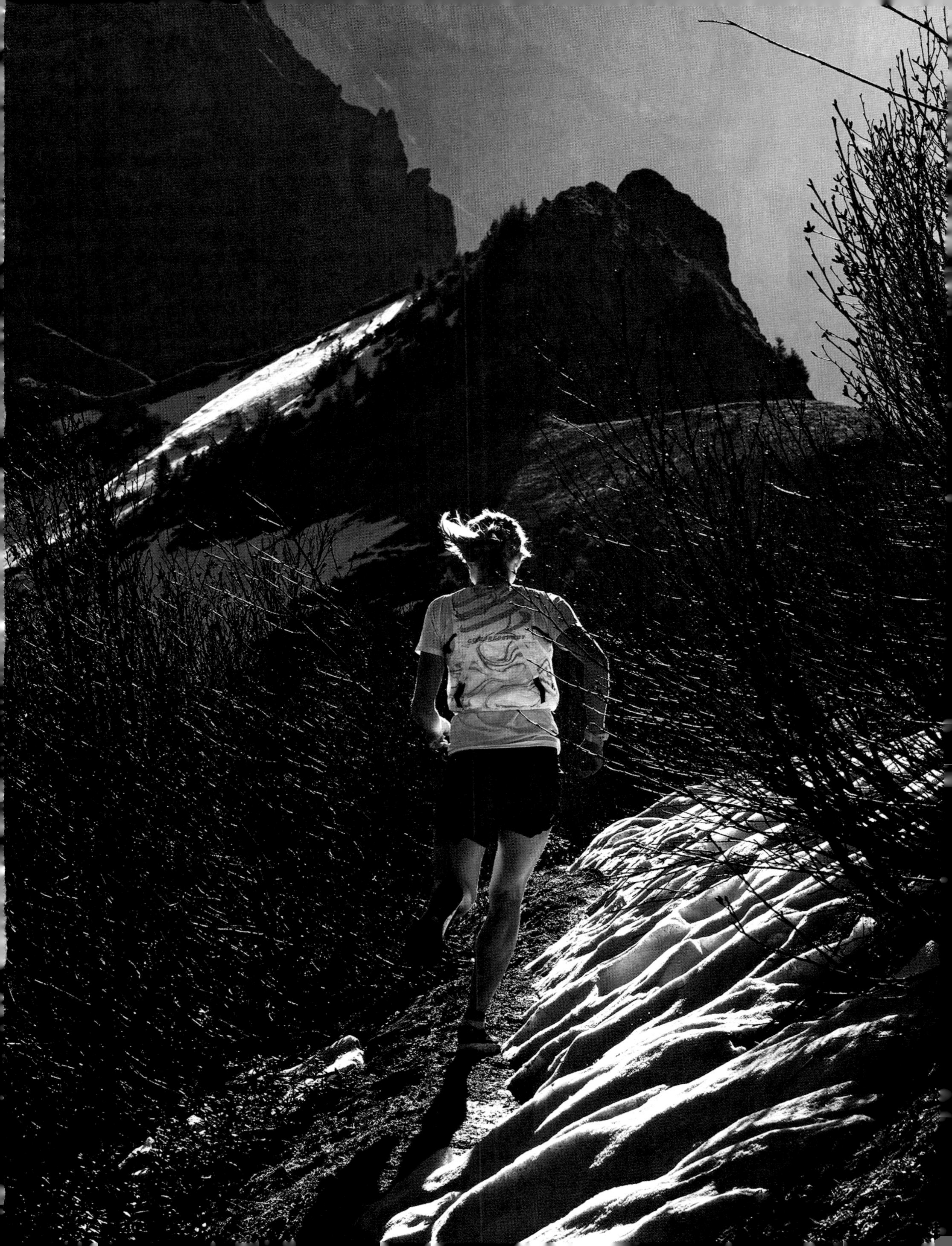

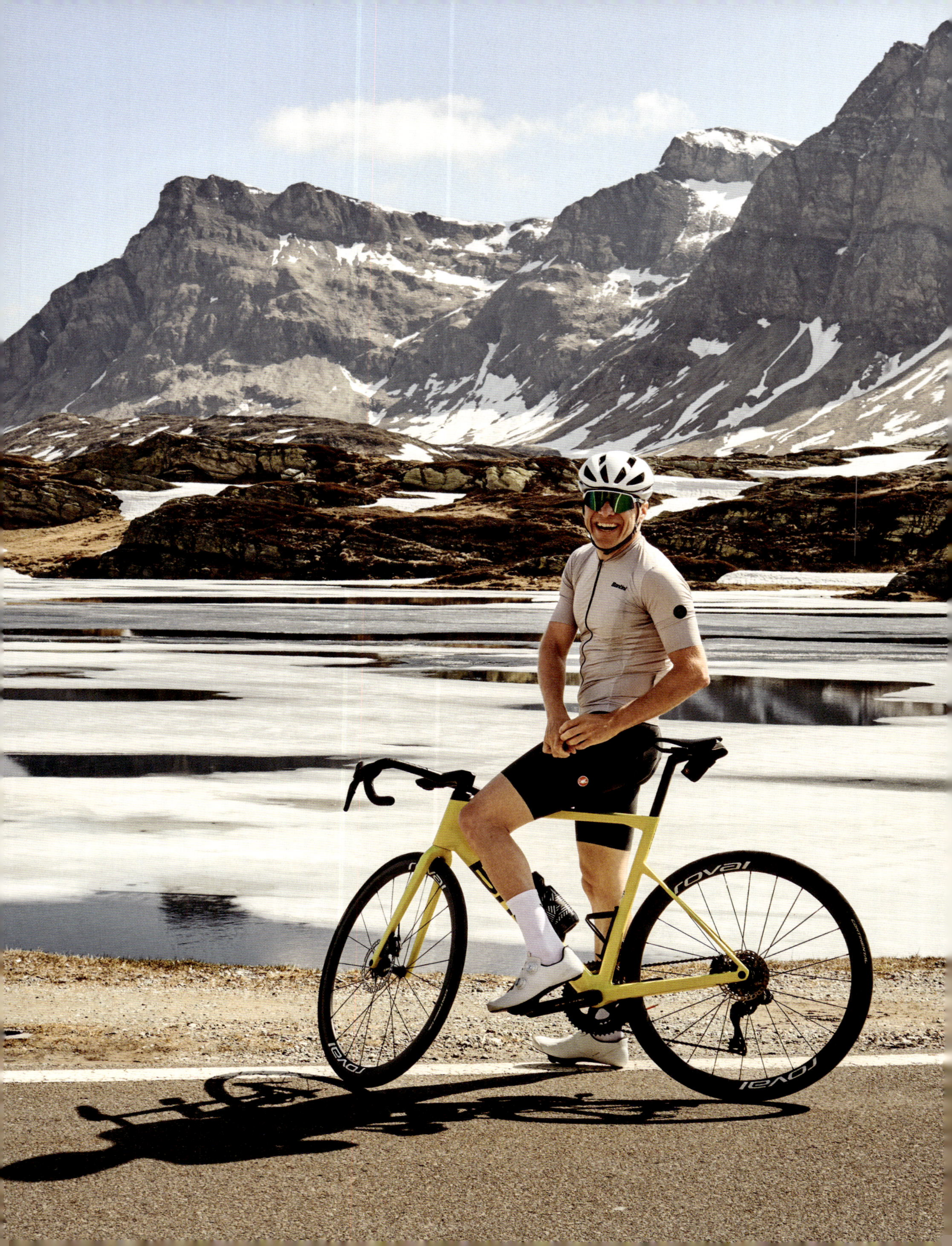
roval
roval
roval

TRAIN EAT REPEAT

Dani Hofstetter
Feride Dogum
Fabian Häfeli

DK

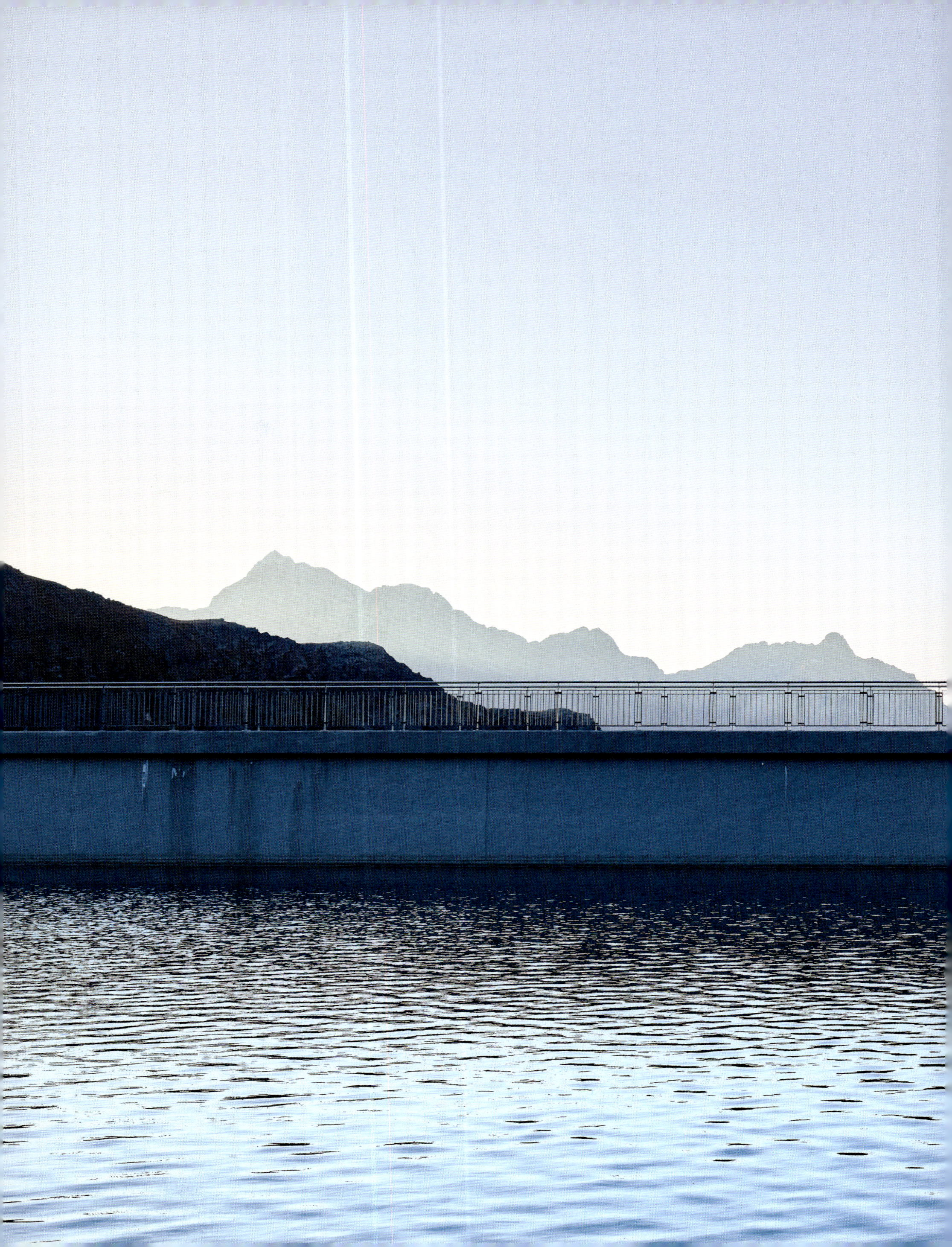

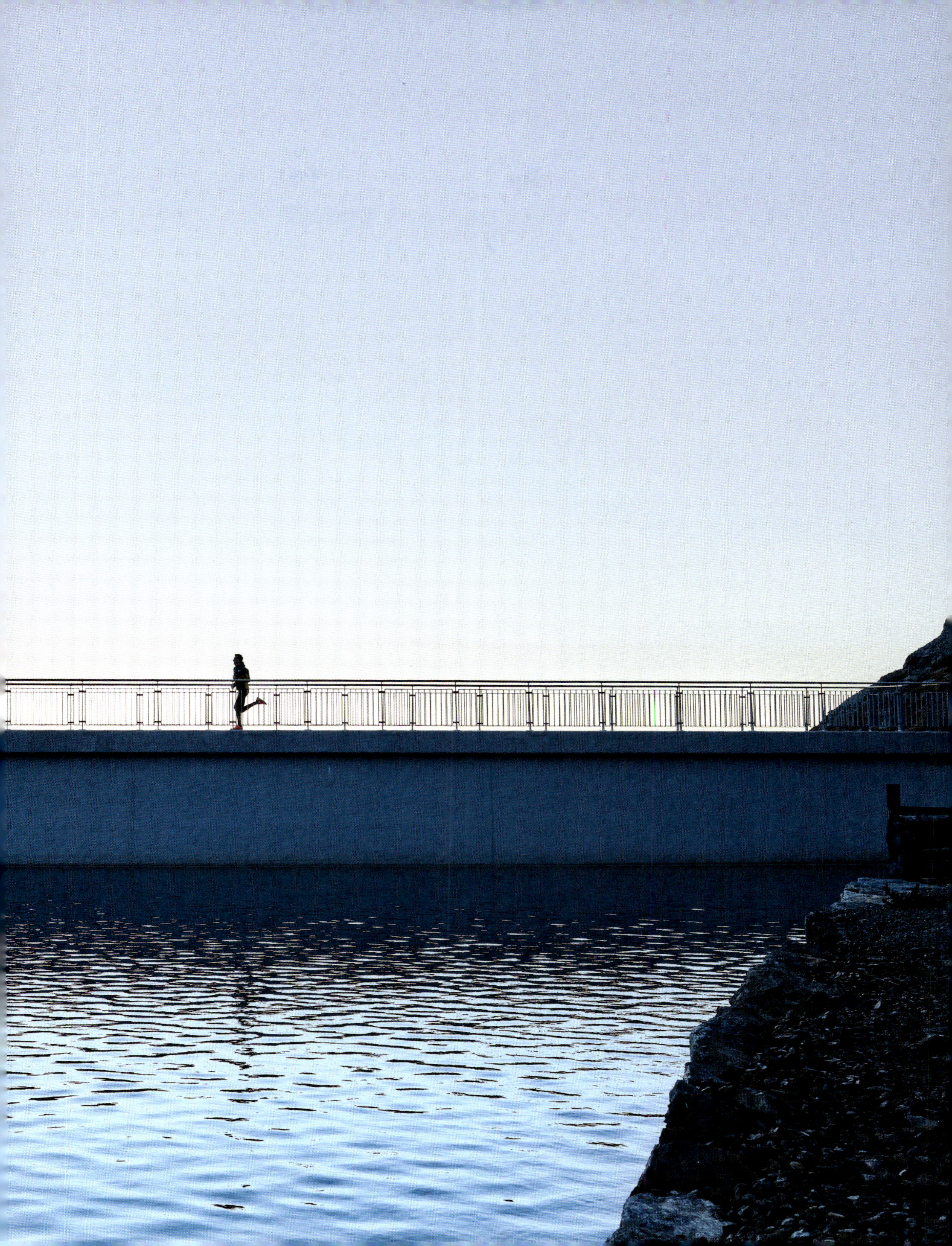

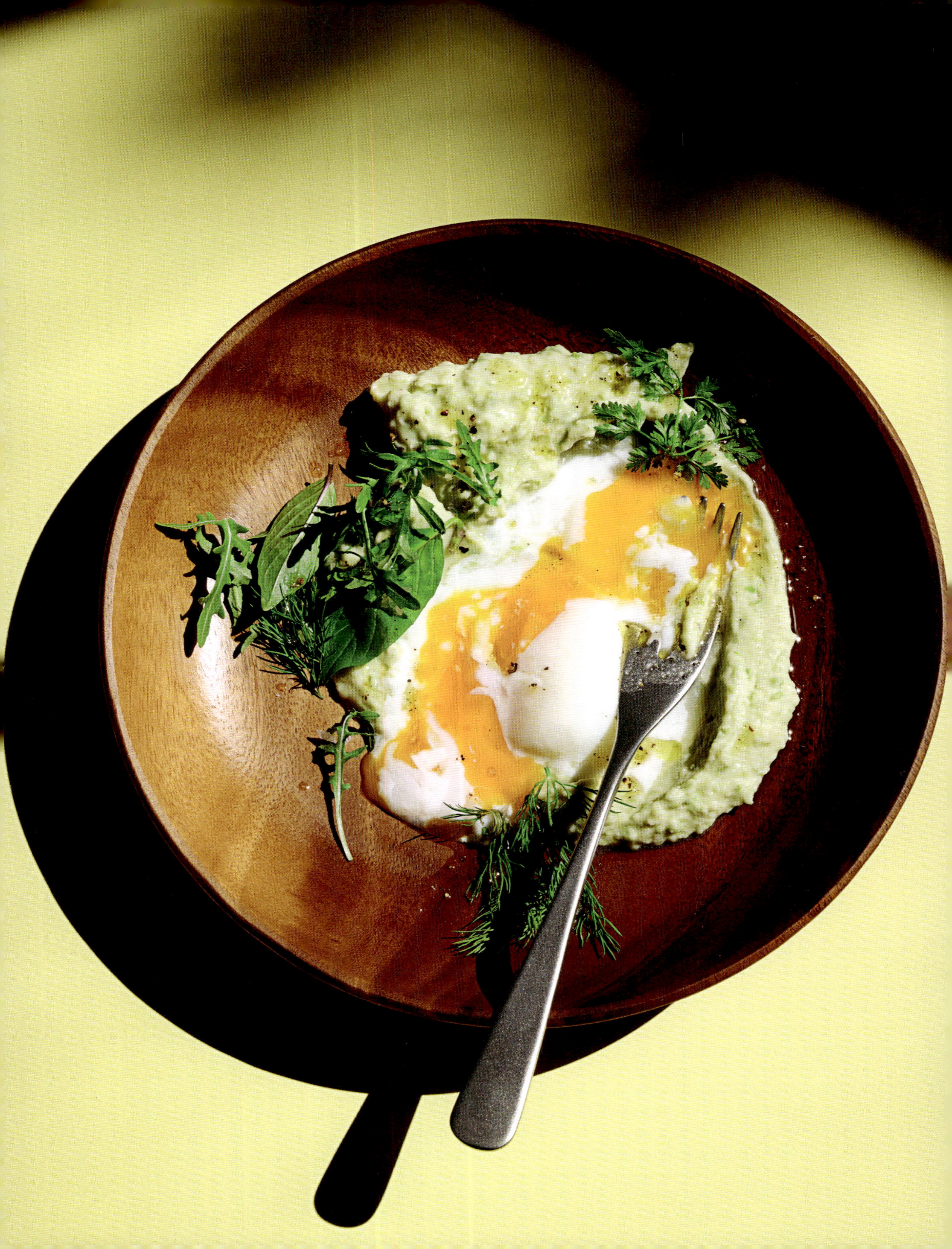

Inhalt

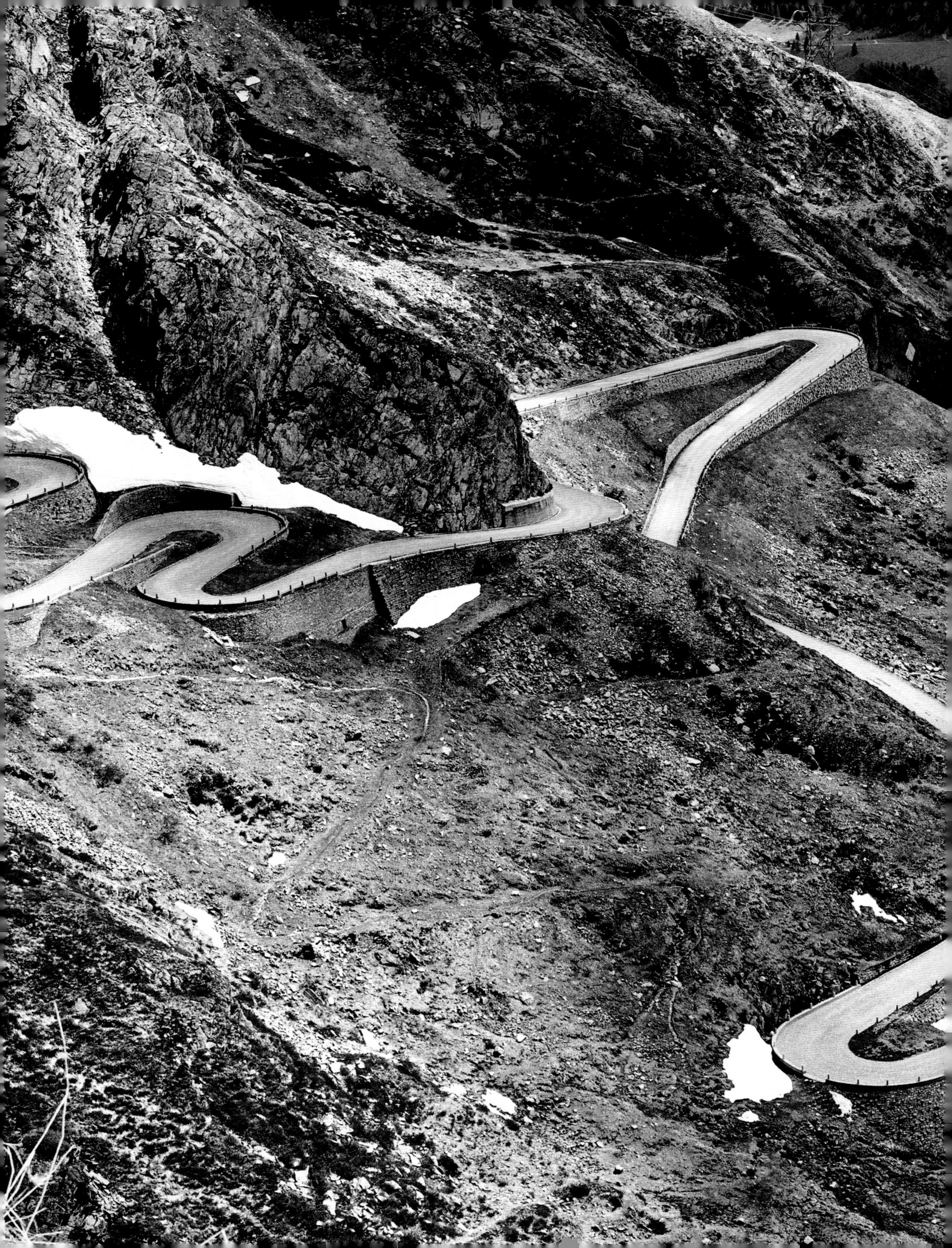

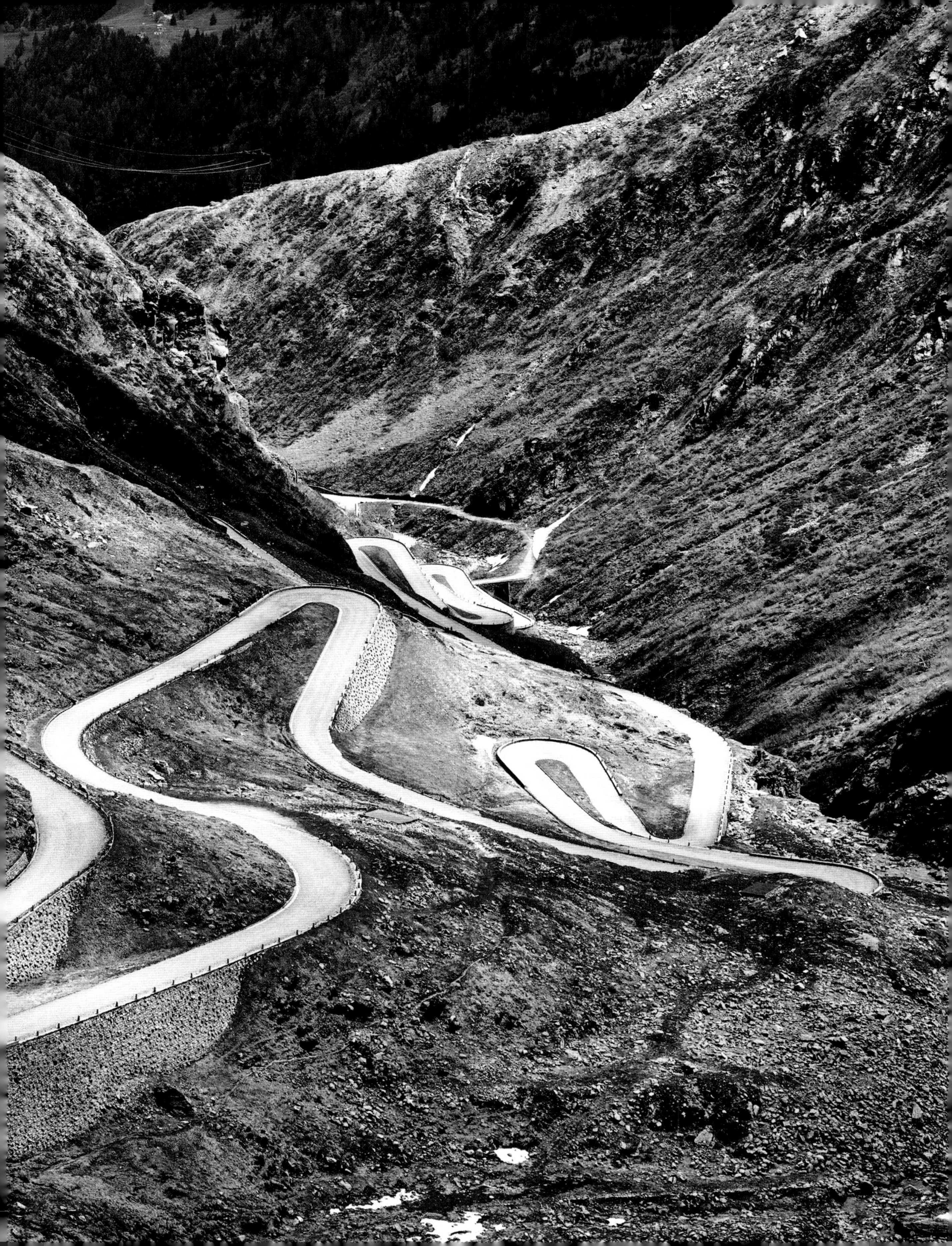

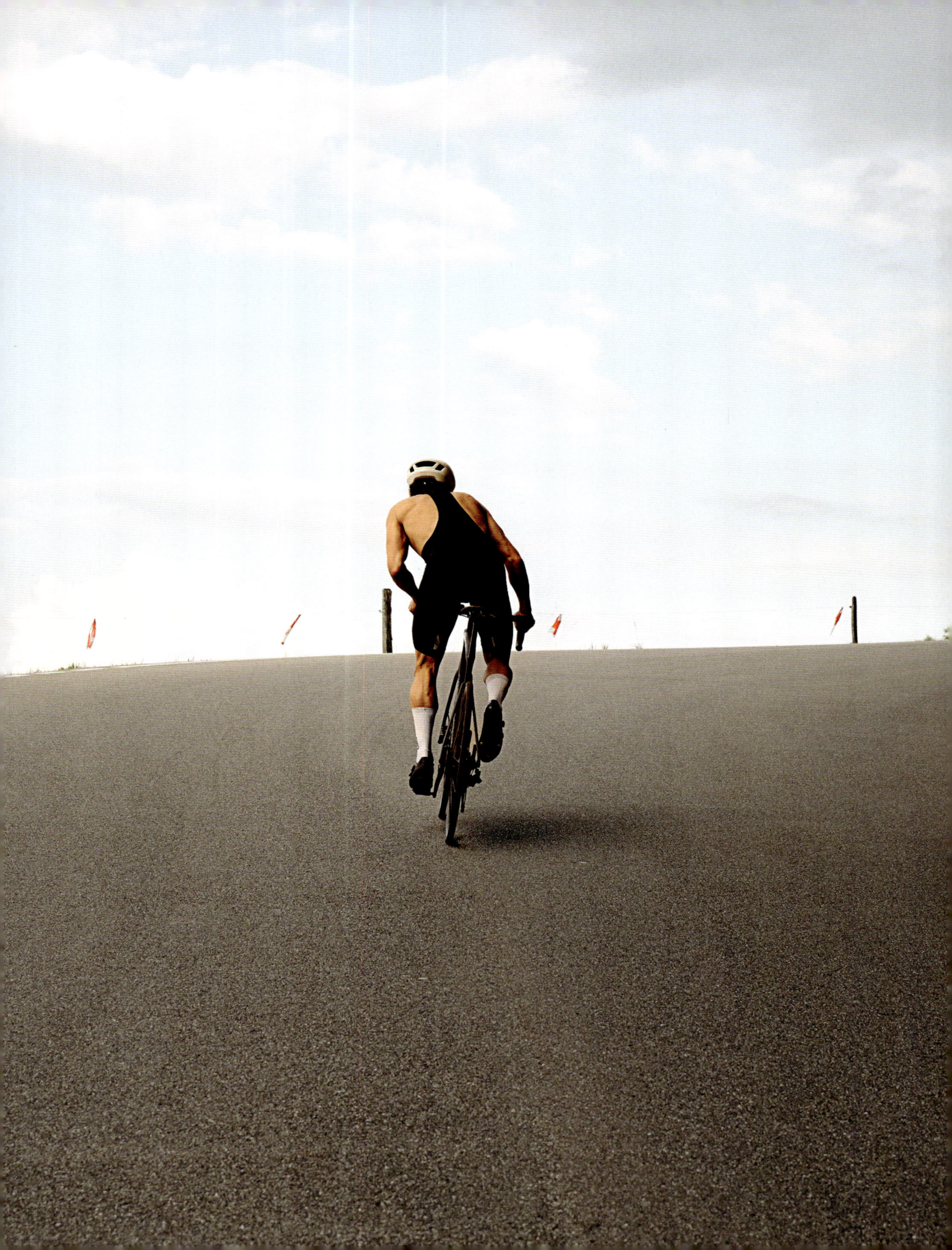

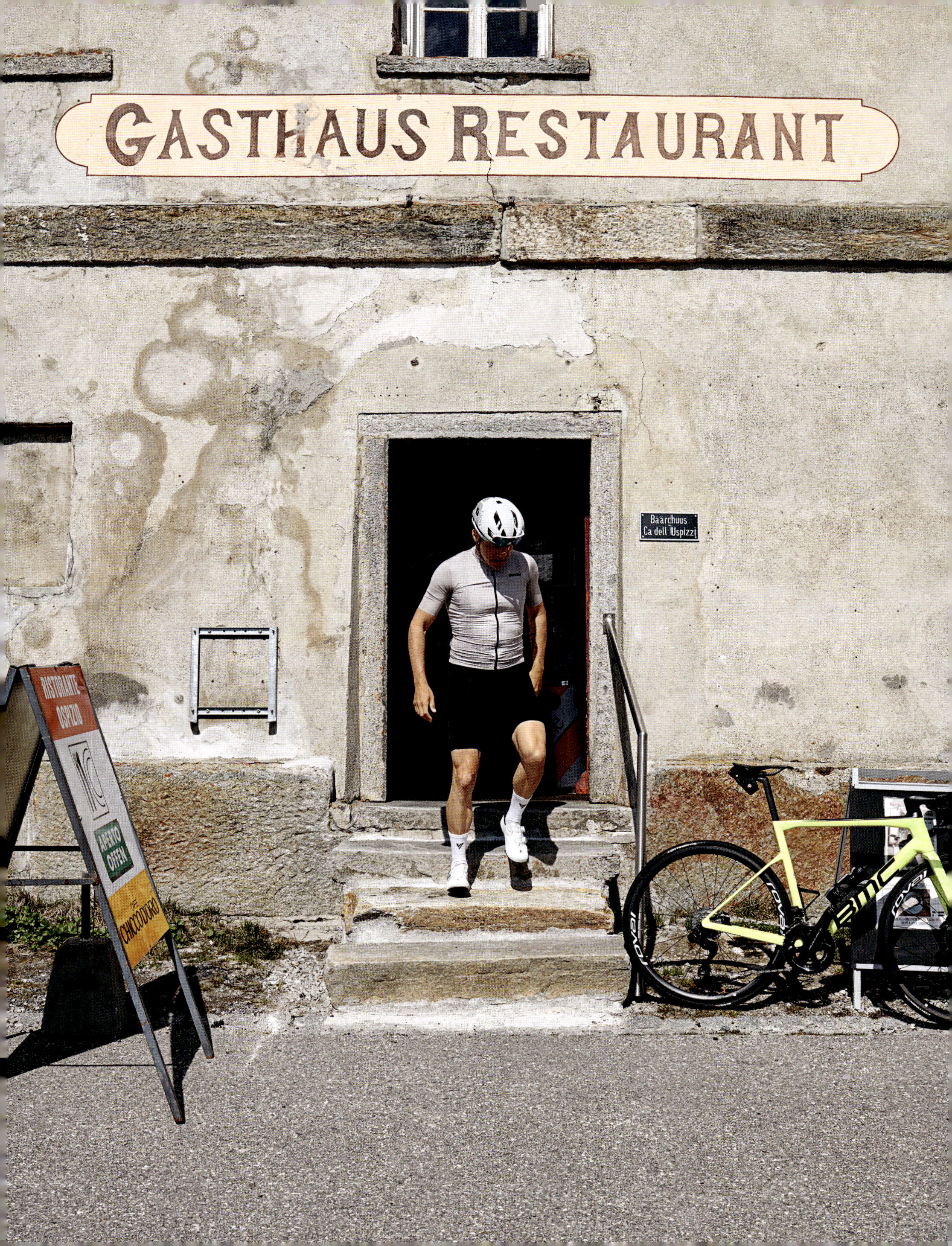
GASTHAUS RESTAURANT
Baarchuus
Ca dell Uspizzi
RISTORANTE OSPIZIO
APERTO OFFEN

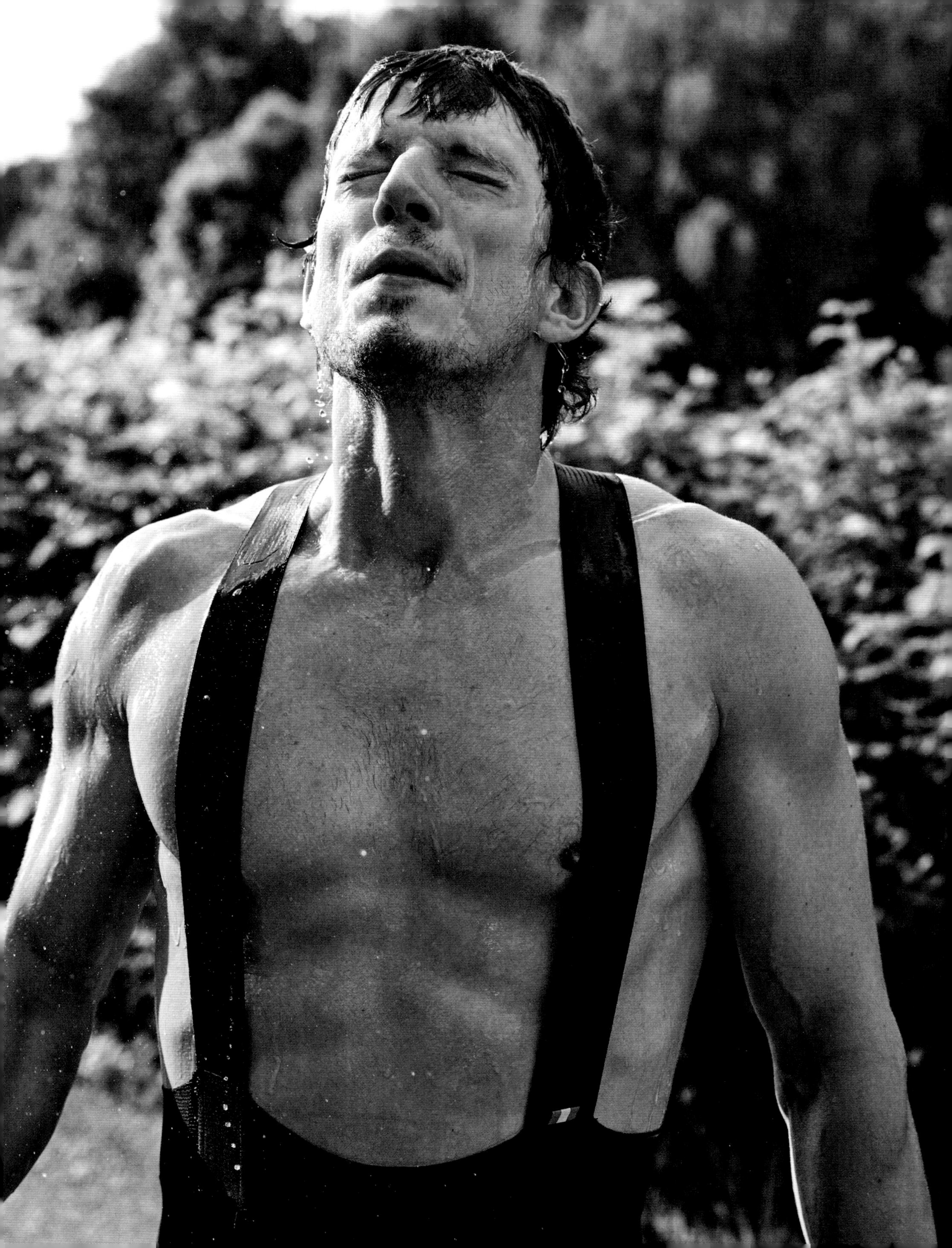

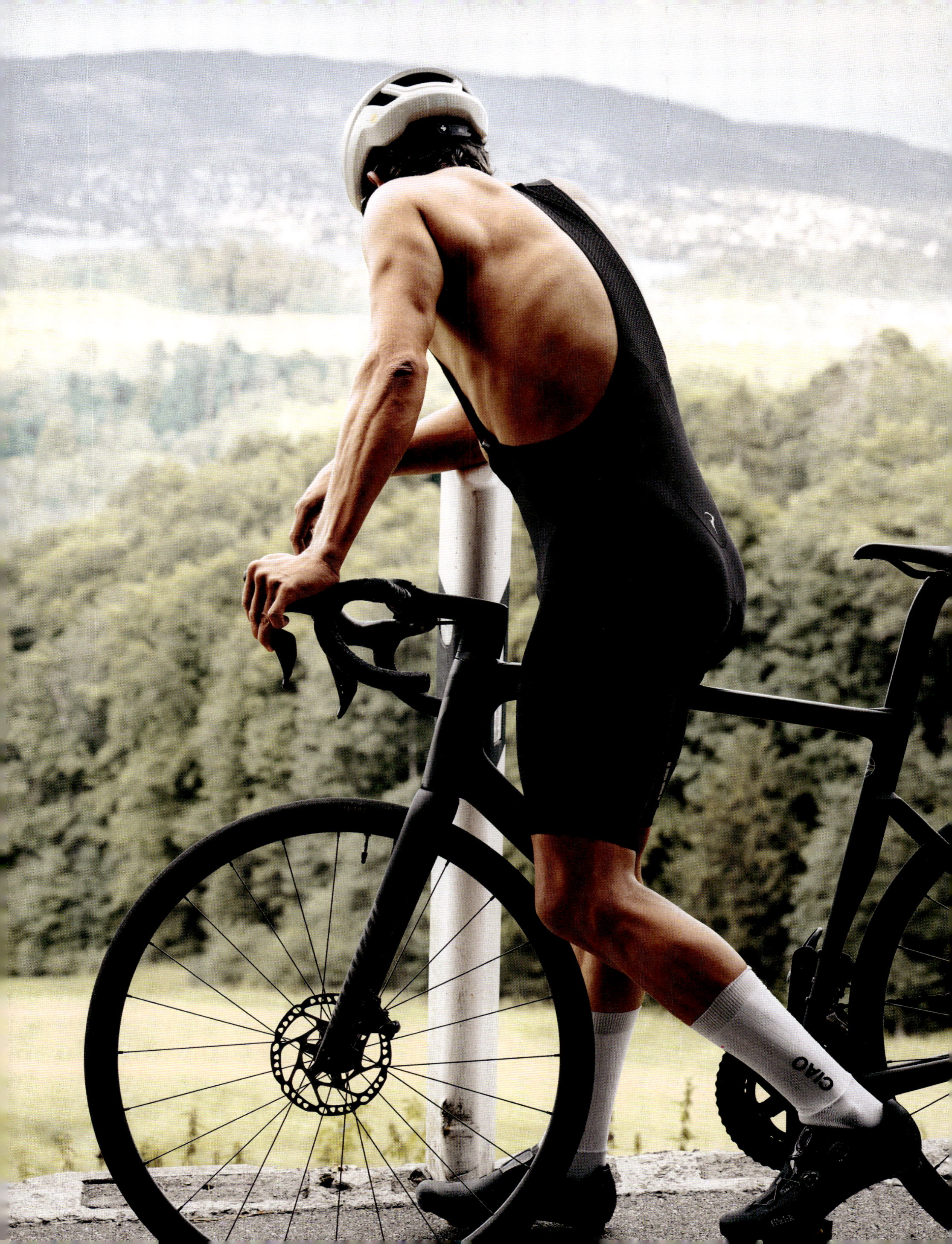
CIAO

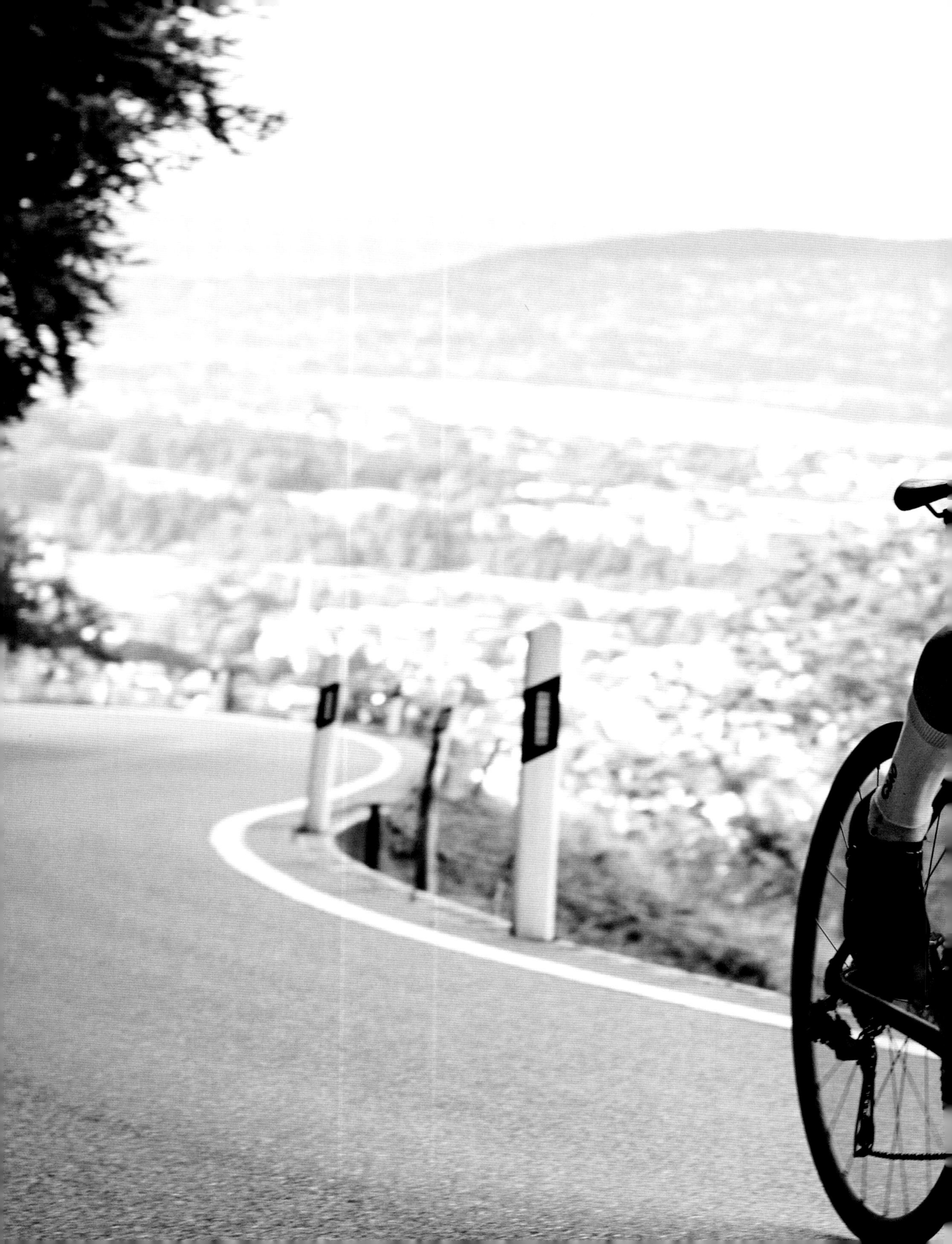

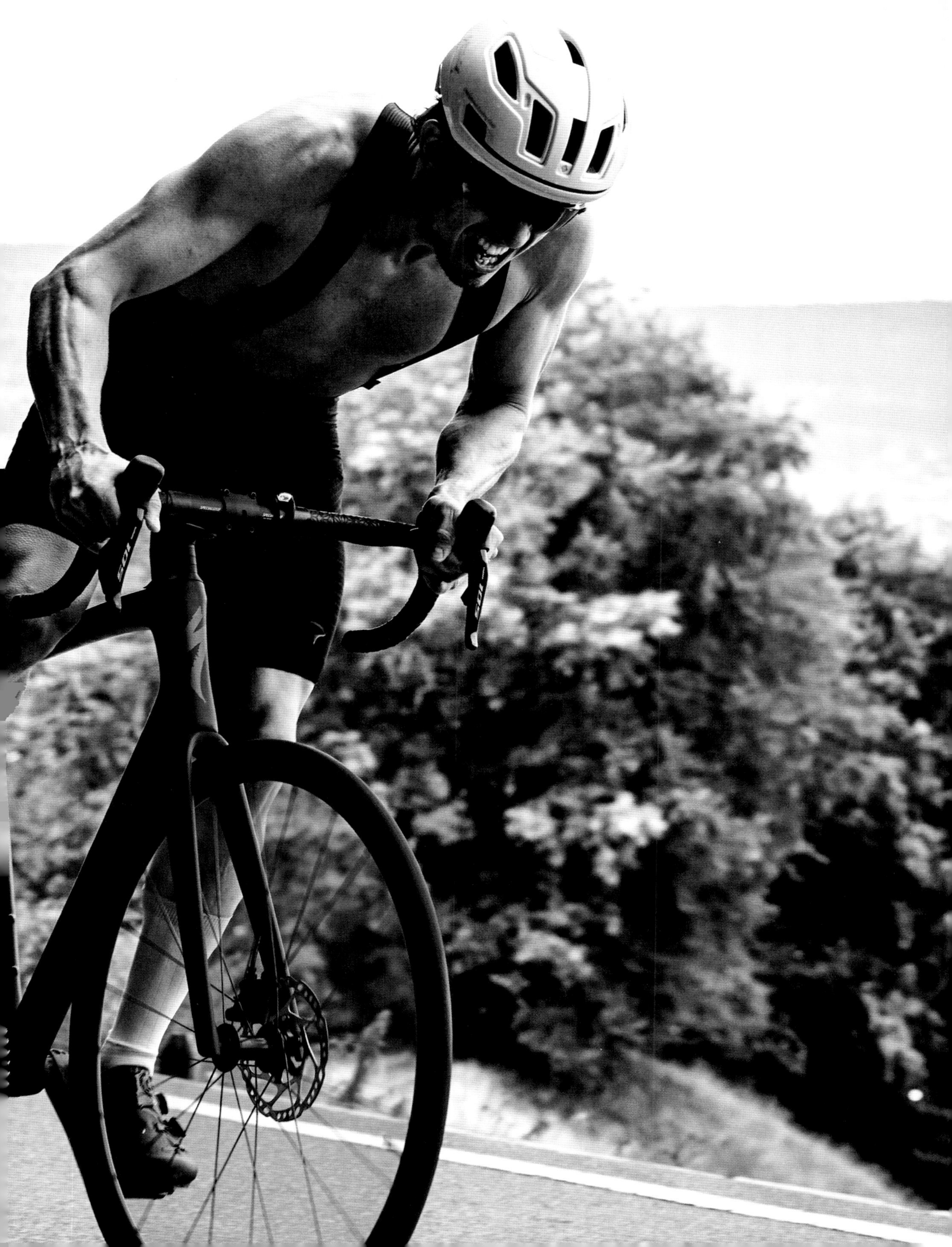

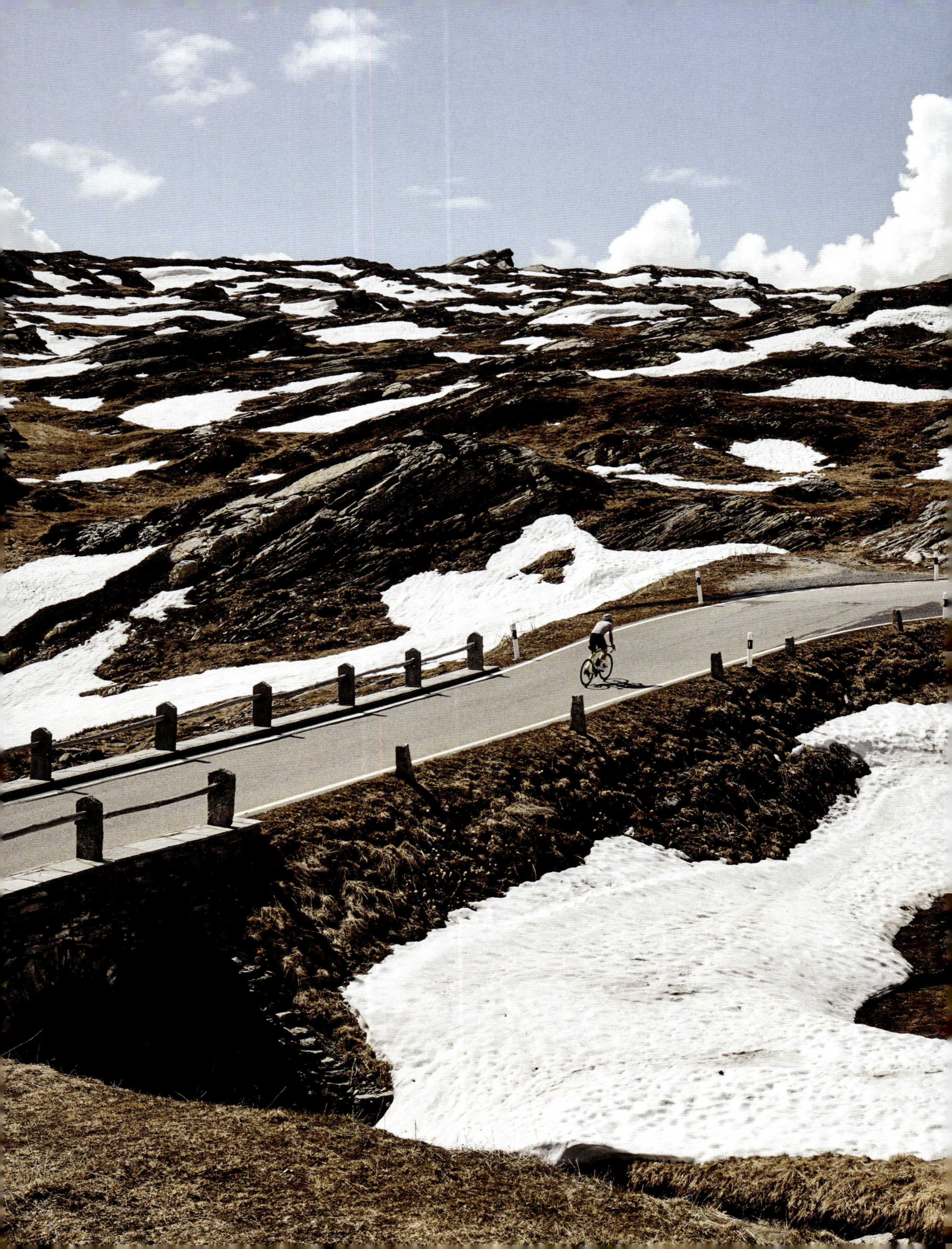

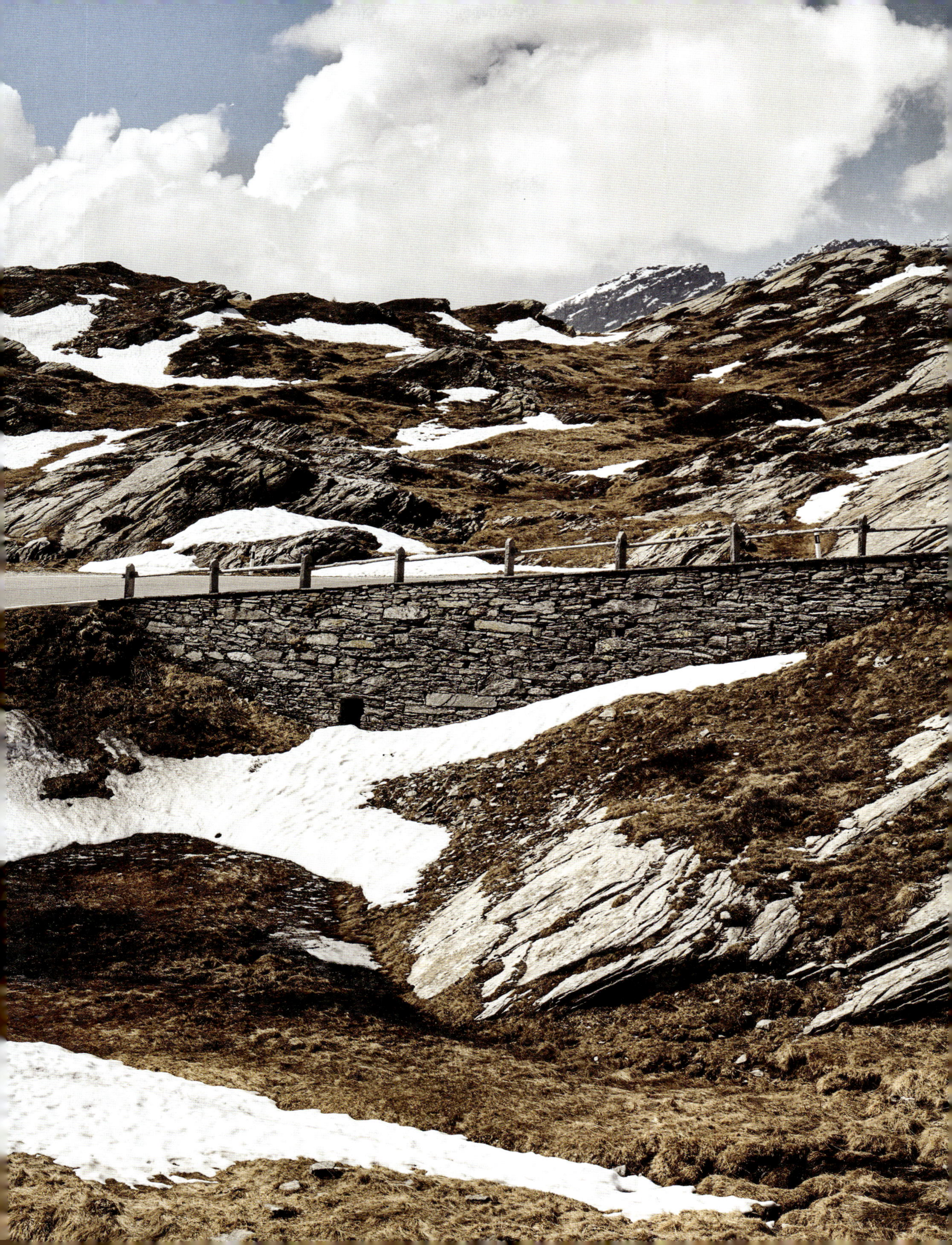

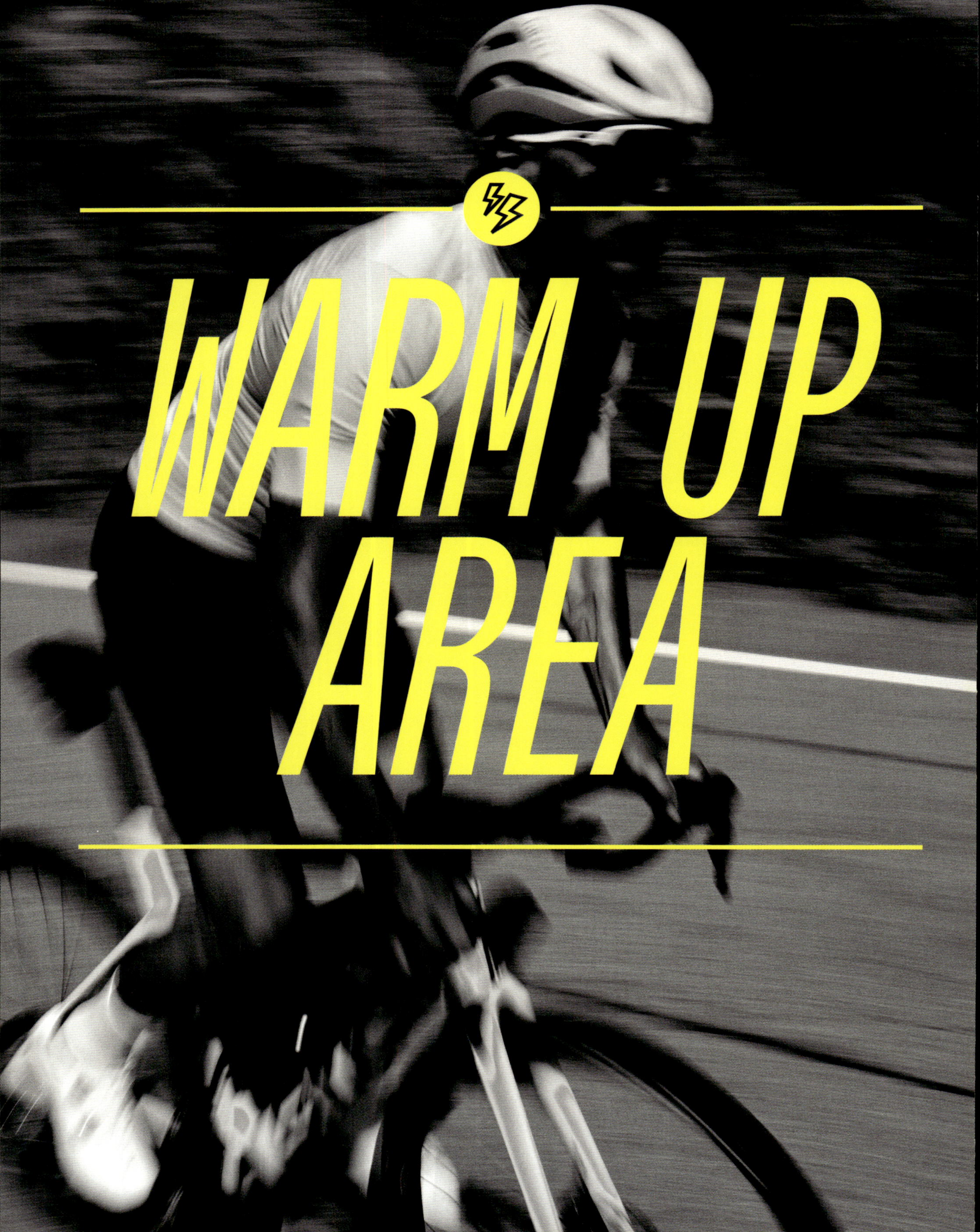

WARM UP AREA

Die Mischung aus Sporternährungswissenschaft, professioneller Sportfotografie und coolen Rezeptideen verkörpert unsere Passion für Ausdauersport. Auch dein Puls steigt beim Schmökern, und du machst mental schon Platz im Kalender fürs nächste Outdoor-Abenteuer? Sport verbindet. Mit der zugänglichen Art, wie wir relevantes Wissen, praktische und leckere Rezepte und Umsetzungstipps präsentieren, wollen wir mehr Leute für Sport begeistern. Du brauchst nicht noch ein Smoothie-Rezept mit Proteinpulver. Aber: Selbstständig und unkompliziert deinen Trainingsalltag durchzuplanen und dafür zu kochen, das gibt Schub!

Dieses Buch richtet sich primär an Ausdauerathlet*innen aus dem Radsport, sämtlichen Lauf-Domänen oder den modernen Multisport-Disziplinen. Ernährungstheorie oder Kücheninspiration gelten selbstverständlich für alle sportlich Aktiven.

Dieses Buch ist ein thematischer Steigerungslauf. Erst vermitteln wir dir die ernährungs- und sportwissenschaftlichen Grundlagen. Dann lernst du, wie du deine Ernährung im Alltag individuell gestalten kannst und findest schließlich geniale Rezepte sowie einen potenten »Makronährstoff-Baukasten«, mit dem du beim Kochen

Wir zeigen dir mit dem Baukasten (ab S. 96), wie wir im Alltag kochen: Wir kombinieren Lebensmittel einfach und vielseitig zu ausgewogenen Mahlzeiten. Und wenn du mal nicht selbst kreativ werden willst, findest du ab S. 132 Rezepte für komplette Gerichte.

noch kreativer wirst. So wirst du im Handumdrehen zum (Sport-) Ernährungs- und Küchen-Champion!

Warum das funktioniert? Das Team hinter »Train, Eat, Repeat« besteht nicht aus Schreibtischtätern. Wir leben vor und legen nach. Ernährung und Sport sind für uns nicht nur Beruf, sondern Berufung. Auf das Resultat sind wir stolz. Ein Buch, das schon beim Durchblättern ein Kribbeln in den Sportlerbeinen und ein Knurren im Magen auslöst. Fundiertes Wissen, von dem Ausdauer-Rookies wie Profis profitieren. Ernährung bleibt individuell, das kann ein Buch nie bis ins Detail abbilden. Aber: Wer die Basics kapiert hat, fällt informierte Entscheidungen und kann sich ideal versorgen. Genau diese Eigenverantwortung möchten wir dir vermitteln. Nicht mit dem Zeigefinger, sondern mit Bock auf gutes Essen und der Freude, unsere Passion für Kulinarik und gesunden Sport in der Natur mit dir zu teilen.

Wir leben, was wir schreiben: ein professioneller Food-Fotograf und Trailrunner (Fabian), eine mountainbikende Food-Konzepterin und Rezeptautorin (Feride) und ein Ex-Triathlon-Weltmeister und Ernährungswissenschaftler (Dani).

Viel Spaß bei »Train, Eat, Repeat«!

1 Vom Aberglauben zur Wissenschaft

Für außergewöhnliche Leistungen ist ein überdurchschnittlicher Effort nötig. Schon die Römer wussten vor über 2000 Jahren: »Ohne Mampf kein Kampf!«, so zumindest die freie Übersetzung eines legendären Zitats von Kaiser Julius Caesar.

Ebenso alt wie diese Weisheit und älter sind die Mythen um die bestmögliche Ernährung und deren Wirkung auf unsere Leistung. So galt beispielsweise bei den Griechen rund um die ersten Olympischen Spiele (776 v. Chr.) der Verzehr von Fleisch als Grundpfeiler der Athlet*innenernährung. Große Mengen würden speziell viel Kraft und Ausdauer verleihen, dachte man. Im Laufe der Geschichte gab es viele derart kuriose Vorstellungen darüber, was Sportler*innen essen sollten, darunter sehr extravagante Ideen: Im 19. Jahrhundert war unter Läufern der Glaube verbreitet, dass Champagner ein idealer Energielieferant für Langstreckenrennen sei. Stell dir vor, du würdest heute vor einem Marathon eine Flasche Schampus köpfen – nicht gerade die beste Vorbereitung!

Wir müssen aber gar nicht so weit zurück in der Geschichte, um lustige Ernährungsmythen anzutreffen. Noch bis in die Nachkriegsjahre war es gang und gäbe, dass das Fahrerfeld der Tour de France wie Heuschrecken die Lokale in den Dörfern überfiel und – ohne zu bezahlen wohlgemerkt – in Windeseile mit Bier und Wein den Durst stillte und die Flaschen auffüllte. Was heute undenkbar ist, war vor 70 Jahren noch an der Tagesordnung.

Im frühen 20. Jahrhundert verhalf das schnell wachsende Wissen aus der Medizin schließlich auch der Ernährungswissenschaft zu entscheidenden Durchbrüchen. Während Kenntnisse über Anatomie bereits im Mittelalter durch das Sezieren von Leichen sehr ausführlich waren, brauchte es die fortschrittlicheren Technologien des 20. und 21. Jahrhunderts, um die Physiologie im Detail zu ergründen und daraus evidenzbasierte Ernährungsempfehlungen abzuleiten.

Erst dank solcher Erkenntnisse konnte in den letzten 100 Jahren aufgeschlüsselt werden, wie wir Energie aufnehmen und sie verstoffwechseln, um sie für uns nutzbar zu machen und die dabei gewonnene Energie in mechanische Arbeit umwandeln. Sporternährung als Nische benötigte noch einige Jahrzehnte, bis so richtig Fahrt aufkam. Während von 1900 bis ins Jahr 2000 etwa 3500 wissenschaftliche Arbeiten zum Thema veröffentlicht wurden, sind es heute schon über 3500 pro Jahr. Heute sind wir in der Lage, hochkomplexe Stoffwechselprozesse zu entschlüsseln und deren limitierende Faktoren zu benennen. Das Ergebnis liest sich wie Buchstabensuppe: mTor, ATP, NADH, IGF-1. Die erfolgreiche Sporternährungswissenschaftlerin Louise Burke sagte einmal schmunzelnd, Medaillen würden nicht unter dem Mikroskop und einer Ansammlung kryptischer Abkürzungen gewonnen. Für eine erfolgreiche sportliche Leistung muss alles stimmen. Wie diese günstig über die Nahrung beeinflusst werden kann, wird bis heute immer wieder missverstanden.

2 Wundermittel?!

Der Sportbereich hat sich in den 1980er-Jahren zu einer regelrechten Industrie entwickelt. Sportartikelhersteller wurden zu globalen Marken. Athlet*innen wurden bewusst als ikonische Superstars positioniert, und was für Stars gut is(s)t, kann für den Fan nur billig sein. So entstand eine riesige Industrie für Sport-Nahrungsmittel und -Nahrungsergänzungen. In einem eher mechanistischen Ansatz wurden aus neuen Erkenntnissen über Stoffwechselvorgänge einzelne Substanzen herausgepickt und in konzentrierter Form angeboten. Der Traum vom einfachen Fortschritt lässt Sporttreibende bis heute unkritisch und gutgläubig ein unüberschaubares Arsenal an Pulvern, Kapseln, Shots und Getränken konsumieren.

Erstaunlich, denn bis heute konnte nur einer Handvoll Substanzen aus Lebensmitteln effektiv eine leistungssteigernde Wirkung nachgewiesen werden. Wenn man überlegt, was auf dem Supplementemarkt herumgereicht wird, drängt sich die Frage auf: Wie kann so was eigentlich funktionieren?

Wer sich seriös und vertieft mit dem Thema Ernährung befasst, trifft aber auf weitaus mehr erstaunliche Fragen wie diese. Die Wissenschaft kämpft heute fast mehr gegen Halb- oder Unwahrheiten zur optimalen Ernährungsweise für Spitzenleistungen als zu einer Zeit, zu der wir noch viel weniger Einblick in die Geheimnisse unseres Stoffwechsels hatten.

WER ISST, IST EXPERTE

Heute können wir sehr genau sagen, welche Nährstoffe unser Körper unter welchen Bedingungen benötigt. Längst ist das Wissen über Kohlenhydrate, Proteine, gesunde Fette, Vitamine und Mineralstoffe vorhanden. Der Diskurs darüber, welche Nahrung die beste ist, um Höchstleistungen zu erbringen, wird heute aber emotionaler denn je geführt. Das hat mit dem Informationszeitalter und der Art, wie wir kommunizieren, zu tun, vor allem aber damit, dass wir gerne noch so verlockenden Leistungsversprechen glauben. Wir suchen stets den nächsten »shortcut«, der uns mit weniger Aufwand mehr Leistung verspricht. Und hier ist sich die Nahrungsmittelindustrie nicht zu schade, kräftig ins Marketinghorn zu stoßen.

Essen hat aber nicht nur eine kommerzielle Seite. Das Thema ist sehr emotional und politisch geworden. Unsere Ernährungsweise ist ein Statement, ein Lifestyle, ein Ausdruck unserer Persönlichkeit. Nahrungsentscheide beeinflussen unseren Planeten und in einer hitzigen Diskussion über Nachhaltigkeit kursieren viele fragwürdige Angaben, was zu tun ist, um unsere Leistung sicherzustellen, unseren Planeten zu retten und ein noch besserer Gutmensch zu sein. Heute scheinen alle, die essen, eine Expertin oder ein Experte zu sein, und dieses Wissen wird gerne und laut mit dem moralischen Fingerzeig mitgeteilt.

Daraus resultiert aber vor allem eines: Noch nie waren wir so verunsichert, welche Nahrung uns guttut. Nicht nur als Sportler*innen, sondern in der gesamten Gesellschaft.

AUCH FÜR ATHLETINNEN!

Was wir dir hier präsentieren, ist relevantes Wissen (Stand 2025). Mit unseren Empfehlungen sprechen wir immer beide Geschlechter (weiblich und männlich) an, es sei denn, es wird explizit auf Empfehlungen für Athletinnen oder Athleten hingewiesen.

Die Ernährungswissenschaft hat in der praktischen Forschung der letzten Jahrzehnte weibliche Versuchspersonen stark vernachlässigt oder sogar bewusst übersehen. Der hormonelle Zyklus von Frauen im gebährfähigen Alter machte und macht eine standardisierte Versuchsanordnung noch schwieriger. Aus diesem Grund wurden praktische Studien meist nur mit Männern durchgeführt. Heute wird hier gegengesteuert – in zweierlei Hinsicht. Etabliertes Wissen wird einerseits an reinen Frauen-Panels verifiziert. Andererseits wird der weibliche Zyklus und dessen Einfluss auf Leistung und Stoffwechsel genauer untersucht. Momentan deutet alles darauf hin, dass wir uns oben genannte Verallgemeinerung – Empfehlungen für Frauen und Männer zu machen – leisten können. Führende Forscherinnen auf diesem Gebiet informieren beschwichtigend, dass bis heute kein Vorteil beziehungsweise keine Notwendigkeit für zyklusadaptierte Planung in Training und Ernährung gezeigt werden konnte. Auf jeden Fall wird klar, dass künftig viel ausgewogener geforscht werden muss und Frauen nicht länger einfach als »kleine Männer« betrachtet werden dürfen.

*A little less conversation …
… a little more action!*

Was Elvis Presley schon 1968 wusste, trällern wir gerne nach. Einfach machen! Ernährung einfach machen. Das wollen wir hier mit dir.

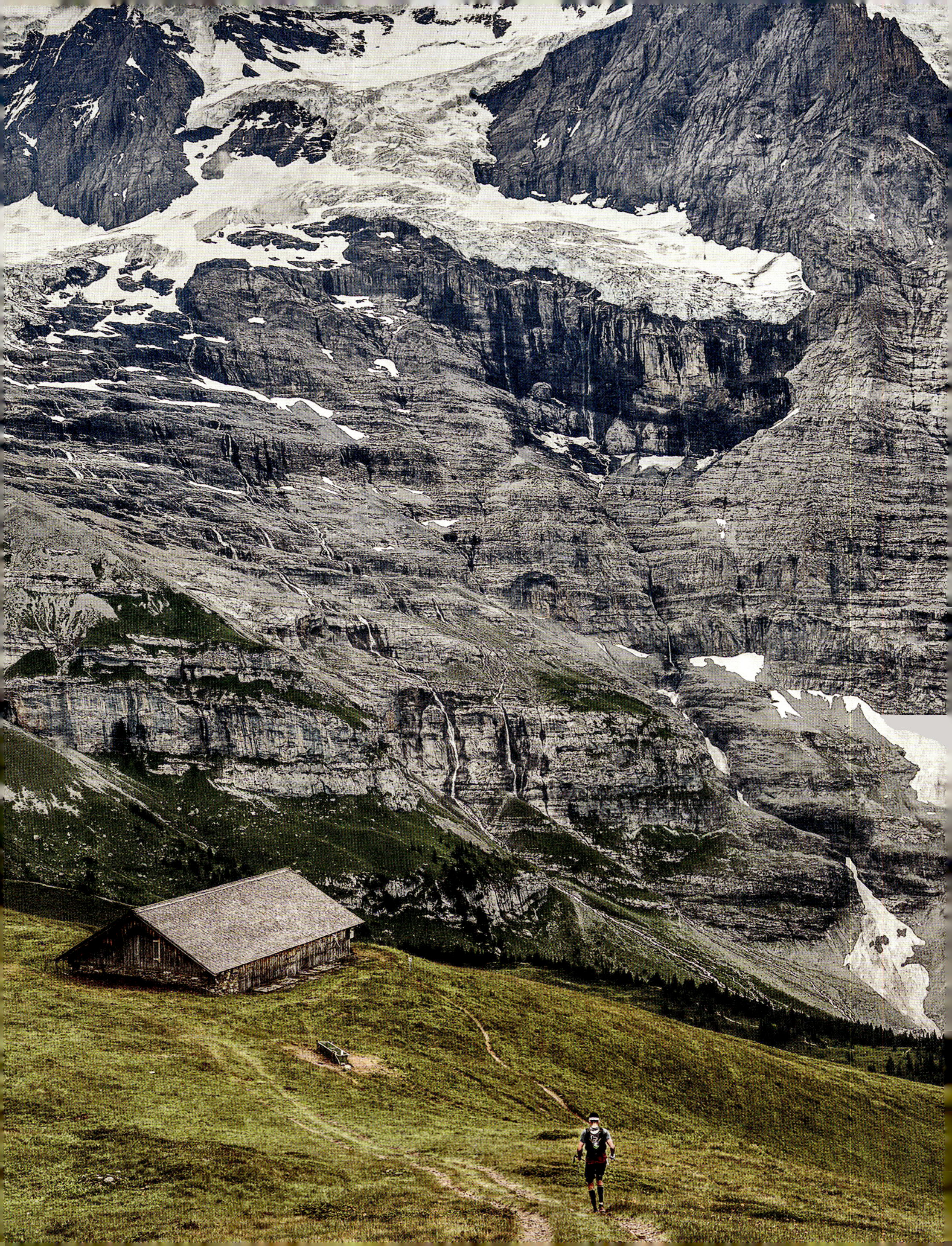

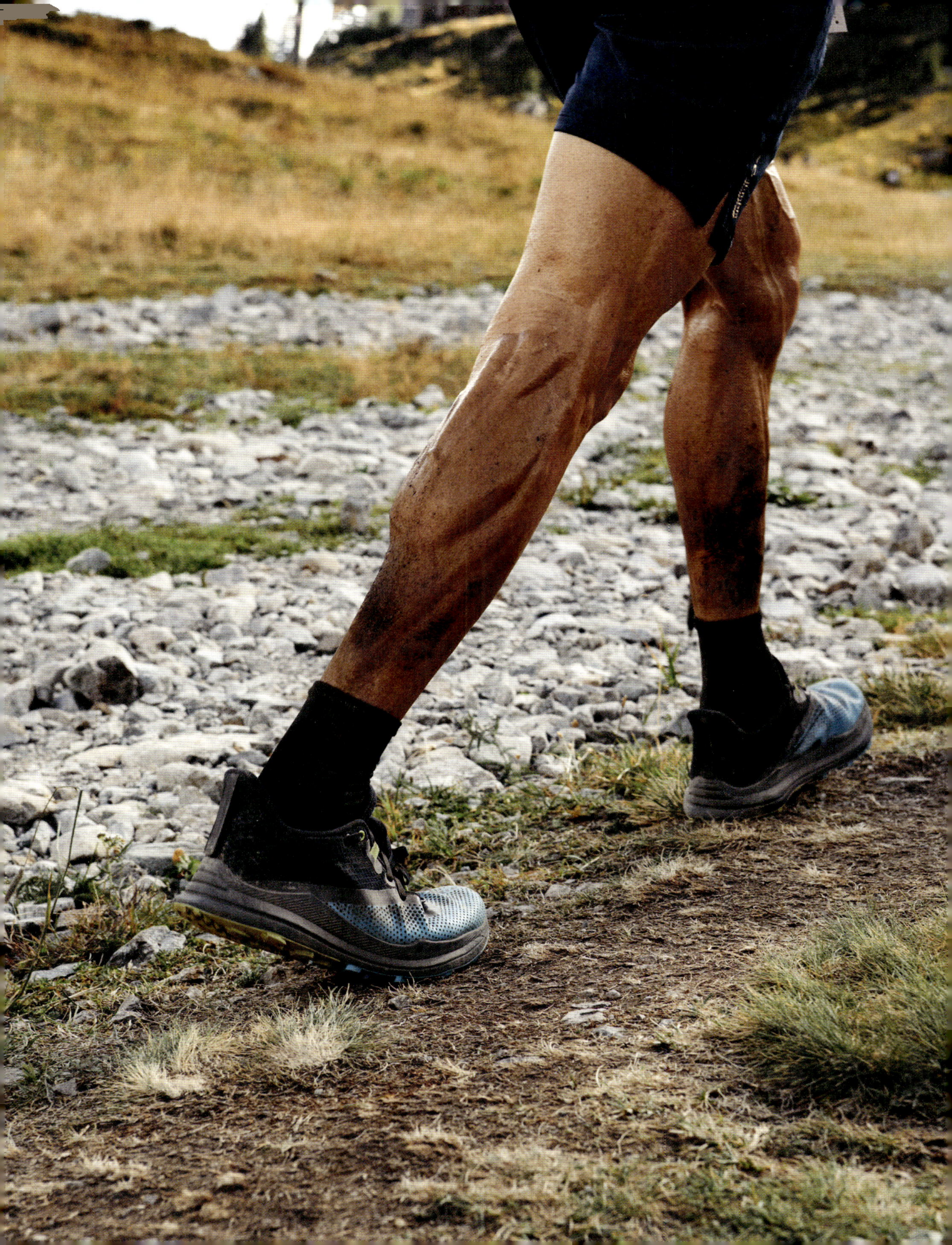

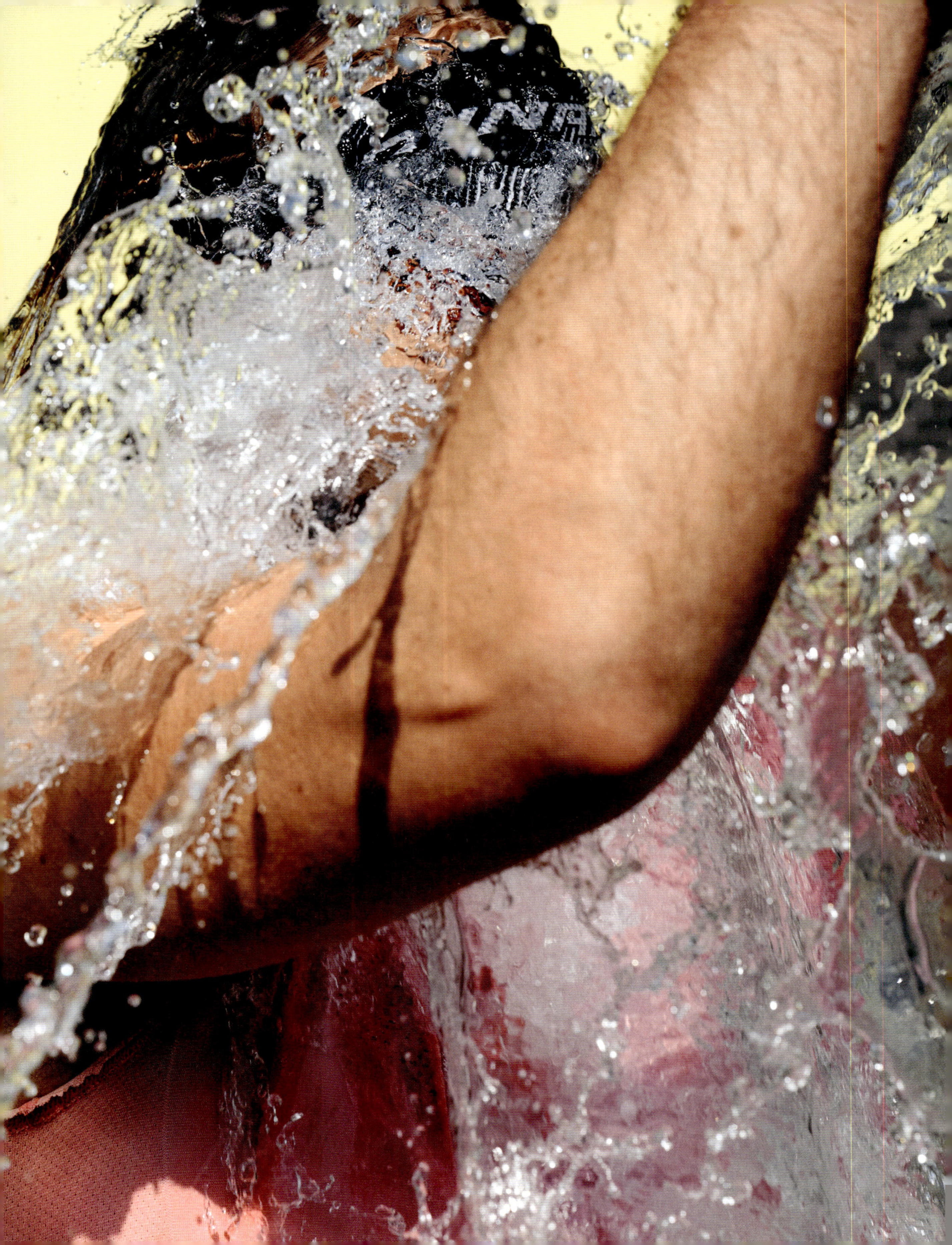

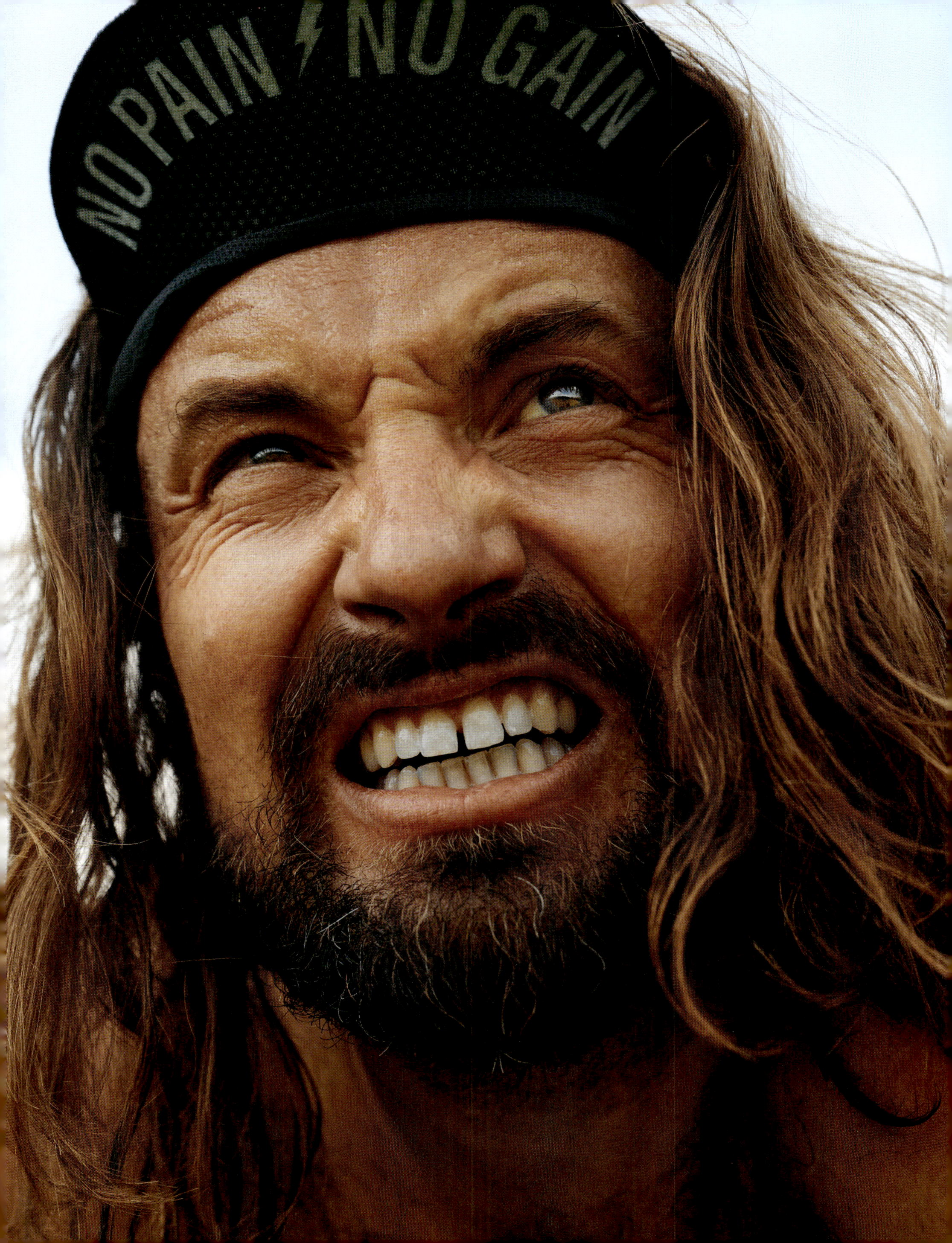
NO PAIN NO GAIN

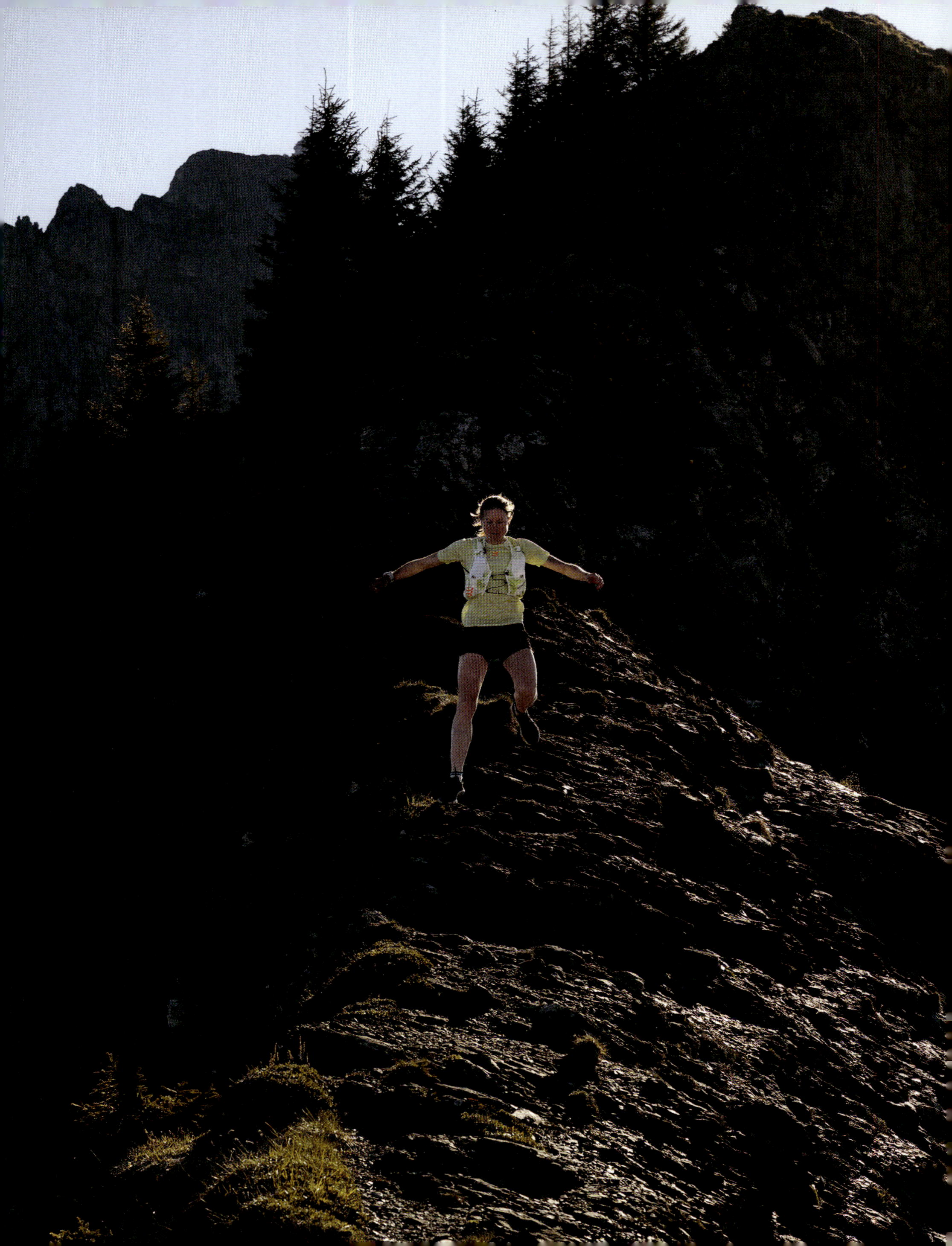

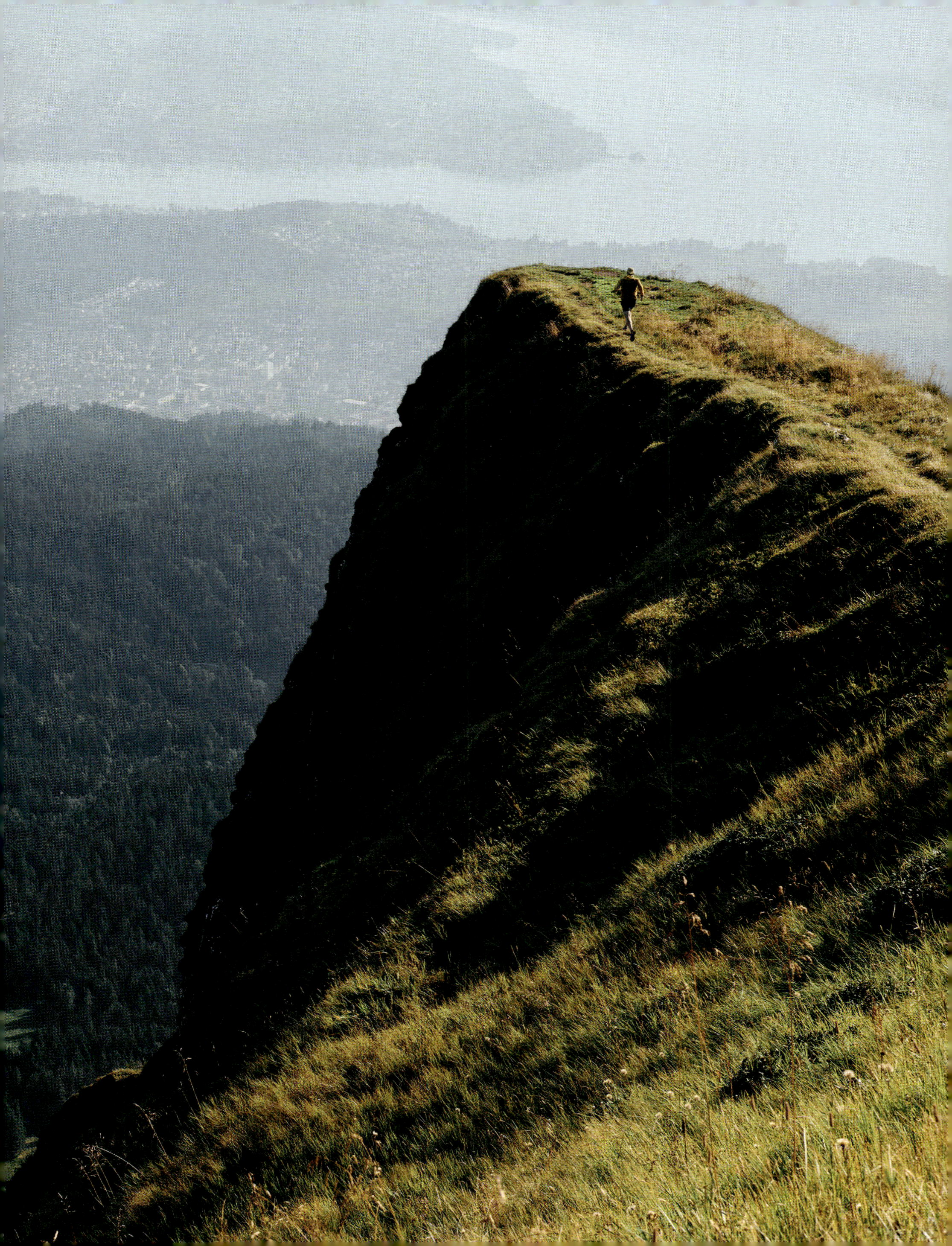

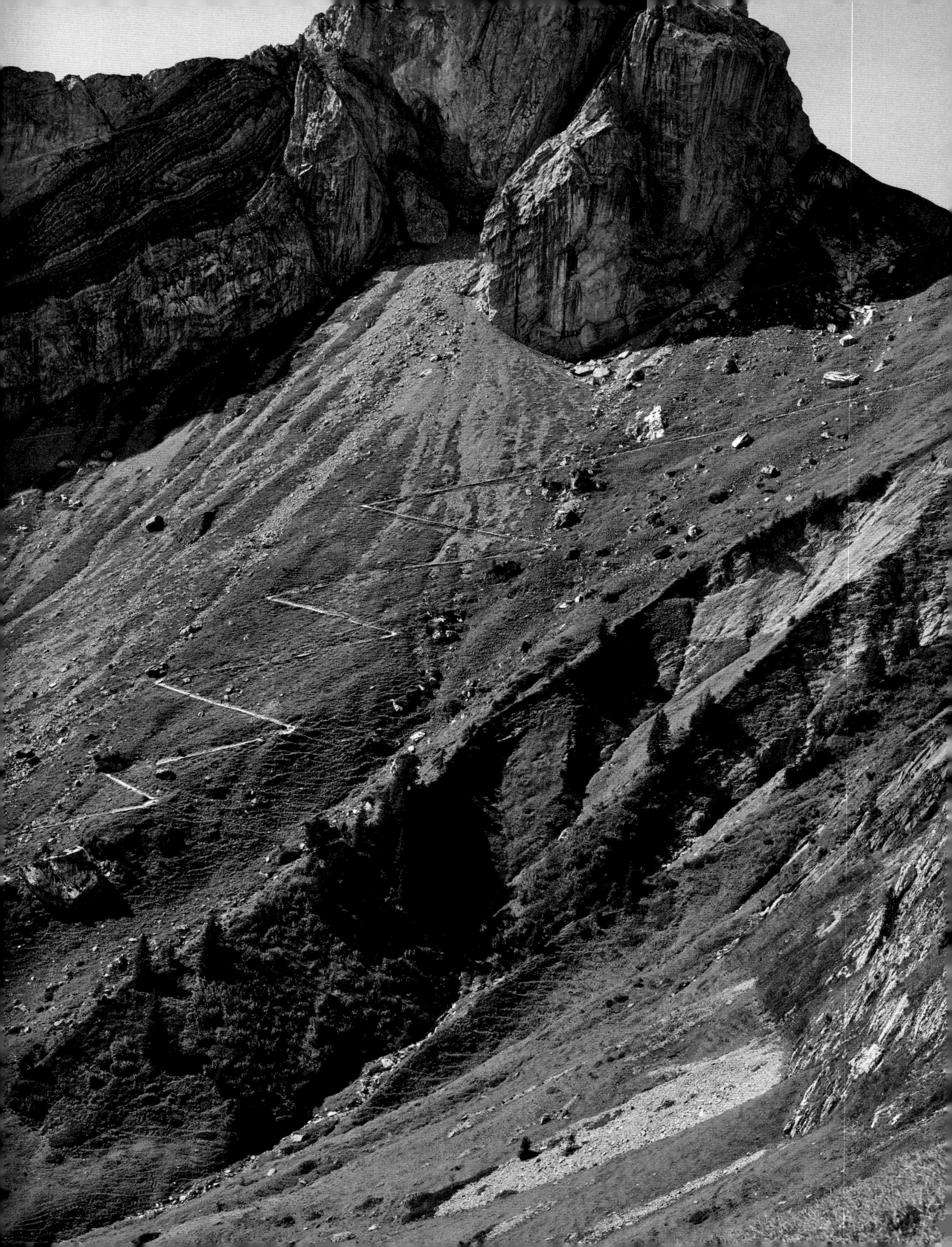

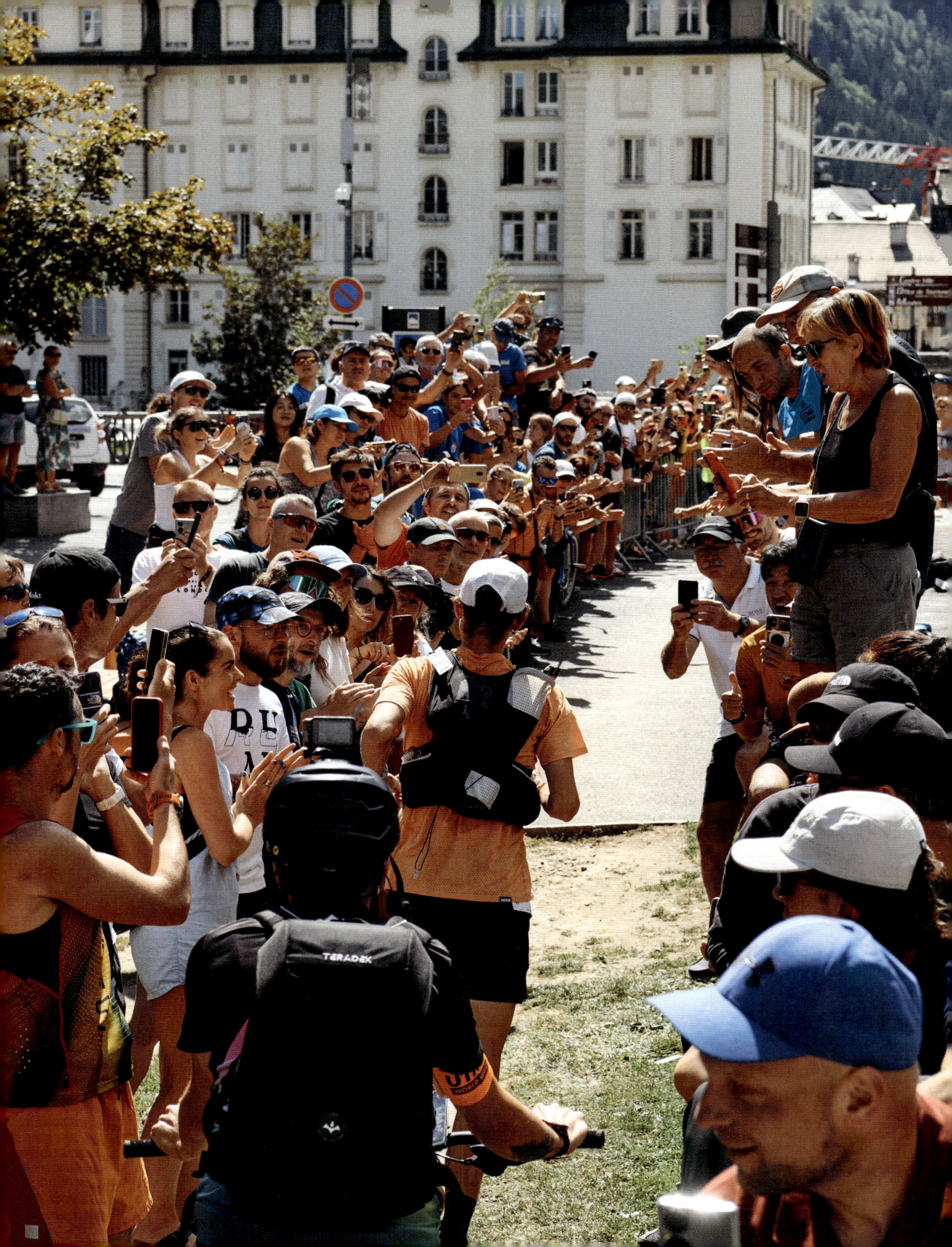
TERADEK

ZONE TWO

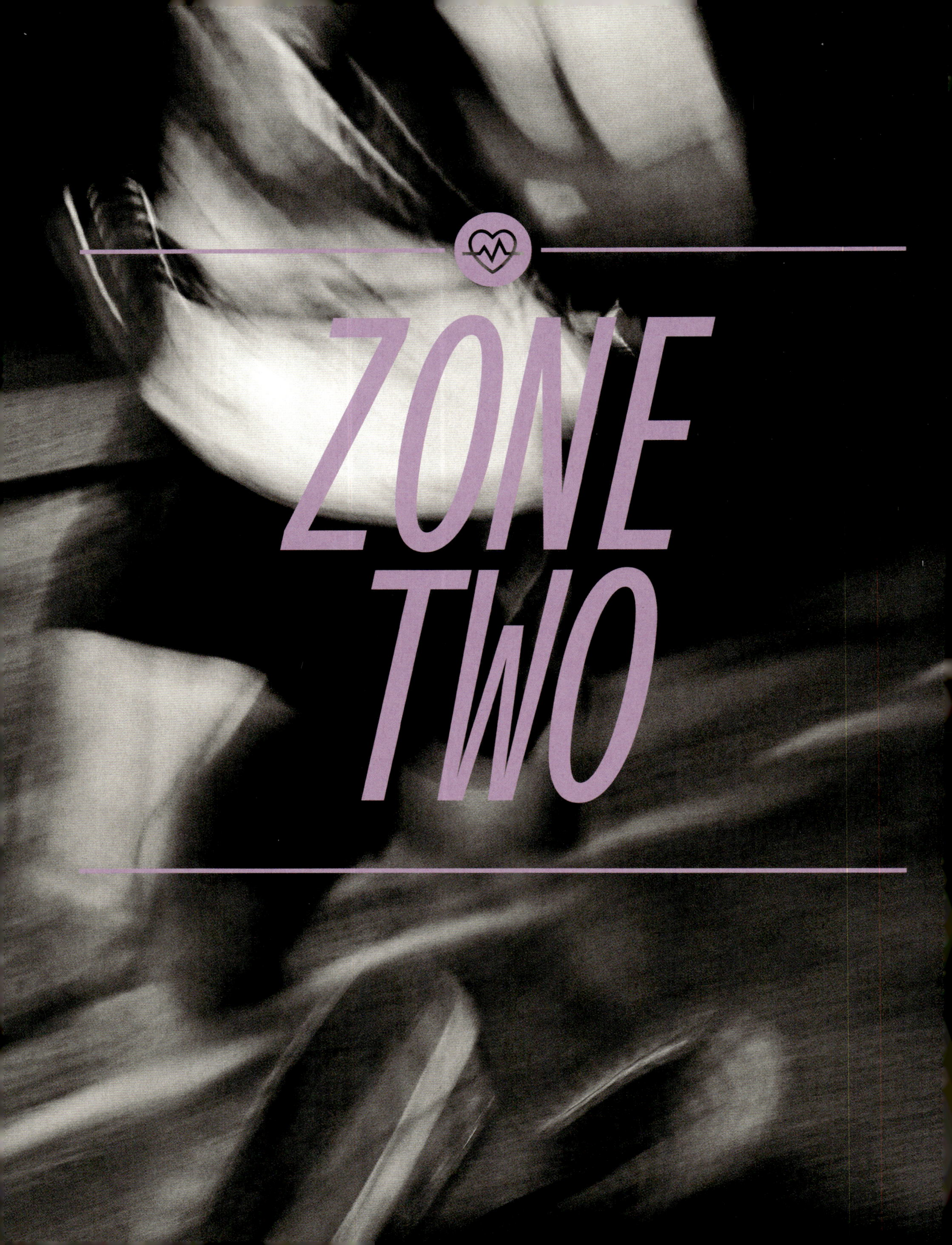

Um Sporternährung richtig zu verstehen, müssen wir bei den Basics beginnen. In diesem Kapitel erklären wir, wie unser Stoffwechsel entstand und funktioniert. Wir stellen die Makronährstoffe (Kohlenhydrate, Proteine, Fette, Wasser) vor, erklären, weshalb auch das Thema Nahrungsfasern (du kennst sie vielleicht auch unter dem Namen »Ballaststoffe«) zwingend thematisiert werden muss, und schauen auf die Mikronährstoffe (Vitamine und Mineralstoffe).

Die Zone Two ist der essenzielle Trainingsbereich, in dem du in einer lockeren Belastung mehrheitlich Fett als Energielieferant verstoffwechselst. Dein Körper verbessert durch diesen Reiz die Sauerstoffversorgung und erreicht eine Ökonomisierung des Metabolismus. Analog dazu vermittelt dir dieses Kapitel das grundlegende Wissen, um Sporternährung besser verstehen zu können.

Was zu Beginn vielleicht als etwas graue Theorie erscheint, ist relevantes Basiswissen. Damit fällt es dir später viel leichter, deine Ernährung richtig aufzubauen. Denn es gibt zum Beispiel allein in der Gruppe der Kohlenhydrate fundamentale Unterschiede zu beachten, die nicht nur relevant sind für deine unmittelbare Leistung, sondern auch essenziell, damit du langfristig gesund leben kannst. Dir als Ausdauerathlet*in trauen wir zu, dass du den Ehrgeiz hast, dich hier »aufzuschlauen«, damit du im nächsten

Abschnitt des Buches in die sportliche Umsetzung dieser Basics eintauchen kannst.

In der Zone Two legst du das Fundament für eine durchdachte und leistungsfördernde Ernährung. Mit dem Fokus auf die wesentlichen Nährstoffe und auch schon ersten Tipps für deinen Sport gehen wir nicht nur auf theoretische Grundlagen ein, sondern schaffen praxisnahe Bezüge, die dir helfen, dein Wissen direkt anzuwenden. Danach bist du fit für das nächste Kapitel – fit, um im nächsten Schritt deine Ernährung optimal an deine Trainingsziele anzupassen.

1 Stoffwechsel

Die Entwicklung unseres Stoffwechsels dauerte ein paar Milliarden Jahre – und was lange währt, wird genial! Wir kürzen das hier etwas ab und beginnen in der Gegenwart mit der kleinsten Stoffwechseleinheit: der menschlichen Zelle.

Der Körper eines Erwachsenen besteht aus ca. 30 Billionen Zellen. Eine verrückte Zahl, wenn man bedenkt, dass jedes Leben aus nur einer Eizelle und einem Spermium entsteht. In einem faszinierenden Prozess, der Zellteilung, können sich bestimmte Zellen vermehren. Dazu braucht der Körper Energie und Baustoffe. Genau wie auf einer Baustelle: Ohne Backsteine, Beton und Gips ist auch der beste Bautrupp unproduktiv.

Energie und Baustoffe – damit kommen wir der Ernährung schon mal ganz nah. Nicht umsonst sagt der Volksmund: Du bist, was du isst. Genau so kommen wir nämlich zu den beiden elementaren »Zutaten«, zu Energie und Baustoffen. Aber der Reihe nach, wir waren ja noch bei der Zelle.

Eine menschliche Zelle verfügt über unterschiedliche Organellen mit strukturell abgegrenzten Bereichen, die verschiedene Aufgaben haben. Wie es zur Entwicklung der Organellen kam, dazu gibt es eine plausible Theorie. Sie geht davon aus, dass vor mehreren Milliarden Jahren Kolonie-bildende Einzeller einen funktionalen Überlebensvorteil hatten und daraus schließlich eine komplexe Zelle entstand. Die gesamte Zelle wird von einer Schutzhülle umgeben, der Zellmembran. Sie kontrolliert, welche Stoffe mittels unterschiedlicher Transportmechanismen ins Innere der Zelle hinein oder hinaus geraten.

Innerhalb der Zellmembran finden wir das Zellplasma – stell dir einen Teller Suppe vor, in der verschiedene »funktionale Inseln« schwimmen. Das Plasma ist gelartig und enthält neben Wasser auch Proteine, Lipide (also Fette) und Kohlenhydrate.

Der Hauptdarsteller ist der Zellkern. Hier lagert sehr kondensiert das Erbgut. Heute ist der englische Begriff DNA geläufig (deoxyribonucleic acid), auf Deutsch Desoxyribonucleinsäure (DNS). Der Zellkern steuert sämtliche Zellaktivitäten.

Gerade durch die sportliche Brille betrachtet sind die zweiten Hauptdarsteller, die Mitochondrien, ebenso spannend. Dass sie die »Kraftwerke« der Zelle sind, hast du bestimmt schon im Biounterricht gehört. Das ist für deine sportliche Leistung auch elementar. Hier läuft der gesamte Energiestoffwechsel ab. Auf unterschiedlichen Stoffwechselpfaden entsteht der Energieträger Adenosintriphosphat (ATP). ATP, ein sehr komplexes Molekül, wird nur in geringer Menge im Körper gespeichert. Unser Körper ist darauf angewiesen, pausenlos ATP zu produzieren, um am Leben zu bleiben. Über unsere gesamte Lebensdauer brennt dieser Kessel.

WUNDERWAFFE MITOCHONDRIEN

Die Mitochondrien sind aber nicht nur die Superhelden und besten Freunde jeder Athletin und jedes Athleten, sie weisen auch eine merkwürdige Eigenart auf, die uns wiederum zur Evolution zurückbringt. Nach der plausibelsten Theorie dazu, wie vor einer Ewigkeit Mitochondrien entstanden sind, sind anaerobe Bakterien eine Symbiose mit anderen Einzellern eingegangen. Bis heute haben Mitochondrien ein eigenes Erbgut, das dem von Bakterien näher ist als dem menschlichen. Die kleinen Energiefabriken haben ihre eigene doppelwandige Membran behalten, die bei der Energiebereitstellung eine entscheidende Rolle spielt. Dass Mitochondrien ihren Ursprung in »versklavten« oder einverleibten anaeroben Bakterien haben, erklärt ihre Power bei der anaeroben Energiebereitstellung, aber mehr dazu gleich.

Die Mitochondrien sind Schauplatz der Umwandlung von Nahrungsbestandteilen zu Energie. Training regt unseren Körper an, mehr Mitochondrien auszubilden und diese effizienter zu betreiben. Dies geschieht über die richtigen Trainingsreize, wenn wir dem Körper einerseits genügend Energie und Baustoffe liefern und andererseits ideale Erholungsphasen, um dieses »Bauvorhaben« umzusetzen.

Wir nehmen also mit, dass unser Zellkern die ganze Action regelt und mittels seiner Erbinformation steuern kann, wie sich Teile der Zelle vermehren oder sich die gesamte Zelle vermehrt. Doch nicht nur dein Erbgut bestimmt deine Zukunft voraus. Was genau geschieht, wer sich wie oft teilt und vermehrt, hängt von der verfügbaren Bausubstanz, der Energie und den Umweltfaktoren (z.B. Trainingsreize, Erholungsdauer) ab.

2 Energiebedarf

Bevor wir uns ansehen, wie unser Körper Energie gewinnt, werfen wir einen kurzen, quantitativen Blick auf das Thema Energie. Vermutlich hast du es in der ersten oder zweiten Physikstunde in der Schule schon gehört, als es hieß, dass Energie weder erzeugt noch vernichtet, sondern lediglich von der einen in eine andere Form überführt werden kann. Unser Körper ist hier keine Ausnahme. Unser Metabolismus wandelt in den Nahrungsmitteln gespeicherte Energie in eine für mechanische Muskelarbeit nutzbare Form um. Bekommt er mehr Energie, als er momentan benötigt, lagert er sie für später ein.

Unser Energiebedarf setzt sich vereinfacht gesehen aus unserem Grundumsatz und unserem Leistungsumsatz zusammen. Der Grundumsatz entspricht der Energiemenge, die unser Körper benötigt, um zu überleben. Also um regungslos im Bett zu liegen und lediglich Atmung, Herzschlag, Stoffwechsel, Gewebeauf- und -abbau in Schwung zu halten. Diese Menge ist abhängig von Alter, Geschlecht, Gewicht, Körpergröße und -zusammensetzung (Verhältnis Muskelmasse/Fettmasse) sowie Genetik. Während Fett im Ruhezustand keine Energie benötigt, sprechen wir bei Muskulatur von stoffwechselaktiver Masse, weil sie eben auch bei Ruhe Energie benötigt.

Der Leistungsumsatz wird in erster Linie durch Bewegung, Denkarbeit und psychischen Stress beeinflusst. Neueste Forschungen deuten darauf hin, dass wir über längere Zeit (ab ca. drei Wochen) nicht mehr als das Zweieinhalbfache unseres Grundumsatzes verstoffwechseln können. Dies scheint eine Obergrenze zu sein, die immer wieder unsere Leistung beschränkt. Übersteigt unsere Aktivität dieses Maß, so resultiert das in einer drastischen Reduktion des Grundumsatzes, also der genannten Basisprozesse, um dort Energie einzusparen. So kann es sein, dass bei Situationen von Energieengpässen (ausgelöst durch mangelndes Nahrungsangebot oder extreme Aktivität) gesundheitlich relevante Prozesse (Immunsystem, Hormonhaushalt, Gewebeerneuerung von Haut, Knochen, Sehnen, Bändern, Muskeln, Verdauung, mentale Gesundheit) Schaden nehmen (siehe »RED-S«, rechts).

Ein nicht unwesentlicher Energieposten wird durch unsere Verdauung bestritten. Allein die Verarbeitung der verzehrten Nahrung benötigt ungefähr zehn Prozent der darin enthaltenen Energie. Proteine beanspruchen hier deutlich mehr Energie als Kohlenhydrate und Fette.

Um unseren Energieverbrauch genau zu bestimmen, stehen uns unterschiedliche Labormethoden zur Verfügung. Weil die zuverlässigsten Methoden im Alltag schwer anzuwenden sind, berechnet man den Grundumsatz in der Praxis meistens indirekt mittels passender Formeln – beispielsweise über die Körperzusammensetzung (Fettmasse, Muskelmasse), Alter, Geschlecht, Größe und Gewicht.

Energiebedarf

Grundumsatz
- reglos im Bett liegen
- Atmung
- Herzschlag
- Stoffwechsel
- Gewebeauf- und abbau
- Verdauung

Leistungsumsatz
- Bewegung
- Denkarbeit
- psychischer Stress

ENERGIEMESSER HUNGERGEFÜHL

Während eine solche Analyse in einem seriösen Sportdiagnostiklabor gemacht werden kann, meldet dir dein Körper seinen Energiebedarf über Hunger, Appetit und Sättigungsgefühl. Um diesem Gefühl vertrauen zu können, ist es wichtig, nicht überwiegend stark verarbeitete Nahrungsmittel zu konsumieren, die einen hohen Zucker-, Fett- und Salzgehalt, aber einen sehr niedrigen Nährstoff- und Nahrungsfasergehalt aufweisen. Diese ultra-processed Foods überlisten deinen Organismus und du tendierst dazu, schnell zu viel davon zu essen.

Neben deinem Hunger, dem sprichwörtlich besten Koch (oder eher Energiebedarfsmesser), ist dein Körpergewicht in Verbindung mit deinem Wohlbefinden und deiner Leistungsfähigkeit dein zuverlässigster Kontrolleur. Ist unser Gewicht bei bestem Wohlbefinden und voller Leistung und Gesundheit konstant, haben wir mit großer Sicherheit eine ausgeglichene Energiebilanz (input = output). Übersteigt unsere Energieversorgung unseren Bedarf deutlich, legt unser Körper Reserven in Form von Körperfett an.

Nicht so klar ersichtlich sind die Auswirkungen einer negativen Energiebilanz. Lange glaubte man, dass dadurch einfach Körpermasse reduziert würde. Heute betrachtet man das etwas differenzierter. Ja, erstmal werden wir Gewicht verlieren, weil unser Körper die benötigte Energie aus den Reserven mobilisieren muss. Was auf den ersten Blick für Menschen, die abnehmen möchten, erstrebenswert erscheint, erweist sich leider allzu oft als nicht zielführend. Wenn wir zu sehr auf der Kalorienbremse stehen, zeigt sich unser Körper als cleverer Buchhalter. Kürzen wir sein Budget, entlässt er die besten Mitarbeiter – wir bauen Muskulatur statt Körperfett ab. Als Konsequenz drosselt der Körper seinen Grundumsatz, was zusätzlich negative gesundheitliche Auswirkungen hat (siehe »RED-S«, unten). Oftmals sind es die Situationen, in denen Menschen beklagen, doch schon so wenig zu essen und trotzdem nicht abzunehmen. »Friss die Hälfte« ist also kaum die Lösung. Aber wir wollen uns hier nicht im Thema Abnehmen verrennen!

Relative Energy Deficiency im Sport (RED-S)

Mangelnde Energieverfügbarkeit besteht, wenn Athlet*innen nach Erbringen der Leistung nicht genügend Energie verbleibt, um alle Basisprozesse ihres Körpers vollumfänglich abzudecken. Mögliche Folgen sind u.a. Leistungseinbußen, erhöhte Verletzungsanfälligkeit, Störung des Hormonhaushaltes (u.a. Zyklusstörungen der Frau), verringerte Knochendichte, Herz-Kreislauf-Probleme und psychische Beschwerden. Aktuell erhärtet sich der Verdacht, dass eine ungenügende Kohlenhydratversorgung dieses Risiko zusätzlich verschärft.

Eine frühe Diagnose und Intervention sind enorm wichtig, um die Gesundheit der Athlet*innen und damit auch deren sportliche Leistung nachhaltig sicherstellen zu können. Der Normalisierungsprozess besteht aus einer Erhöhung der Energiezufuhr und der zwischenzeitlichen Reduktion der Belastung.

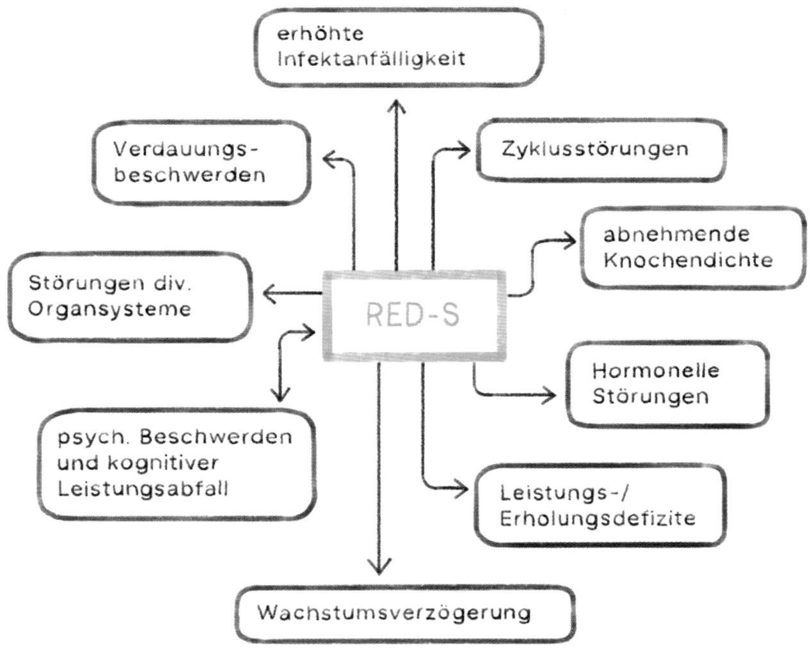

3 Zellatmung

Um den Energiestoffwechsel zu erklären, ist die Analogie zu Automotoren perfekt. Jeder kennt die unterschiedlichen Typen und Treibstoffarten. Nehmen wir den Elektromotor, der einen sehr hohen Wirkungsgrad und ein enorm hohes Drehmoment über alle Drehzahlbereiche hat – der große Nachteil: die schwere Batterie, die man dazu mitführen muss. Auf der anderen Seite des Spektrums das Dieselaggregat: ein starker Motor, der im niederen Drehzahlbereich volle Leistung bringt und eine große Reichweite hat, für Topspeed und den Renneinsatz aber eher ungeeignet. Im Mittelfeld dieser beiden finden wir den Benziner – er besticht in puncto Vielseitigkeit (also Leistung über einen großen Drehzahlbereich), eine gute Ökonomie, dafür in Anbetracht des Treibstoffvorrats eine eher limitierte Reichweite. Zusätzlich zu diesen Typen steht noch ein sehr hochgezüchteter Turbolader zur Auswahl – mehr so für den Viertelmeilensprint eines Dragster-Rennens, der maximal schnell beschleunigt, aber dann wie ein Komet verglüht.

Ein kleiner TÜV-Disclaimer: Die folgenden Beschreibungen sind idealisiert, um unseren extrem komplexen Energiestoffwechsel zu veranschaulichen, und haben keinen Anspruch auf Ingenieurspräzision!

Stell dir also unseren Stoffwechsel als einen Motor vor, der fünf verschiedene Treibstoffe verwenden kann, die wir im Folgenden noch genauer beschreiben. Die Belastungsintensität (Drehzahl), die Verfügbarkeit der fünf unterschiedlichen Treibstoffe (Tankfüllstand) und die Power des Aggregats (Anzahl Zylinder), entscheiden darüber, welchen Treibstoff wir gerade prioritär verwenden. Höchste Zeit also, mal einen Blick unter die Motorhaube und in den Tank zu werfen.

Vereinfachte Übersicht des Energiestoffwechsels der Kohlenhydrate und Fette

In den Mitochondrien, den »Kraftwerken« der Zelle, werden Kohlenhydrate (die im Zytosol in das Zwischenprodukt Pyruvat umgewandelt werden) und Fettsäuren in das Molekül ATP, das als Hauptenergieträger dient, umgewandelt. Dafür benötigen die Mitochondrien Sauerstoff. Neben dem ATP entsteht Kohlendioxid, das über die Lungen ausgeatmet wird.

Kohlenhydrate, bzw. Pyruvat, können auch im Zytosol (dem flüssigen Teil des Zellplasmas) in ATP umgewandelt werden. Im Vergleich zum Stoffwechsel in den Mitochondrien ergibt sich dadurch ein deutlich schnellerer, aber auch begrenzter Energienachschub.

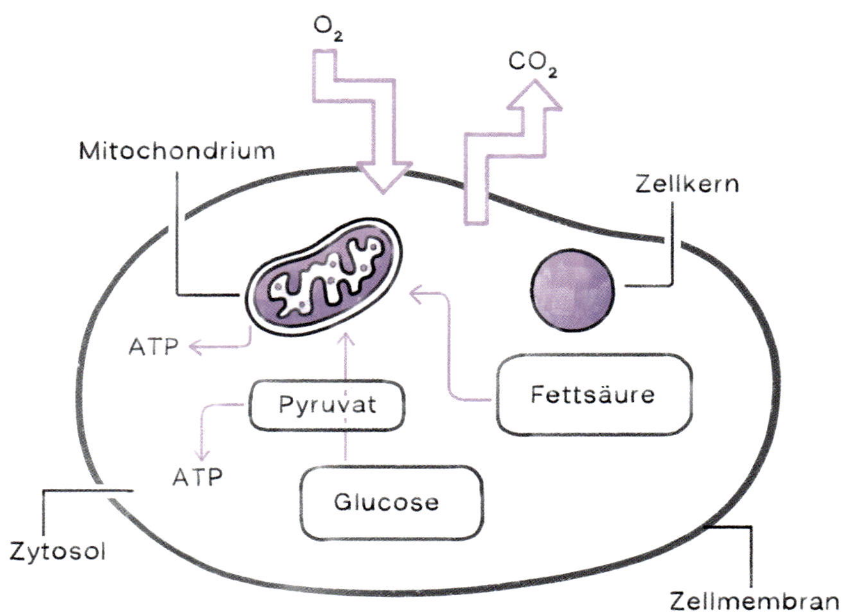

Übersicht der verschiedenen Energieträger bei zunehmender Belastungsdauer

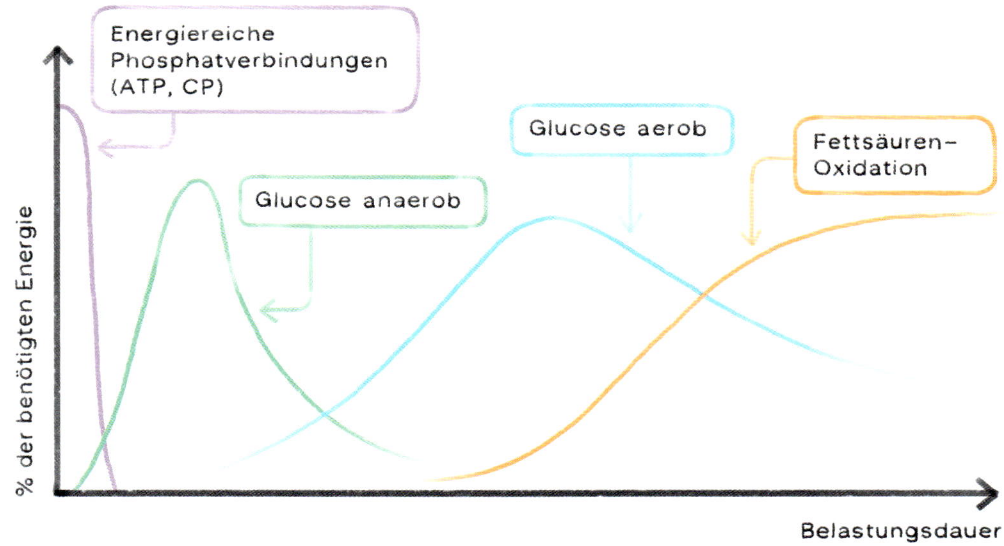

PHOSPHATE (ATP/CP) – DEIN TURBO

Lass uns die Grafik oben auf dieser Seite von links nach rechts durcharbeiten. Die schnellsten, nennen wir es »explosivsten« Treibstoffe sind die energiereichen Phosphatverbindungen Adenosintriphosphat (ATP) und Creatinphosphat (CP). Wir haben nur sehr geringe Mengen von ihnen gespeichert, darum ist dieser Tank nach rund 20 Sekunden leer.

Diese Energie für Sprints, Sprünge und rasche Kraftentfaltung war früher, als wir uns noch vor Säbelzahntigern in Acht nehmen mussten, überlebenswichtig, um uns blitzartig aus dem Staub machen zu können. Gleichzeitig kannst du diese Phosphate als eine Art Anlasser sehen. Ist der Motor noch kalt und dein Energiestoffwechsel noch nicht auf Touren, hast du erst mal eine Initialzündung, um loszulegen. Das ist also unser hochexplosives Drag-Race-Benzin.

Bei allen Energieprozessen, also wenn wir Kohlenhydrate, Fette, Proteine oder Ketone als Treibstoff nutzen, kreieren wir letztlich immer ATP. Dieser Pool wird also fortlaufend erneuert und verbraucht. Lies auf den nächsten Seiten, worauf diese verschiedenen Treibstoffarten besonders spezialisiert sind.

4 Energieträger

Was in der Abbildung unserer Zelle (siehe S. 38) vereinfacht dargestellt wurde, schauen wir uns nun im Detail an. Kohlenhydrate, Fette, Proteine und Ketone enthalten aufgrund ihrer molekularen Struktur Energie. Unser Stoffwechsel zersetzt diese Moleküle regelrecht und überträgt diese Energie in den Prozess der ATP-Bildung.

KOHLENHYDRATE – DAS SUPER-BENZIN

Für uns Athletinnen und Athleten sind Kohlenhydrate der wichtigste Treibstoff. Je mehr wir uns bewegen, desto höher wird unser Kohlenhydratbedarf. Vor allem für Ausdauersportler*innen ist klar: Carbs are King! In der Nahrung liegen unterschiedliche Kohlenhydratarten vor (siehe S. 43), die aber letztlich alle zu Glucose oder Fructose abgebaut werden und dann in den Energiestoffwechsel gelangen. Ein Gramm Kohlenhydrate liefert uns vier Kilokalorien Brennwert.

Kohlenhydrate

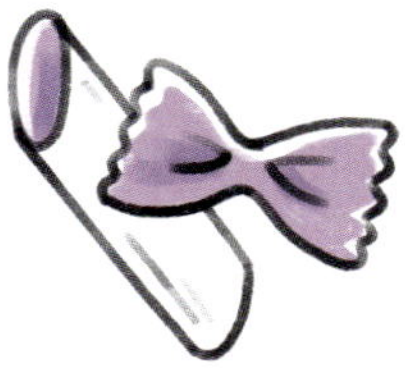

Eat pasta – run fasta! Kürzer können wir das Thema Kohlenhydrate nicht zusammenfassen. Natürlich findest du hier noch viel mehr relevante Hintergründe, warum Kohlenhydrate wichtig sind für deine sportliche Leistung, wieso dein Bedarf mit zunehmender Aktivität wächst und warum nicht alle Kohlenhydrate gleich sind.

Unser Hirn, unsere Lungen und zum Teil auch der Herzmuskel benötigen Glucose als Energieträger, daher hat der Körper auch verschiedene Strategien, um dieses Angebot den lebenswichtigen Organen zur Verfügung stellen zu können. Die Nummer mit dem Super-Benzin hat jedoch Haken: Geben wir richtig Gas, kommt nicht genug Sauerstoff in der arbeitenden Muskulatur an. Kohlenhydrate werden dort anaerob verstoffwechselt und es folgt ein schmerzender Abfall des pH-Wertes, der dich je nach Leistungs- und Leidensfähigkeit bald zum Leistungsabbruch zwingt. Bist du länger unterwegs und verbrennst mehr Kohlenhydrate aerob, als in deinen begrenzten Speichern (Glykogen in Leber und Muskulatur) und durch gleichzeitige Aufnahme (im Darm) verfügbar sind, fühlst du dich, als liefest du gegen eine Wand.

Vermutlich kennst du das Gefühl, wenn du im Training oder im Wettkampf super unterwegs bist und von einem Kilometer zum nächsten wird dir der Stecker gezogen: Grüßgott, Herr Hammermann! Die Beine werden schwer wie Blei und du kannst nicht anders, als dein Tempo zu drosseln. Dein Kopf explodiert, dir ist schwindlig und was bis vor Kurzem mühelos und schnell ging, ist nunmehr ein zähes Schlurfen. Die Ursache: Dein Kohlenhydrattank ist leer. Du warst zu euphorisch im Pacing oder etwas zu lasch beim Verpflegen (oder beides) und darum geht dir dein Super-Benzin aus. Du kannst nicht schnell genug Kohlenhydrate aufnehmen, um zeitnah mit derselben Intensität weiterzumachen. Aus diesem Grund neigt sich die Kohlenhydrate-Kurve in der Grafik auf S. 39 wieder gegen Null. Und dein Motor schaltet vom Super-Benzin auf Diesel: Es ist das Fett, das leider weniger Power liefert und zunächst noch mehr Sauerstoff benötigt (siehe rechts).

Gespeichert werden Kohlenhydrate, wie schon angesprochen, als Glykogen in der Leber und in der Muskulatur. Die Menge hängt von unserer Muskelmasse ab. Im Schnitt sind es 500 g Glykogen, wobei jedes Gramm wiederum fast 3 g Wasser bindet. Ein voller Kohlenhydrattank bringt also gut und gerne mal 1,5 bis 2 kg mehr Masse mit sich. Gerade bei gewichtssensitiven Sportarten ist das den Sportler*innen stets ein Dorn im Auge, aber bei Wettkämpfen, die länger als 90 Minuten dauern, überwiegt der Vorteil der »Mehrenergie« gegenüber dem Gewichts-Penalty.

Der Hammermann ist aber nicht der einzige fiese Geselle in der Carb-Community. Sein anaerober Kollege »pH-Abfall« hat einen ähnlich unangenehmen Schraubstockgriff. Nicht umsonst bezeichnen wir Kohlenhydrate als Super-Benzin, denn für deine richtig harten Efforts, deinen Zielsprint oder deine sehr harten Intervalltrainings kannst du dich voll auf sie verlassen. Drehst du deinen Motor allerdings richtig hoch, kriegen deine Zylinder zu wenig Sauerstoff für eine saubere Verbrennung des Treibstoffs. Deine Atmung, die Gasaustauschfähigkeit deiner Lunge und dein Sauerstofftransport im Blut zu den Muskeln haben eine zu geringe Kapazität und Kohlenhydrate werden anaerob verstoffwechselt. Wenn also aus deinem Auspuff Flammen rausschießen, weil du dein Gaspedal bis zum Anschlag runterdrückst, raucht und rußt es im Motorraum ganz schön. Als »Rückstand« steigt die Konzentration von Wasserstoffionen in den Zellen. Der pH-Wert in der Arbeitsmuskulatur fällt – deine Muskeln übersäuern – und schon nach geringer Zeit (je nach Trainingszustand sind das fünf bis 20 Minuten) bist du gezwungen, abzubrechen oder zumindest die Gangart stark zu drosseln. Dein »Drehzahlbegrenzer« hat eingegriffen und verhindert, dass dein Motor komplett ausbrennt. Darum bricht die Kurve der anaeroben Glykolyse in der Abbildung auf S. 39 relativ schnell ab.

Fett

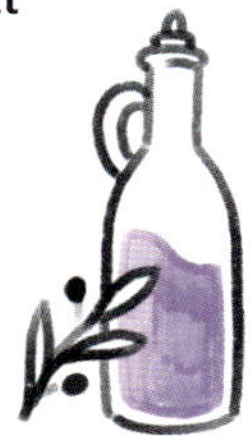

Fett spielt im Ausdauersport eine widersprüchliche Rolle: Einerseits trainieren wir gezielt, um den Stoffwechsel so zu ökonomisieren, dass Fett möglichst effizient als Energieträger genutzt werden kann. Andererseits gilt es in der Ernährung oft als zu energiereich und »unsportlich«. Warum das ein Missverständnis ist, erfährst du hier.

Protein

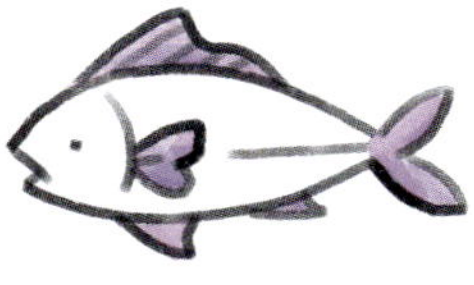

Eine hohe Leistungsfähigkeit im Ausdauersport basiert auf einer hohen metabolischen Effizienz, einer funktionalen Kraft und einem optimierten Kraft-Last-Verhältnis. Für alle Punkte spielt Protein eine zentrale Rolle. Was ist genug Eiweiß, wann brauchst du's, woher nimmst du's?

FETT – DAUERBRENNER IM EXTENSIVEN BEREICH

Carbs are king ... aber: Fat is your Diesel-friend. Selbst der austrainierteste Athlet*innen-Körper verfügt über enorme Energiereserven in Form von Körperfett, die unseren Motor Tage und Wochen antreiben können. Fett ist die Form, in der unser Körper am besten Energie speichert. Wenn du also mehr Energie aufnimmst als du verbrauchst, wird sie bald in Körperfett umgewandelt. Im Gegensatz zu Kohlenhydraten zieht Fett auch kein Wasser und hat eine viel höhere Energiedichte.

Ein Gramm Fett liefert uns neun Kilokalorien. Die Dieselanalogie ist nicht umsonst gewählt. Damit wir Fett als Hauptenergielieferant nützen können, brauchen wir ausreichend Sauerstoff für die Arbeitsmuskulatur. Nur wenn wir Sauerstoff en masse erhalten, können wir aus Fettsäuren (den Spaltprodukten eines intakten Fettes) Energie gewinnen.

Ausdauersportler sind stets bemüht, ihre Fettverbrennung zu trainieren. Mit unterschiedlichen Trainingsmaßnahmen möchte man die Fähigkeit, Fett als Hauptenergielieferant zu nutzen, verbessern. Nach obiger Herleitung ist auch ersichtlich, warum dies erfolgsentscheidend ist. Wer länger (also bis zu einer höheren Intensität bzw. Ausbelastung) einen Anteil der benötigten Energie aus Fettsäuren mobilisieren kann, spart Glykogen (dein Super-Benzin) für später im Rennen und verzögert die Laktatbildung im Muskel. Überlegene Ausdauerathlet*innen zeichnen sich daher durch eine sehr hohe Sauerstoffaufnahme- und Transportfähigkeit aus (VO_2 max) und können länger und härter durchziehen.

PROTEIN – EDELBAUSTOFF

Eigentlich ist Protein zu kostbar, um als Treibstoff zu dienen. Wir benötigen Protein vor allem als Baustoff für Muskulatur, Enzyme, Hormone und allerlei Gewebe. Da evolutionär aber Überleben und Fortpflanzung immer die höchste Priorität haben, hat unser Körper zwei »Nottreibstoffe«, die er in einer Energiemangelperiode nutzt. Durch Abbau von körpereigenem Eiweiß setzt er Aminosäuren frei. Aus diesen kann er Energie gewinnen und sogar Glucose resynthetisieren. Glucose muss v. a. den Lungen und idealerweise auch dem Hirn als primärer Energieträger zur Verfügung stehen und darum ist dieser »Trick« unseres Körpers elementar.

Du merkst, diese sinnvolle Einrichtung der Natur kann uns Athlet*innen rasch auf die Füße fallen. Allzu oft sehen wir, dass Menschen, die bestrebt sind abzunehmen, eine zu radikale Energiebeschränkung verfolgen und so v. a. wertvolle Muskelmasse statt überschüssigem Körperfett verlieren. Wie Kohlenhydrate liefert ein Gramm Protein ebenfalls vier Kilokalorien. Es gilt aber, diesen »Raubbau«, in der Fachsprache Katabolismus, zu vermeiden. Dies gelingt am besten, wenn wir eine ausgewogene Energiebilanz haben. Aus diesem Grund findest du keine Kurve für Proteine in der Abbildung auf Seite 39.

KETONE – DEIN NOTTREIBSTOFF-KANISTER

»Code Red« – maximale Eskalationsstufe für unseren Körper – tritt dann ein, wenn wir fasten müssen, über längere Zeit also extrem wenig Nahrung und dabei vor allem kaum Kohlenhydrate konsumieren. Unser Körper stellt dann den Stoffwechsel auf die sogenannte Ketose um – eine Art Notstromaggregat der Natur. Er produziert dann Ketonkörper, spezielle Moleküle, die unser Körper zur Versorgung der wichtigsten Vitalfunktionen braucht. Hirn und Herz können auf Ketone zurückgreifen, die Lungen jedoch nicht. Eine Ketose kann auch krankheitsbedingt eintreten, aber das wird hier nicht behandelt.

Verschiedentlich wurde eine ketogene Ernährung, also eine Ernährungsweise, die Ketose provoziert (sie besteht aus täglich weniger als 35 g Kohlenhydraten und nur einer limitierten Menge an Protein) als Performance Booster für Ausdauerathlet*innen gepriesen – v. a. im Ultra-Ausdauerbereich, weil man damit auf magische Art und Weise nicht mehr von der limitierten Kohlenhydratverfügbarkeit geknechtet würde. Wir vertreten hier jedoch die Meinung, dass ein gesunder Körper, der viel leisten muss, stets auf eine ausreichende Menge Kohlenhydrate zurückgreifen können muss. Wir sehen, dass ein Kohlenhydratmangel mittel-, mehr noch langfristig, zu erheblichen gesundheitlichen Problemen führt und raten daher davon ab. Ein Gramm Ketonkörper liefert knapp fünf Kilokalorien.

WICHTIG: WIRKUNGSGRAD

Ein limitierender Faktor, den wir ungeachtet von der Treibstoffart sehen, ist der niedrige Wirkungsgrad unseres Energiestoffwechsels: Durchschnittlich können wir nur 21 Prozent der verbrannten Energie in mechanische Arbeit umsetzen. Der Rest verpufft größtenteils als Wärme. Darum beginnt der Körper beim Sport ja auch zu schwitzen, weil er das System kühlen muss. Das ist wichtig fürs Verständnis. Wenn also ein Radfahrer auf seiner Watt-Messkurbel nach dem Training sieht, wie viel Kilojoule er geleistet hat, muss er, um seinen effektiven Energieumsatz auszurechnen, den Wirkungsgrad berücksichtigen, wie hier im Rechenbeispiel:

Rechenbeispiel

1 W = 1 J/s,
1000 J = 1 kJ,
1 kcal = 4,2 kJ

Wurden während einer Stunde 200 W mechanische Arbeit geleistet, entspricht das 200 W × 3600 s = 720 kJ.

Da der Wirkungsgrad unseres Stoffwechsels aber ca. 21 % beträgt, muss unser Körper entsprechend mehr Energie verbrennen, um diese Arbeit zu leisten:

720 kJ/21 % = 3429 kJ oder 816 kcal

5 Makronährstoffe

KOHLENHYDRATE

Jetzt, wo wir erklärt haben, wie unser Körper die unterschiedlichen Energieträger verstoffwechselt, machen wir den entscheidenden Schritt in die Welt der Lebensmittel und betreiben etwas »Warenkunde«. Der Teufel steckt im Detail, und weil wir's gerne verständlich haben, zeigen wir dir hier die wichtigsten lebensmittelchemischen Erkenntnisse, um Ernährung zu verstehen.

Dass Kohlenhydrate aktuell ein eher schwieriges Image in der öffentlichen Betrachtung haben, liegt nicht zuletzt daran, dass es sich um eine sehr große Stoffklasse handelt. Vom kitschig süßen Kristallzucker bis zu stärkehaltigen Vollkorngetreiden zählen wir ganz unterschiedliche Lebensmittel zu den kohlenhydrathaltigen.

Genau genommen können wir Kohlenhydrate in drei Hauptkategorien unterteilen: Einfachzucker, Zweifachzucker und Mehrfachzucker. Einfachzucker heißen so, weil sie aus einem Molekül bestehen. Es sind dies vor allem Traubenzucker (Glucose, mit einem sechseckigen Kohlenstoff-Grundgerüst) und Fruchtzucker (Fructose, mit einem fünfeckigen Kohlenstoff-Grundgerüst).

Zweifachzucker setzen sich entsprechend aus zwei Molekülen zusammen. Hier ist die Saccharose (der normale Haushalts- oder Kristallzucker, bestehend aus je einem Molekül Glucose und Fructose) der wichtigste Vertreter.

Mehrfachzucker setzen sich demnach aus einer Vielzahl von Glucosemolekülen zusammen, die über eine chemische Bindung in Stränge bzw. ganze Netze verbunden sind. Das wichtigste dieser Kohlenhydrate ist Stärke, deren große Strukturen oft auch als Binde- oder Verdickungsmittel genutzt werden, weil sie eben durch ihre verwobene Struktur effektiv die Viskosität von Speisen erhöhen können.

Glucose ist für uns der wichtigste Zucker. Mit der Ausnahme von Fructose werden nämlich alle Kohlenhydrate auf Glucose heruntergebrochen, bevor sie in den Energiestoffwechsel münden. Glucose ist daher auch der am schnellsten zur Verfügung stehende Zucker. Das heißt, wenn wir Glucosehaltiges essen, wird dieser Zucker aus dem Dünndarm über das Blut in die Zellen geschleust, wo daraus entweder unmittelbar ATP für Muskelarbeit entsteht oder Glykogen, das in Muskeln und Leber für später eingelagert wird. Sind unsere Glykogenspeicher voll und es liegt immer noch überschüssige Glucose vor, wird sie zu Körperfett umgebaut und deponiert. Zweifachzucker und

Zuckerarten

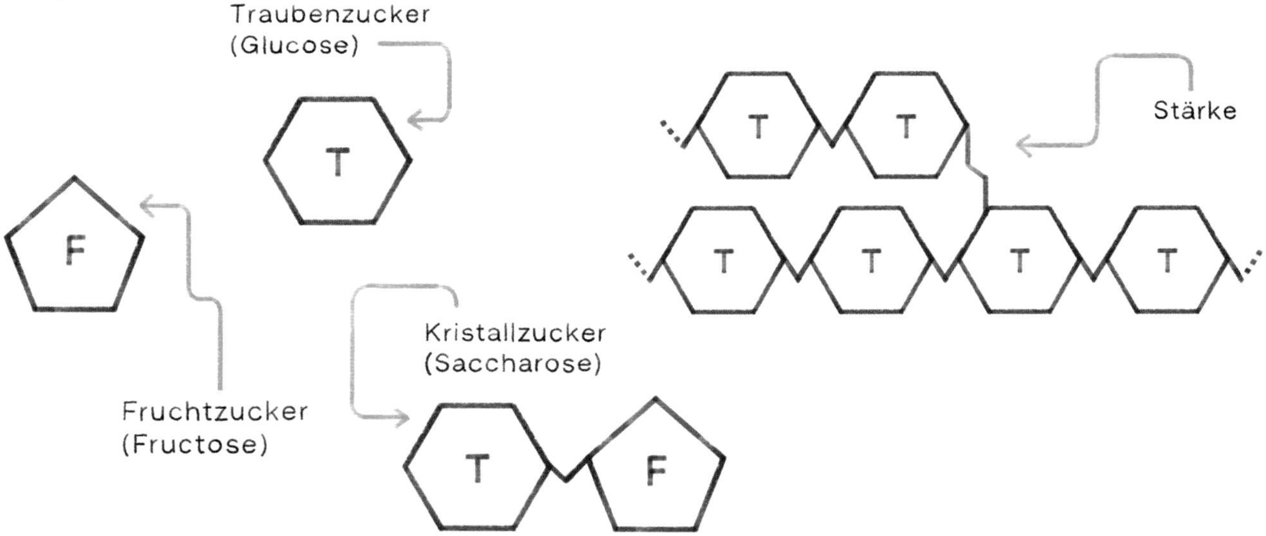

Mehrfachzucker werden als erstes in ihre Einzelmoleküle aufgespalten, bevor sie vom Körper auf den jeweiligen Stoffwechselpfaden verarbeitet werden können. Dies zeigt sich dann auch in der Absorptionsgeschwindigkeit eines Kohlenhydrats. Je mehr »Zerkleinerungsarbeit« nötig ist, desto langsamer und stetiger ist der Blutzuckeranstieg.

Ein gesunder Körper regelt den Blutzucker zwischen eng gesetzten Leitplanken. Steigt er schnell an, so schüttet die Bauchspeicheldrüse das Hormon Insulin aus. Es initiiert den Einbau von Glucose in Glykogen und blockiert die Fettsäureoxidation, um den Blutzucker wieder zu senken. Im Gegenzug veranlasst bei einem sinkenden Blutzucker das Hormon Glucagon, dass Glucose aus Glykogen freigesetzt wird.

Heute wissen wir, dass es nachhaltig am gesündesten ist, wenn unser Blutzucker im Alltag möglichst stabil ist und keine großen Ausreißer aufweist. Die wilde Blutzuckerachterbahn leiert unseren Stoffwechsel aus, sorgt für Entzündungen und damit über Jahre zu Stoffwechselerkrankungen und anderen Krankheitsbildern.

Folgerichtig sollten wir im Alltag auf langsame Kohlenhydrate setzen, um dieser Anforderung nachzukommen. Langsame Kohlenhydrate befinden sich vor allem in unverarbeiteten stärke- und nahrungsfaserhaltigen (oder: ballaststoffhaltigen) Lebensmitteln, die auch eine hohe Nährstoffdichte aufweisen.

Als aktive Athlet*innen haben wir aber einen Vorteil gegenüber nicht sehr aktiven Menschen: Die regelmäßige Bewegung und (idealerweise) die größere Muskelmasse sind ein großer Hebel in der Blutzuckerregulation. Muskulatur ist nicht nur Motor, sondern ebenfalls als Organ zu betrachten. So minimieren Bewegung und eine größere Muskelmasse auch das Risiko von Stoffwechselkrankheiten wie beispielsweise Typ-2-Diabetes.

Bei intensiver körperlicher Aktivität wird der Treibstoff direkt für Muskelarbeit verwendet. Zucker in richtiger Menge und Form ist das einzig Wahre, was unsere Leistungs- und Erholungsfähigkeit deutlich positiv beeinflusst und in dieser Phase auch nicht die oben genannten Auswirkungen (wie Insulinausschüttung und Unterdrückung der Fettverbrennung) zeigt. Während der Belastung brauchst du effektiv fast nur Zucker – jedenfalls, wenn wir krasse Ultra-Events, die mehrere Tage oder sogar Wochen dauern, mal ausschließen.

Der hohe Zuckergehalt von Sporternährungsprodukten wie Getränken, Gels und Riegeln ist positiv und zielführend, wenn sie effektiv während des Sports verzehrt werden. Der einzige gesundheitliche Vorbehalt besteht in Sachen Karies: Hier sollte gerade nach langen Trainings der Mundhygiene Rechnung getragen werden (siehe S. 95).

FETTE

Im Kapitel »Energieträger« (ab S. 40) hast du gesehen, dass Fett die größte Energiedichte hat. Diese Power ist auf die chemische Zusammensetzung von Fett zurückzuführen. In der Fachsprache wird Fett auch als Triglycerid bezeichnet, weil es sich aus einem Glycerinrest und drei Fettsäuren zusammensetzt.

Diese Fettsäuren sind Kohlenstoffketten unterschiedlicher Länge und Bindungsart. Ihre »Architektur« beeinflusst dann auch die chemischen Eigenschaften eines Fettes sowie seine Wirkung auf unseren Körper. Sind diese Kohlenstoffatome ausschließlich durch einfache Bindungen liiert, bezeichnet man die Fettsäure als gesättigt. Kommt in der Kette an einer Stelle eine Doppelbindung vor, ist es eine einfach ungesättigte Fettsäure. Analog werden jene mit mehreren Doppelbindungen als mehrfach ungesättigt bezeichnet.

Lange galt die Ansicht, dass gesättigte Fette ungesund sind und langfristig ein erhöhtes Risiko für Herz-Kreislauf-Krankheiten bedeuten. Lebensmittel mit einem hohen Anteil an gesättigten Fettsäuren wie Milchprodukte mit höheren Fettgehalten (z. B. Sahne, Käse) oder fettreiches Fleisch kamen in Verruf.

Heute wird das Thema aber anders beurteilt und die Empfehlungen werden angepasst. Wie auch bei den Kohlenhydraten gilt, dass Fett einerseits möglichst unverarbeitet und aus grundsätzlich nährstoffreichen Lebensmitteln konsumiert werden soll. Margarine zum Beispiel, in der wertvolle pflanzliche Fette durch chemische Verarbeitung streichbar gemacht wurden, kann aus heutiger Sicht nicht mehr empfohlen werden, weil ungesättigte Fettsäuren durch Verarbeitung zu gesundheitsschädigenden Transfettsäuren verändert werden. Rindfleisch – nehmen wir ein Entrecôte aus einem biologischen Betrieb, wo die Kühe auf der Weide Gras fressen konnten – galt lange als Cholesterinbombe. Heute wissen wir, dass gerade dieses Fett reich an den raren, aber so wertvollen Omega-3-Fettsäuren ist. Omega-3-Fettsäuren wirken entzündungshemmend. In unserer heutigen Ernährung

Triglycerid

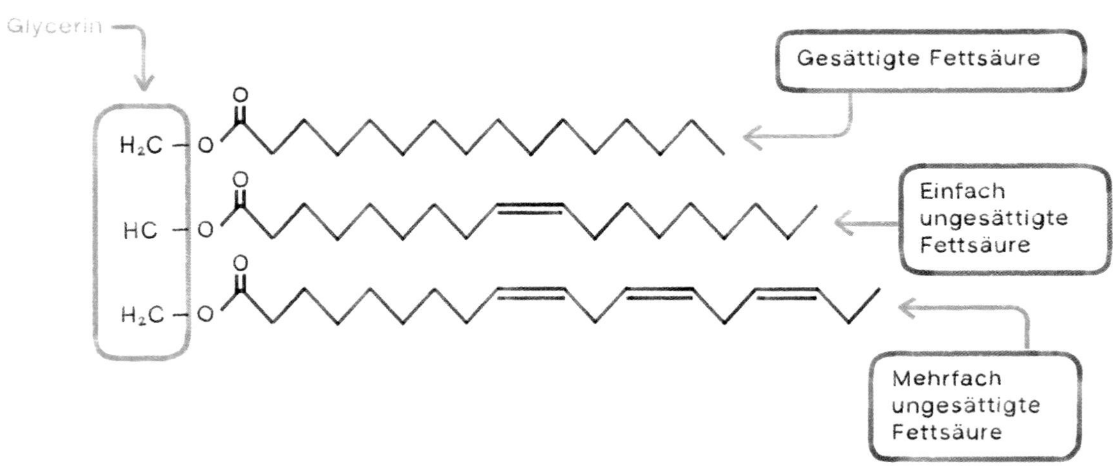

überwiegen unter den ungesättigten Fettsäuren aber Omega-6-Fettsäuren deutlich, was Entzündungen fördert.

Weil Fett also in geringer Menge viel Energie liefern kann und fälschlicherweise lange als schädlich für unsere Gesundheit eingestuft wurde, wird es immer noch kritisch betrachtet. Gewiss, im volksgesundheitlichen Durchschnitt verzeichnen wir immer mehr übergewichtige Personen und sehen, dass Übergewicht oder im extremen Ausmaß Fettleibigkeit (Adipositas) Krankheitsursache Nummer eins ist. Das bedeutet – gerade in einer aktiven Community, an die sich dieses Buch richtet – aber nicht, dass Fett negativ ist!

Die sportliche Perspektive sollte viel eher Folgendes beinhalten: Dein Kohlenhydrat- und Eiweißkonsum sind unmittelbar leistungslimitierend (siehe dazu auch später im Kapitel »Winning Habits« ab S. 64, wie du dich am besten mit Kohlenhydraten versorgst). Fett spielt hier eher eine sekundäre Rolle. Sind die Bedarfe an Kohlenhydraten und Protein einer Person abhängig von Belastung und Zielsetzung gedeckt, so liefert dir Fett die verbleibende Energiemenge, um die gewünschte Energiebilanz zu erreichen.

Dabei musst du berücksichtigen, dass Fett eher langsam verdaut wird. Von einer sehr fettreichen Mahlzeit ist vor dem Sport daher abzuraten. Aber auch nach dem Sport gibt es Situationen, in denen zu viel Fett kontraproduktiv sein kann. Ein üppiges Menü lässt manche Menschen schlechter (ein)schlafen, weil die Verdauung noch auf Hochtouren läuft, oder es verzögert deine Erholung, weil durch den höheren Fettanteil auch nur verzögert gut auf die erholungsfördernden Kohlenhydrate und Proteine zugegriffen werden kann (siehe Kapitel »Winning Habits« ab S. 64, insbesondere »Fokus: Post-Sport«, S. 77).

Bei Fett gilt: Qualität vor Quantität. Am besten verwendest du also wenig verarbeitete Lebensmittel, die neben Fett noch viele Mikronährstoffe liefern. Das sind beispielsweise Nüsse und Samen (Walnüsse, Mandeln, Haselnüsse, Leinsamen, Kürbiskerne, Hanfsamen etc.), fettreiche Fische (Wildlachs, Thunfisch, Hering, Makrele, Sardinen), pflanzliche Öle (Oliven-, Raps-, Lein-, Kürbiskern-, Traubenkernöl). Bei verarbeiteten Lebensmitteln wie Milchprodukten (Käse, Frischkäse, Joghurt) solltest du darauf achten, dass der Verarbeitungsgrad minimal und somit der Einsatz von Hilfsstoffen gering ist.

Bei stark verarbeiteten Fetten, die wir allzu oft in Fertiggerichten, salzigen Snacks und Süßem finden, gilt: Weniger ist mehr. Sich gelegentlich so etwas zu gönnen schadet nicht, aber die Zutaten von Schokoriegeln, industriell hergestellten Keksen, Fertigsaucen und Ähnlichem haben in jüngster Zeit nicht an Qualität und (Nähr-)Wert gewonnen.

PROTEINE

Protein hat seit der Antike die Aura des puren Kraftfutters. Da ist auch was dran: Athlet*innen haben eine größere Muskelmasse, die in stetem Auf- und Abbau ist, gerade bei intensiver Beanspruchung, weshalb deren Proteinbedarf höher ist. Der Umkehrschluss jedoch – viel Protein essen zaubert Couchpotatoes Muskelberge – ist falsch. Auch wenn uns die Nahrungsmittelindustrie gerade das weismachen will. Kaum ein Produkt, dass es nicht in einer »Protein-Version« gibt! Aber bei einer abwechslungsreichen und ausreichenden Mischkost benötigt man keine eiweißangereicherten Produkte. Diese sind aus heutiger Sicht eher als stark verarbeitete Lebensmittel anzusehen und nicht als eine wertgesteigerte Mahlzeit.

Deswegen empfehlen wir ganz klar, den Bedarf durch natürliche proteinreiche Lebensmittel zu decken. Der Appell zu unverarbeiteten Lebensmitteln erscheint dir vielleicht gerade in einem Sporternährungsbuch wenig sexy, ist aber aktuell tatsächlich dein bester Guide beim Einkaufen.

Eine abwechslungsreiche Mischkost beinhaltet tierische Proteinquellen (Fleisch, Fisch, Geflügel, Milchprodukte, Eier) und ihre pflanzlichen Pendants (Hülsenfrüchte, Nüsse, Pilze). Aus unterschiedlichen Gründen verzichten immer mehr Menschen auf tierische Lebensmittel und ernähren sich vegetarisch (ohne Fleisch und Fisch) oder vegan (Verzicht auf jegliche Lebensmittel tierischer Herkunft, also auch Honig, Milch und Milchprodukte sowie Eier). Wir wollen hier nicht urteilen, was besser oder richtig ist, sondern erklären, welche Konsequenzen diese Entscheidung hat, damit in jedem Fall optimal gegessen werden kann.

Um genau das zu tun, holen wir das starke Mikroskop hervor. Schauen wir uns die Proteine enorm vergrößert an, sehen diese aus wie eine Perlenkette. Wie lange, verworrene Stränge einzelner Bausteine – die Aminosäuren. Unser Körper kennt 20 unterschiedliche Aminosäuren. Er kann elf davon beliebig auf- und umbauen, entsprechend der aktuellen Bedürfnislage, daher werden diese als entbehrlich bzw. nicht essenziell bezeichnet. Die verbleibenden neun sind aber so komplex, dass wir sie nicht selbst synthetisieren können und darum zwingend über unsere Nahrung aufnehmen müssen. Sie werden daher unentbehrlich bzw. essenziell genannt.

Eine Proteinquelle wird für uns somit umso wertvoller, je höher ihr Gehalt an essenziellen Aminosäuren ist. Dies wurde früher als biologische Wertigkeit (BW) bezeichnet. Eine höhere BW führt zu einer stärkeren Anregung der körpereigenen Proteinbiosynthese. Pflanzliche Proteinquellen enthalten weniger essenzielle Aminosäuren und insgesamt einen geringeren Proteingehalt, zudem vermag unsere Verdauung diese weniger gut aufzunehmen. Die BW wurde daher erweitert in ein Bewertungssystem, das die Verfügbarkeit essenzieller Aminosäuren nach der Verdauung betrachtet. Diese Bewertung zeigt einerseits auf, dass Menschen, die sich mehrheitlich oder sogar ausschließlich pflanzlich ernähren, insgesamt 30 bis 50 Prozent mehr Protein zu sich nehmen müssen, um ihrem Körper denselben Wert zu liefern. Sie zeigt andererseits aber auch, dass das clevere Kombinieren verschiedener Proteinquellen die Proteineffizienz einer Mahlzeit deutlich verbessern kann. In extremen Situationen von hohem Proteinbedarf helfen Protein-Supplemente, die zusätzlich mit den wichtigsten essenziellen Aminosäuren, insbesondere Leucin, angereichert sind, den Bedarf ausreichend zu decken.

Wir beobachten im Spitzensport, dass diese Umstände eine adäquate Ernährung kompliziert und das Thema Essen zum Dauerthema machen können. Dies ist aus psychologischer Sicht nicht unproblematisch, weil daraus oft ein gestörtes Essverhalten hervorgeht. Aus der Psychologie wissen wir, dass solche Verhaltensmuster als Vorstufe zur Essstörung ein gefährlich schmaler Grat sind.

Bei den tierischen Proteinquellen haben wir ein ausgewogeneres Aminosäuremuster. Schauen wir noch speziell auf das Milchprotein. Dieses lässt sich in zwei große Fraktionen unterteilen: 80 Prozent des Proteingehalts sind Casein, das man bei der Käseherstellung nutzt. Die übrigen 20 Prozent sind Molkenprotein (englisch: Whey). Molkenprotein hat sich im Supplementbereich durchgesetzt, weil es zu den hochwertigsten Proteinen zählt, die wir heute kennen. Sein Potenzial, den Proteinstoffwechsel optimal anzukurbeln, seine hohe Verdauungsgeschwindigkeit und dass es einfach zu isolieren und aufkonzentrieren ist, sind Gründe für seinen Erfolg.

Uns scheint ganz entscheidend, dass wir den Blick aufs Ganze nicht verlieren. Du gehst ja nicht in den Supermarkt und erkundigst dich, wo du 40 Gramm Protein mit acht Gramm essenziellen Aminosäuren findest. Ein Lebensmittel liefert dir im Idealfall viel mehr als nur einen Makronährstoff. Wir streben daher stets eine hohe Nährstoffdichte an – also nicht bloß den gezielten Gehalt eines Makronährstoffs, sondern zusätzlich wertvolle Vitamine, Mineralstoffe oder Nahrungsfasern. Das finden wir bei unverarbeiteten pflanzlichen und tierischen Lebensmitteln, daher ist die Abwechslung der beiden ja so wichtig (siehe dazu auch das Kapitel »Mikronährstoffe« ab S. 51).

WASSER

Wasser ist für den Menschen überlebenswichtig. Unser Körper besteht zu weitaus mehr als der Hälfte aus Wasser, und je größer die Muskelmasse einer Sportlerin oder eines Sportlers ist, desto mehr Wasser enthält der Körper. Weil sich unser gesamter Organismus in einem Fließgleichgewicht befindet und Konzentrationsunterschiede zwischen dem Zellinneren und den Zellzwischenräumen eine entscheidende Rolle spielen, ist das Lösungsmittel Wasser für uns elementar.

Wenn wir eine unzureichende Flüssigkeitsversorgung haben, spricht man von Dehydratation. Unser Blut wird dicker, Sauerstoff und Elektrolyttransport werden zäher und nicht nur unser Wohlbefinden, sondern auch unsere Leistung leiden darunter.

Flüssigkeit verlieren wir vor allem durch Ausscheidung von Urin (und ebenfalls kleinere Mengen im Kot) und durch Schwitzen. Die Urinproduktion geschieht über den Nierenkreislauf. Die Nieren sind dafür verantwortlich, unser Blut zu filtern und zu reinigen. Dieser überlebenswichtige Prozess findet nonstop statt. Zusammen mit einer gewissen Menge Wasser und den auszuscheidenden Substanzen entsteht Urin, der via Blase und Harnleiter ausgeschieden wird. Wenn wir zu wenig getrunken haben, hat unser Urin daher eine viel dunklere Farbe, weil die Konzentration an Ausscheidungsprodukten höher ist, als wenn wir gut hydriert sind.

Sportler*innen haben vor allem einen erhöhten Flüssigkeitsbedarf, weil der Körper bei physischer Aktivität kühlen muss (siehe S. 42). Dies kann er nur indirekt, indem er Schweiß absondert, der durch Verdunstung unserer Körperoberfläche Wärme entzieht. Schweiß besteht zu über 99 Prozent aus Wasser. Daneben kommen Säuren und Mineralstoffe (v.a. Natrium, Calcium, Kalium, Magnesium) darin vor.

Wir sehen, dass ab einem Flüssigkeitsverlust von zwei Prozent unseres Körpergewichts bereits Leistungseinbußen zu verzeichnen sind. Dies ist sehr individuell und zum Teil auch trainierbar, aber Athlet*innen tun gut daran, ihre Flüssigkeitszufuhr so zu planen, dass Verluste im Rahmen gehalten werden können.

Die Schweißmenge ist natürlich von der Außentemperatur und der Intensität deines Trainings abhängig, aber trotzdem: Wenn du einmal deine mittlere Schweißrate kennst, erlaubt dir das eine präzisere Flüssigkeitsversorgung.

Für Erwachsene empfiehlt sich im Alltag eine Trinkmenge von zwei bis zweieinhalb Litern, gut über den Tag verteilt. Das sollten weitestgehend energiefreie Getränke wie Wasser, Tee oder Kaffee sein. Zuckerhaltige Getränke sollten nur unmittelbar vor, während oder nach dem Sport konsumiert werden – dann benötigen wir Flüssigkeit plus schnell verfügbare Energie.

Beim Thema Flüssigkeit und Schwitzen kommen wir automatisch auch zum Thema Elektrolyte. Elektrolyte sind Mineralstoffe, die in ihrer gelösten Form als elektrisch geladene Ionen vorkommen und daher Strom leiten können. Dies ist vor allem bei der Reizleitung von Nerven und Transportprozessen durch Zellmembranen hindurch entscheidend.

Beim akuten Flüssigkeitsersatz während oder nach der Aktivität spielt einzig das im Körper meist-vorkommende Mineral Natrium eine Rolle. Es beeinflusst das Flüssigkeitsgleichgewicht, fördert die Wasseraufnahme, hält den Natriumspiegel im Blut aufrecht, begünstigt die Kohlenhydrataufnahme im Darm und ist zentral in der Reizleitung und Muskelkontraktion.

Moderne Sportgetränke liefern dir pro Liter ca. ein Gramm Kochsalz (Natriumchlorid). Dies reicht meist aus, um Natriumverluste durch Schwitzen zu kompensieren. Unser Körper verfügt über recht große Natriumreserven und eine verstärkte Zufuhr (z. B. durch Salztabletten oder Aufsalzen des Getränks) ist nur nötig, wenn man länger als vier bis fünf Stunden unterwegs ist und Flüssigkeitsverluste zu mehr als 70 Prozent kompensiert, einen sehr salzhaltigen Schweiß hat oder unter extremen Bedingungen (Hitze, hohe Luftfeuchtigkeit) performt.

Symptome von Salzmangel sind Schwindel, Übelkeit, das Gefühl, dass Getränke und Nahrung im Allgemeinen gar nicht mehr richtig aufgenommen werden können, sowie Kopfweh oder allgemeine Schwäche. Wenn du das unter extremen Bedingungen regelmäßig verspürst, könnte es sinnvoll sein, dieses Thema mal genauer anzuschauen. Man kann die Natriumkonzentration im Schweiß testen oder selbst experimentieren und genau Buch führen über Zufuhrmenge, Verlauf und Gefühl.

So misst du deine Schweißrate

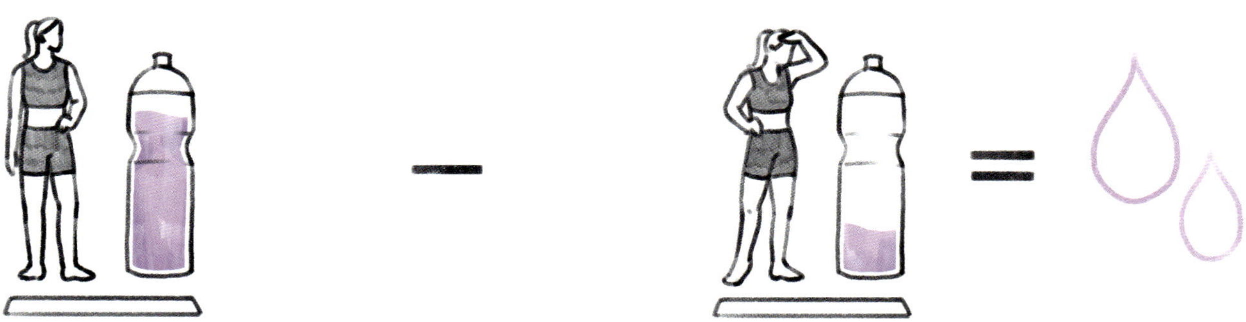

Um zu ermitteln, wie viel Flüssigkeit du pro Stunde ausschwitzt, wiegst du dich unbekleidet vor dem Training.

Nun gehst du eine Stunde trainieren – Joggen, Radfahren o. Ä. Solltest du während dieser Belastung Flüssigkeit aufnehmen wollen, wiege genau ab, wieviel du zu Beginn mitgenommen hast und wieviel du am Ende wieder nach Hause bringst. Vermeide, unterwegs zu urinieren, sonst stimmt unsere Berechnung nicht mehr.

Nach dem Training stellst du dich wiederum unbekleidet und abgetrocknet auf die Waage und ermittelst, wieviel Gewicht du in der Stunde verloren hast.

Nun hast du deine Schweißrate.

NAHRUNGSFASERN

Nahrungsfasern sind in Obst, Gemüse, Vollkornprodukten, Hülsenfrüchten, Nüssen, Samen und Kernen vorhanden.

Wir unterscheiden zwischen löslichen und nicht-löslichen Fasern. Die löslichen bilden in Wasser eine gelartige Konsistenz. Sie werden vom Mikrobiom – Bakterien und Hefen in unserem Darm – zersetzt. Bieten wir diesen Milliarden von Einzellern eine Vielfalt unterschiedlicher Nahrungsfasern, dann geht es ihnen gut – was sie uns mit ihren wertvollen Abbauprodukten (meist kurzkettigen Fettsäuren) bezahlen und so einen noch immer nicht genau verstandenen, komplexen Beitrag an unsere physische und psychische Gesundheit leisten.

Die unlöslichen Nahrungsfasern binden vor allem Wasser und sorgen nicht nur für die sättigende Wirkung der Nahrung, sondern auch für eine ideale Konsistenz des Stuhls im Darm.

Weil eine nahrungsfaserreiche Mahlzeit auch für einen konstanteren Blutzucker sorgt und gewisse Fasern auch Nahrungsfette binden können, die sonst eine potenziell schädliche Wirkung auf die Gesundheit von Herz und Kreislauf haben können, ist ihr Platz in einer gesunden Ernährung heute unbestritten. Im Sportkontext gilt es zu beachten, dass der Fasergehalt gering ist, um die Verdauung zu entlasten und schnell auf Nahrungsenergie zugreifen zu können. Das ist unmittelbar vor, definitiv während und auch nach sehr intensiven Belastungen der Fall. Im Alltag dagegen sollten dann v. a. komplexe, stärke- und faserreiche Lebensmittel auf deinen Teller kommen (siehe »Kohlenhydrate«, S. 43).

Nahrungsfasern

Früher wurden Nahrungsfasern etwas despektierlich als Ballaststoffe bezeichnet. Heute wissen wir, dass diese Fasern, selbst wenn unser Verdauungsapparat diese nicht zersetzen und zur Energiegewinnung nutzen kann (im Gegensatz beispielsweise zu Wiederkäuern), für unsere Gesundheit unerlässlich sind.

Essen für das Mikrobiom

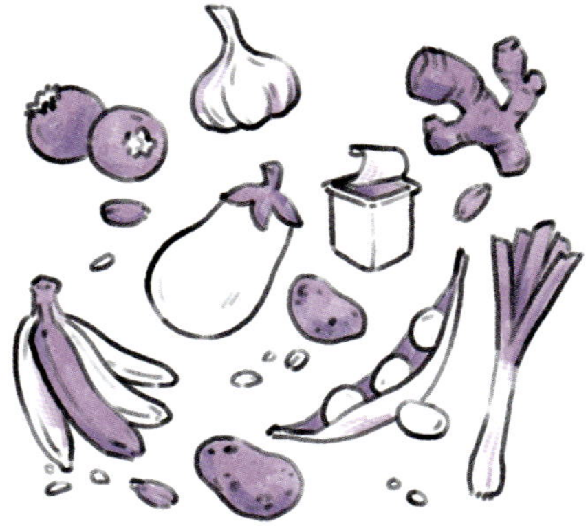

Wir möchten hier die Relevanz des Mikrobioms nicht verschweigen – es ausführlich abzuhandeln, würde aber diesen Rahmen sprengen. Darum die verkürzte Empfehlung zu einem »glücklichen Darm«:

- vielfältiger Konsum von ausreichend Nahrungsfasern (mind. 30 g am Tag) aus Früchten, Gemüse und unverarbeiteten Kohlenhydratquellen
- wenig stark verarbeitete Nahrung (dazu zählen z. B. Fertiggerichte und Snacks)
- geringer bis moderater Konsum von Süßungsmitteln
- moderater Konsum von Alkohol
- regelmäßig gezielter Konsum fermentierter Lebensmittel
- Darm-Mikrobiom-Aufbau mit geeigneten Probiotika nach Antibiotikabehandlung (lass dich fachlich beraten)

6 Mikronährstoffe

Im Gegensatz zu den Makronährstoffen (griech. makros = groß), die uns als Energie und Baustoff dienen, benötigen wir von den Vitaminen und Mineralstoffen, die in den Mikronährstoffen (griech. mikros = klein) zusammengefasst werden, deutlich geringere Mengen (wenige Gramm, Milli- oder sogar Mikrogramm). Da unser Körper diese aber nicht selbst herstellen kann, sind es essenzielle Nährstoffe.

Wir erlauben uns, im Folgenden lediglich auf eine Auswahl der leistungslimitierenden Mikronährstoffe genauer einzugehen und eine allgemeine Empfehlung abzugeben, wie du deine Mikronährstoffversorgung ideal gestalten kannst.

VITAMINE

Wir unterscheiden in wasser- und fettlösliche Vitamine. Weil wir die wasserlöslichen Vitamine (mit Ausnahme von Vitamin B_{12}) schlecht im Körper speichern können, ist deren regelmäßige Zufuhr wichtig. Die fettlöslichen Vitamine können nur in Kombination mit einer geringen Menge Nahrungsfett im Darm aufgenommen werden, lassen sich dagegen aber besser speichern als wasserlösliche Vitamine. Zu den wasserlöslichen Vitaminen zählen Vitamin B_1, B_2, B_3 (Niacin), B_5 (Panthothensäure), B_6, B_7 (Biotin), B_9 (Folsäure), B_{12} und C. Fettlöslich sind Vitamin A, D, E und K. Vitamine spielen in unterschiedlichen Prozessen eine zentrale Rolle: in der Immunabwehr, im Energiestoffwechsel, als Antioxidantien sowie in der Regulation von Zellwachstum/-differenzierung und dem Gewebestoffwechsel.

MINERALSTOFFE

Mineralstoffe lassen sich in Mengenelemente und Spurenelemente unterteilen. Die Bezeichnung drückt bereits aus, dass unser Bedarf an den Mengenelementen Calcium, Magnesium, Natrium, Kalium, Chlor, Phosphor und Schwefel deutlich höher ist als der der Spurenelemente Chrom, Eisen, Jod, Kupfer, Mangan, Molybdän, Selen und Zink. Das bedeutet aber nicht, dass es sich mit der Wichtigkeit ebenso verhält: Auch bei den Mineralstoffen sind wir sehr stark auf eine konstante, ausreichende Versorgung mit den einzelnen Substanzen angewiesen.

Die wichtigsten Aufgaben von Mineralstoffen und Spurenelementen sind Mineralisierung von Knochen, Zähnen und Knorpeln, Regulation des Wasserhaushalts (v. a. durch die Elektrolyte, siehe »Wasser«, S. 48), Reizleitung und Muskelkontraktion, Transport von Sauerstoff im Blut und Transport von Nährstoffen in die Zellen, Regulation des Säure-Basen-Haushalts, Übermittlung von Signalen zwischen den Zellen, Beteiligung an der Immunabwehr und zahlreichen antioxidativen Prozessen.

BEDARF UND DECKUNG

Auch wenn der Mikronährstoffbedarf von Athlet*innen etwas höher liegt als bei weniger aktiven Menschen, sichert eine adäquate Ernährung mit frischen Lebensmitteln diesen weitgehendst. Durch die allgemein größere Nahrungsmenge und damit hoffentlich auch mehr nährstoffreiche Lebensmittel steigt auch die Versorgung mit Mikronährstoffen.

Diese drei Punkte erleichtern dir eine lückenlose Versorgung mit Mikronährstoffen:

- Verwende vor allem unverarbeitete oder wenig verarbeitete, frische Lebensmittel.
- Konsumiere fünf faustgroße Portionen Obst und Gemüse am Tag.
- Wenn du dazu regelmäßig tierische Lebensmittel (Fleisch, Fisch, Eier, Milchprodukte) genießt, rundet das die Mikronährstoffversorgung effizient ab. Der Verzicht auf tierische Lebensmittel macht die Versorgung komplizierter und bedarf bei einigen Mineralstoffen einer Supplementierung.

Spitzensportler*innen raten wir grundsätzlich zu ein bis zwei Blutkontrollen im Jahr. Dabei können Nährstoffmängel festgestellt werden. Bei Hobbyathlet*innen ist ohne Symptome oder gesundheitliche Beschwerden keine ärztliche Untersuchung nötig.

Vitamin B_{12} ist ausschließlich in tierischen Lebensmitteln enthalten. Seine Rolle im Energiestoffwechsel, bei der Blutsynthese und für unsere Nerven unterstreicht die Wichtigkeit dieses Vitamins für Athlet*innen. Wer sich rein pflanzlich ernährt, muss zwingend ein veganes B_{12}-Supplement einnehmen.

Vitamin D ist nur bedingt ein Vitamin, denn unser Körper kann es selbst herstellen, wenn er ausreichend (Zeit, Intensität) Sonnenlicht exponiert ist. Es spielt vor allem im Calcium-Stoffwechsel (Mineralisierung der Knochen), für die Muskulatur und das Immunsystem eine wichtige Rolle.

Leider sehen wir zunehmend Vitamin-D-Mängel auch bei Sporttreibenden, die sich regelmäßig draußen aufhalten. Dafür gibt es zwei Gründe: Im deutschsprachigen Raum ist der Einfallswinkel der Sonnenstrahlung zwischen Oktober und März zu flach, als dass die für die Vitamin-D-Produktion nötige UV-B-Strahlung die Produktion von Vitamin D anstoßen könnte. Auf der anderen Seite ist die Einwirkung der Sonnenstrahlung in den Sommermonaten so stark, dass wir uns, zu Recht, mit Sonnencreme vor der schädlichen Strahlung schützen.

Die regelmäßige Aufnahme kleinerer Dosen ist effektiver als beispielsweise eine monatliche Mega-Dosis. Empfohlen wird im Sportbereich eine Supplementation im Bereich von 600 bis 800 IE pro Tag. Akute Mängel (in der Blutuntersuchung festgestellt) sollten mit kurzzeitig höheren Dosen behandelt werden.

Eisen ist v. a. in seiner Rolle bei der Blutbildung wichtig für Ausdauersportler*innen. Wenn wir längerfristig zu wenig Eisen erhalten (durch eine zu geringe Versorgung, schlechte Aufnahme, erhöhte Verluste), sinken unsere Eisenspeicher, wodurch sich schließlich die Erneuerung der roten Blutkörperchen verlangsamt. Dies macht sich in Müdigkeit und mangelnder Leistungsbereitschaft bzw. -fähigkeit bemerkbar. Wir sehen Eisenmangel etwas öfter bei Frauen als bei Männern – auch wegen der höheren Verluste durch die Monatsblutung. Am effektivsten ist die Versorgung mit Eisen aus (rotem) Muskelfleisch. Wer nur pflanzliche Eisenquellen konsumiert, muss speziell darauf achten, dass eine ausreichende Menge und eine ungestörte Aufnahme (Störfaktoren sind z. B. Alkohol, Koffein, Polyphenole oder Phytinsäure) gewährleistet sind. Die Aufnahme wird maßgeblich durch die gleichzeitige Einnahme von ca. 150 mg Vitamin C verbessert. Eisensupplemente sollten nicht aufs Geratewohl eingesetzt, sondern nach einer Blutanalyse verschrieben werden.

Calcium ist eigentlich kein klassischer Mangelkandidat. Durch den Trend, Kuhmilch und Produkte daraus durch pflanzliche Alternativen zu ersetzen, ist aber die reine Zufuhr aus pflanzlichen Quellen (z. B. aus grünem Gemüse) oft nicht ausreichend, um den Gesamtbedarf zu decken. Gerade für Athlet*innen im Wachstum oder in Kombination mit einer ungenügenden Energieversorgung ist dies sehr ungünstig! Wenn Milchprodukte keine Option sind, sollte darauf geachtet werden, dass Ersatzprodukte mit Calcium angereichert sind.

Use it or lose it!

*Unser Körper ist besonders gut in Dingen, die ihm regelmäßig abverlangt werden. Den Stoffwechsel flexibel zu nutzen und eine adäquate Gesamtversorgung sicherzustellen, macht dich als Athlet*in besser.*

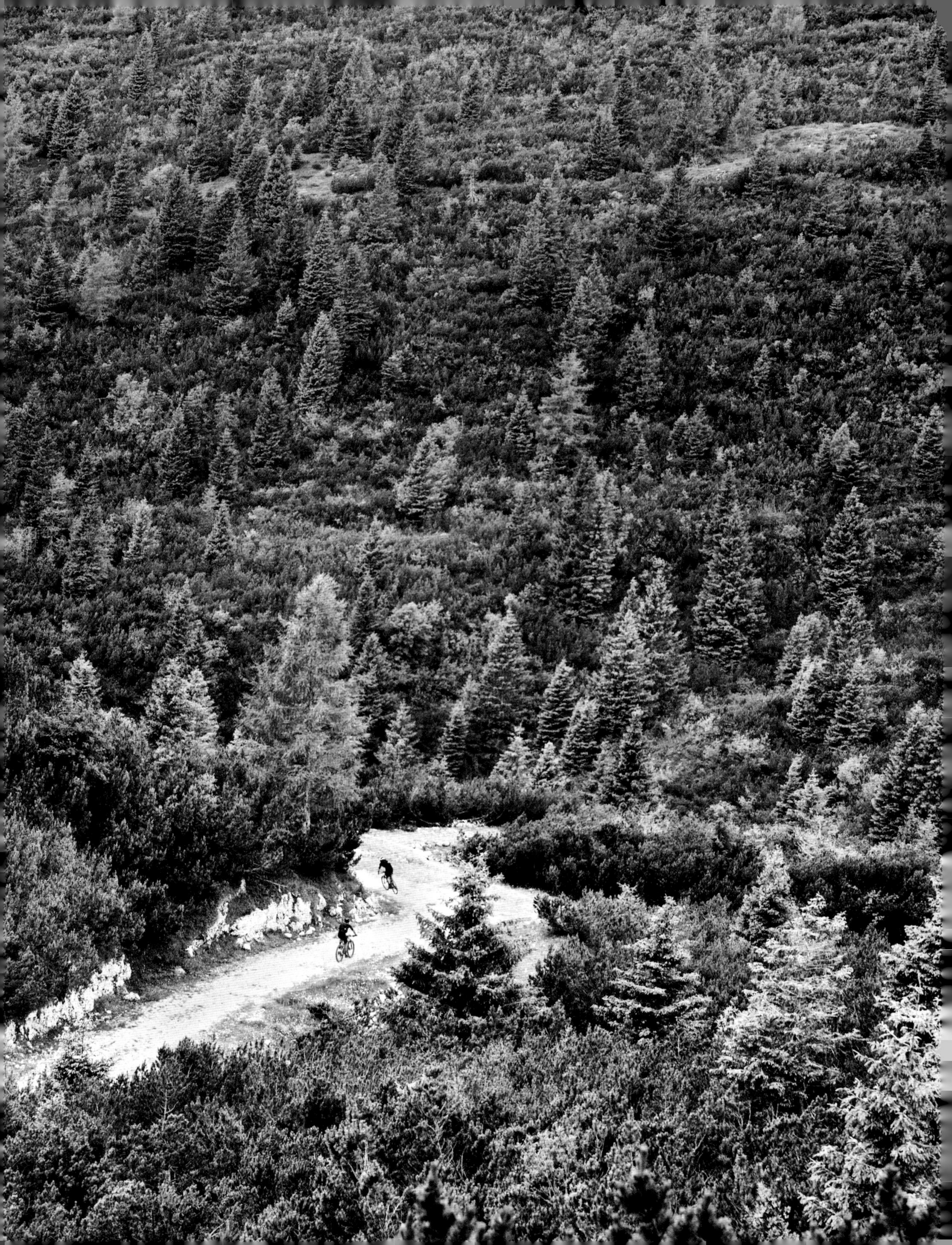

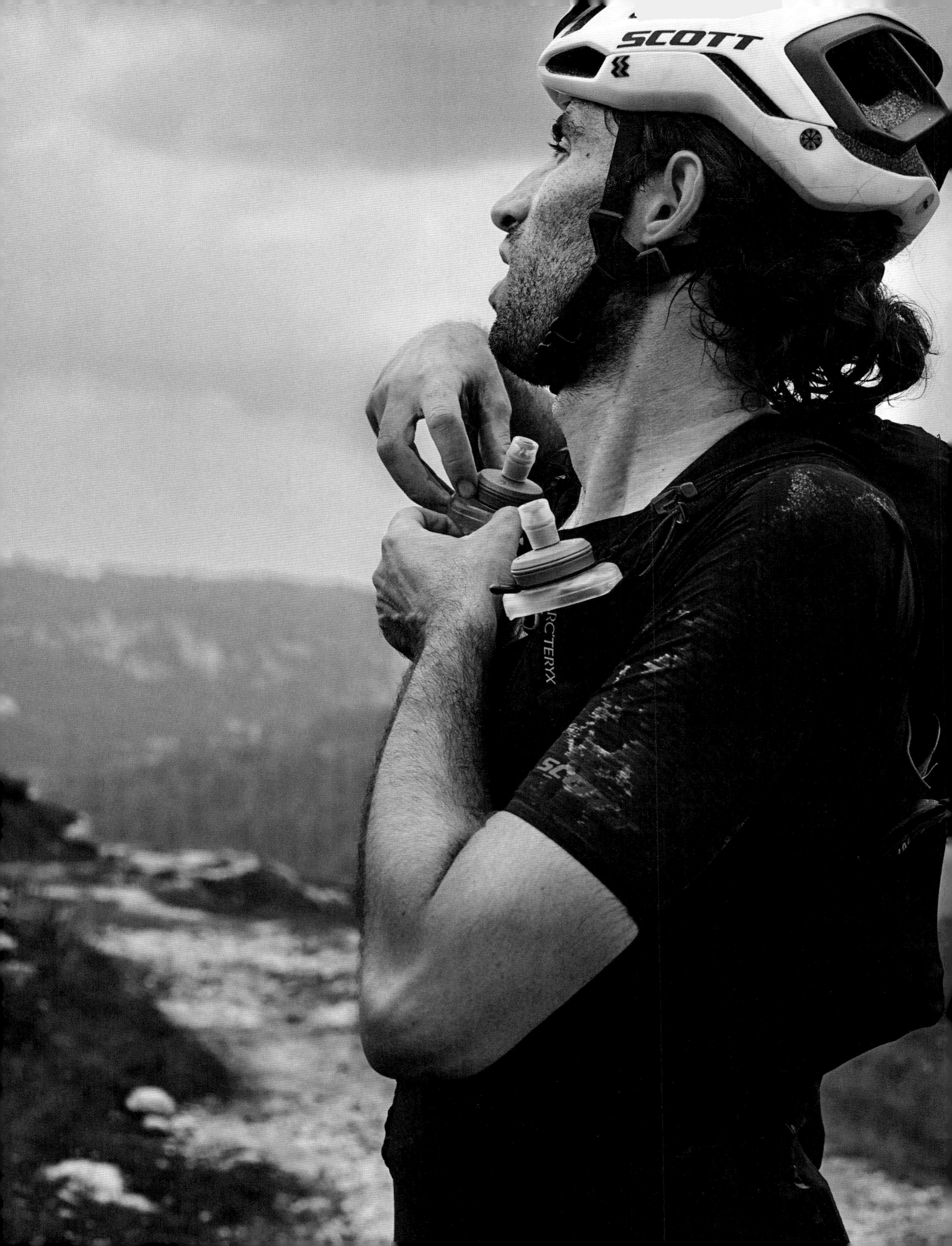
SCOTT

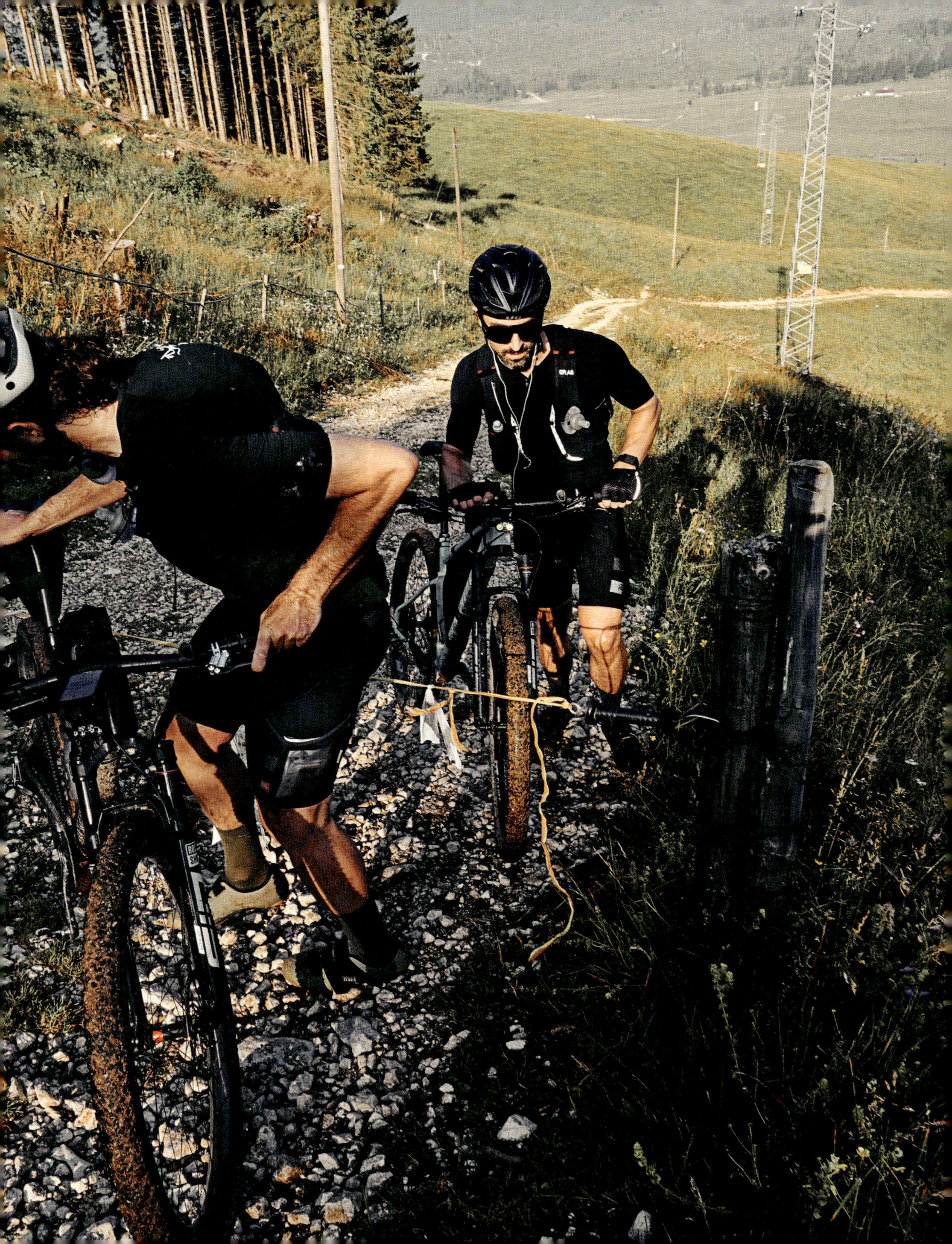

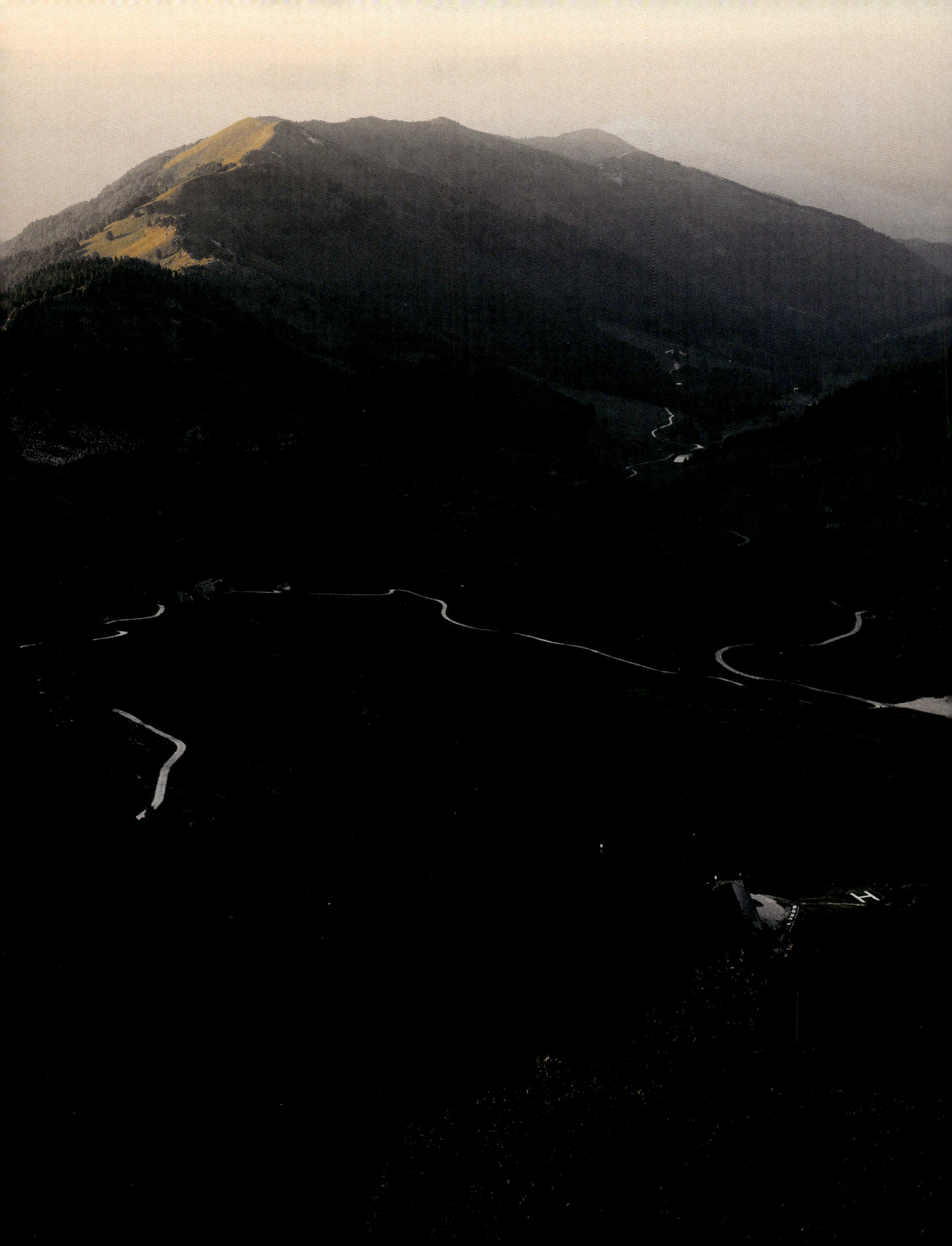

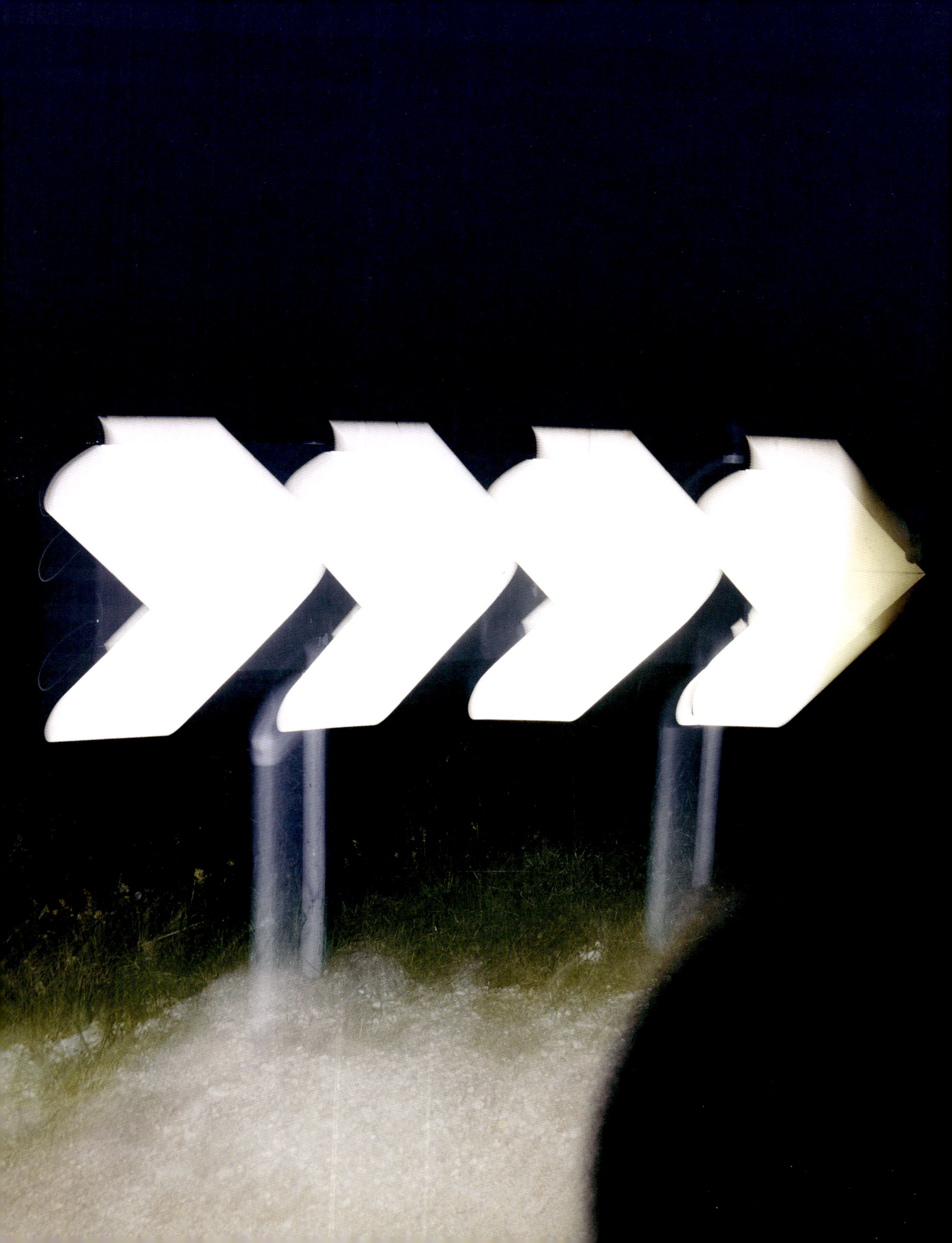

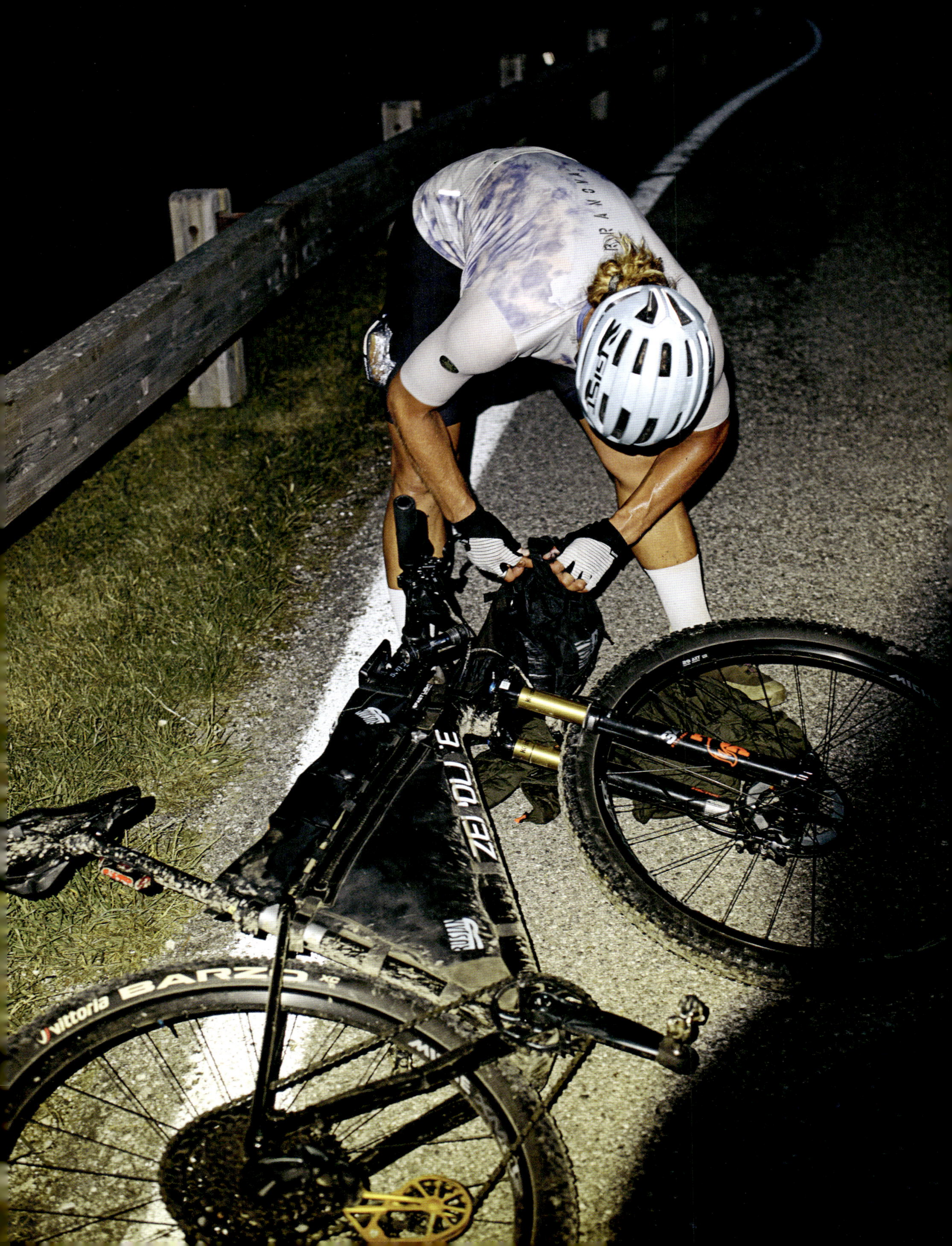
vittoria BARZO XC

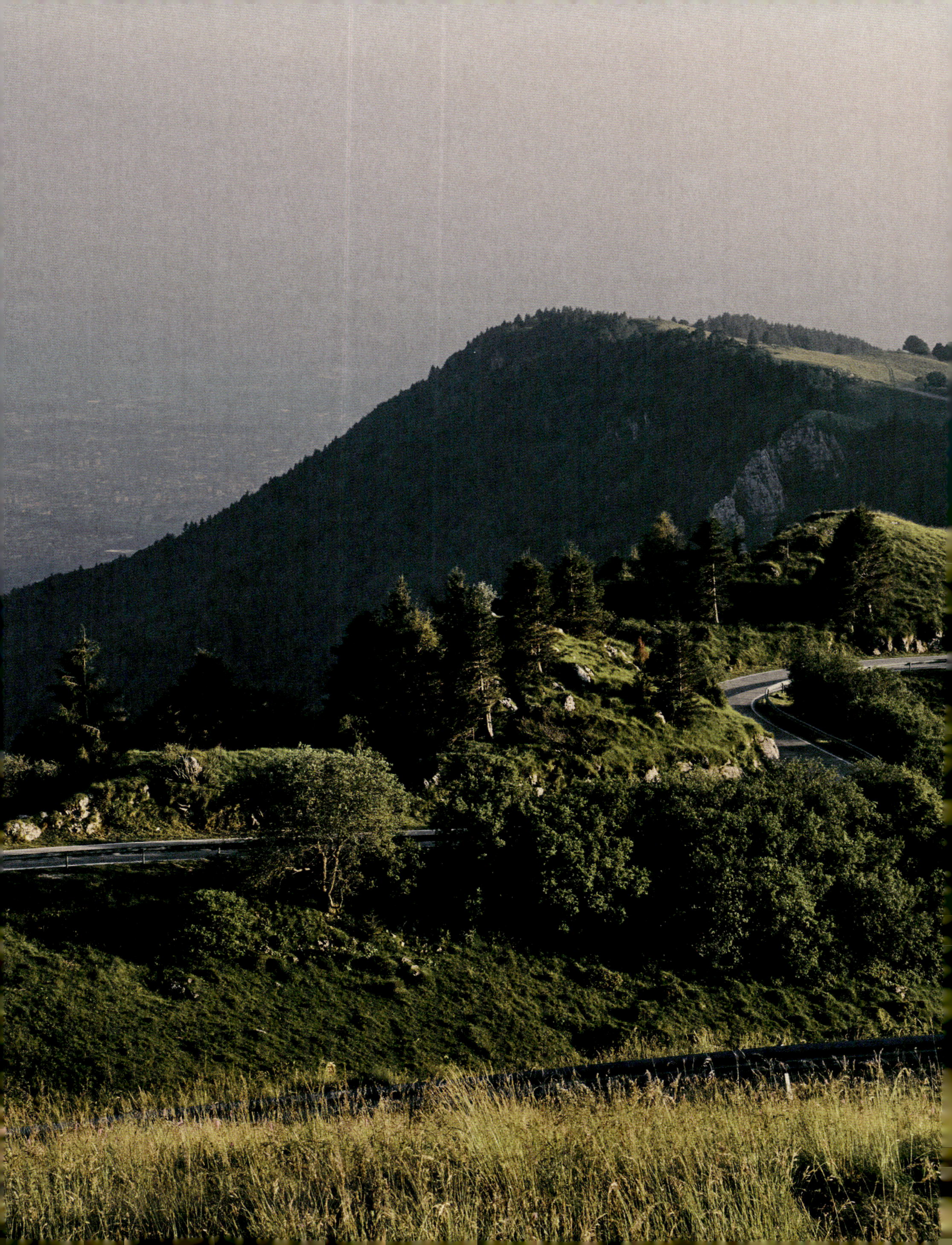

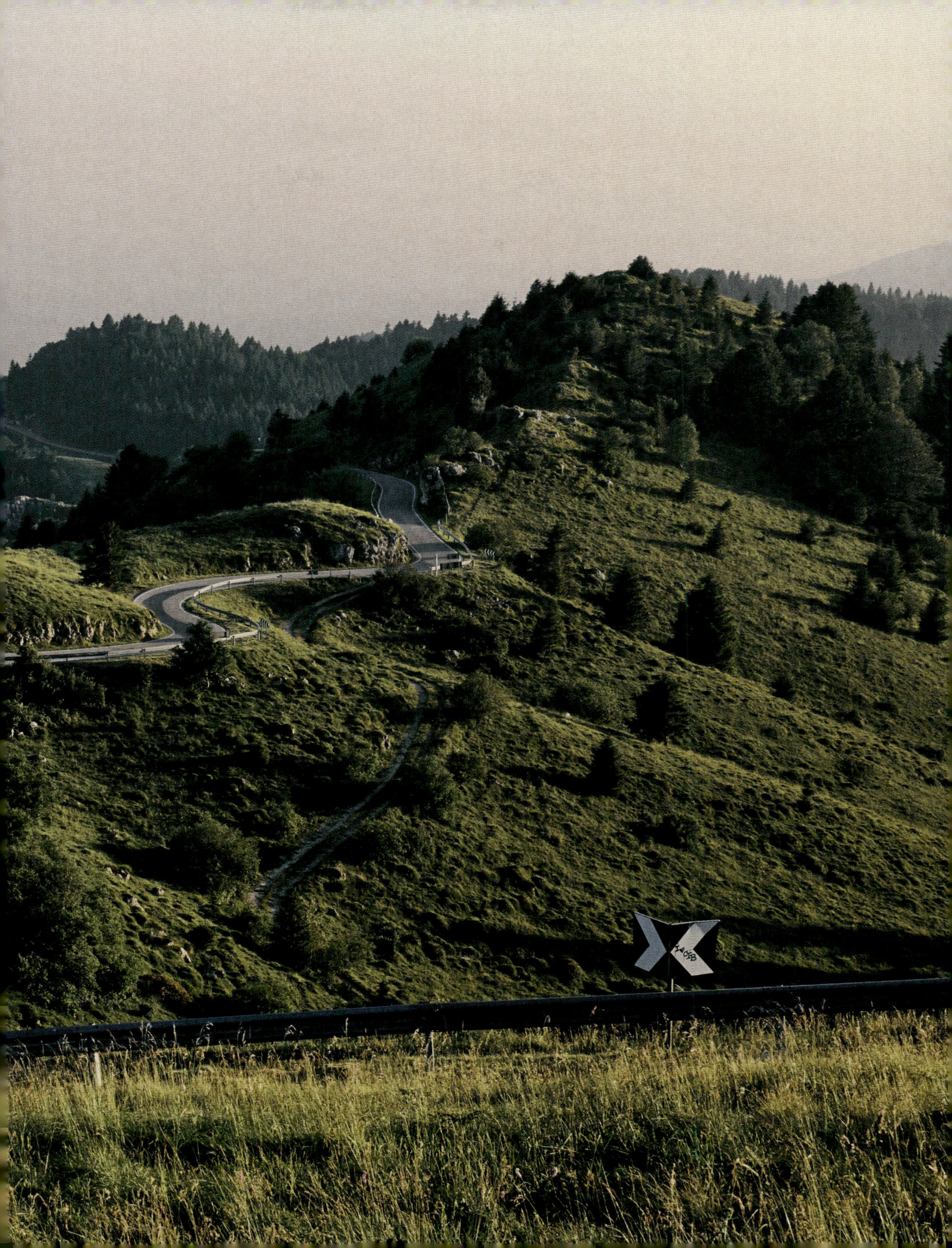

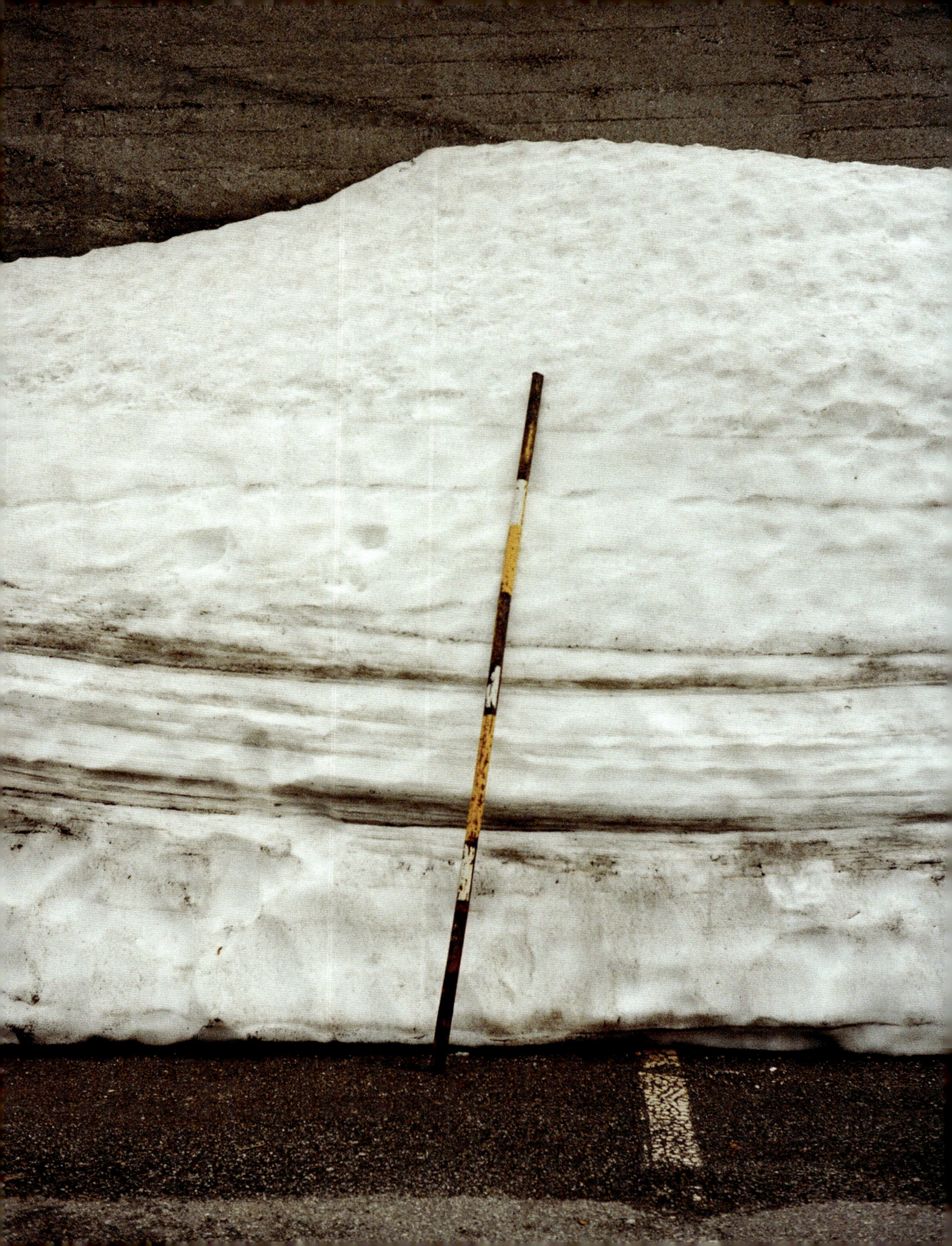

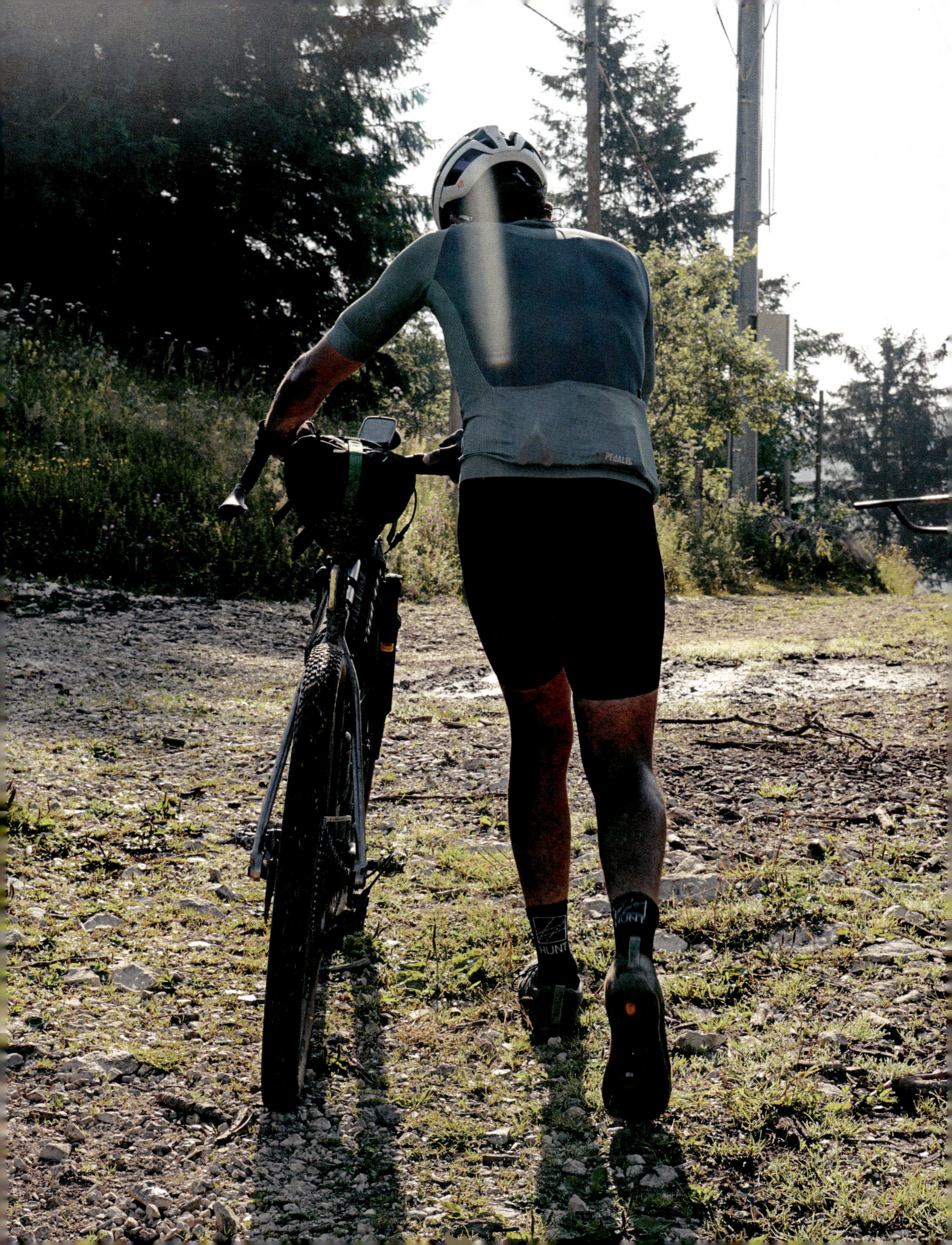
PEDALED
HUNT
HUNT

WINNING HABITS

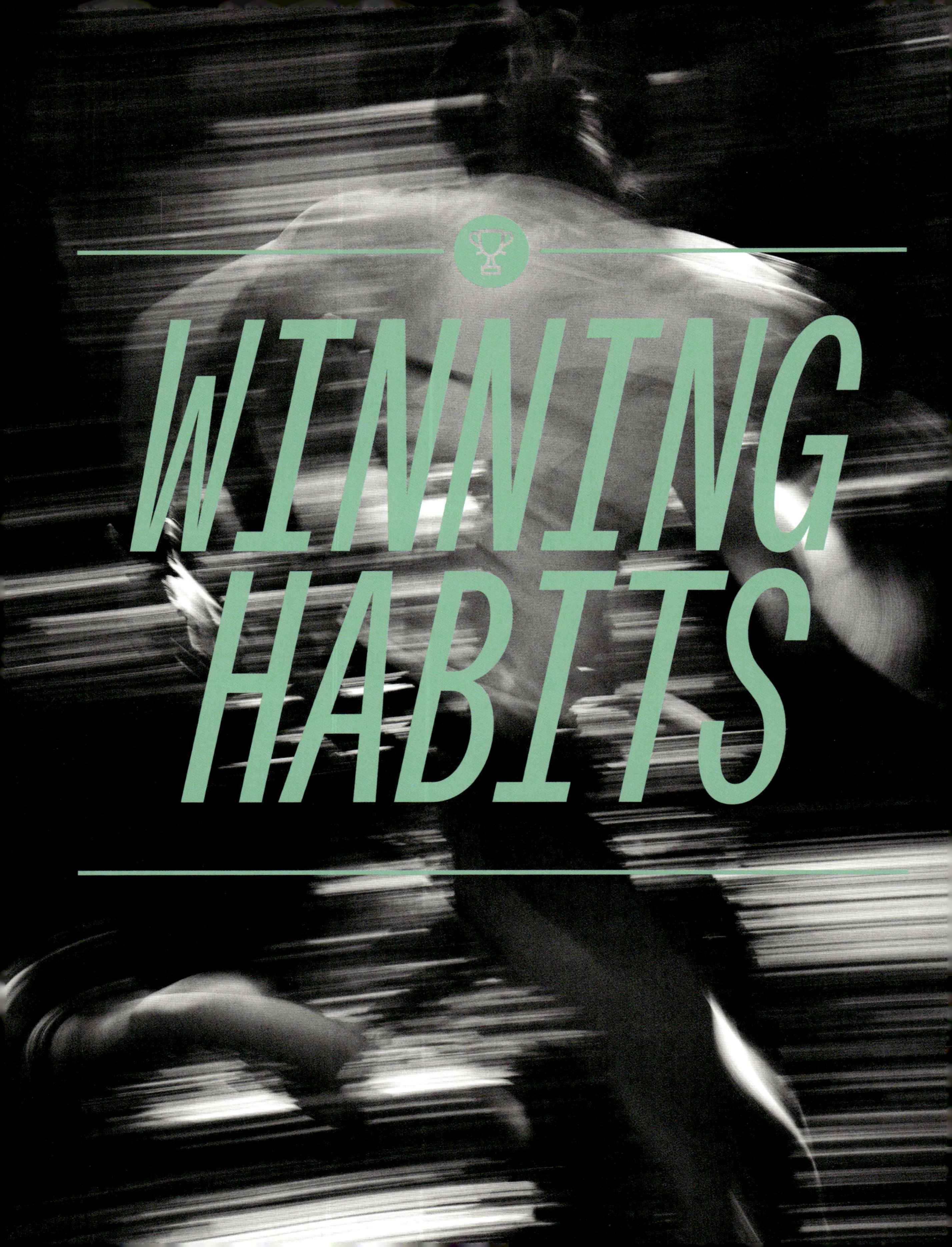

Zeit für die Praxis! Nach der Theorie geht es nun darum, dass du deine tägliche Ernährung mit einem realistischen Aufwand sporttauglich machst. Das braucht Erfahrung und Routine, soll aber kein starres Korsett sein. Wir sehen den beunruhigenden Trend, dass einige Athlet*innen jede Zwischenmahlzeit akribisch planen, außer Haus nur selbst zubereitete Speisen essen können und am Abend noch buchhalterisch genau verifizieren, ob eventuell noch ein Gramm Protein fehlt. Das verstehen wir nicht unter vorbildlicher Ernährung. Ein zwanghaftes Ernährungsverhalten ist bekanntermaßen die Vorstufe zu einer Essstörung – beide gilt es unbedingt zu vermeiden.

Essen hat viele Facetten. Es ist niemals nur funktional, sondern hat einen emotionalen und sozialen Einfluss auf uns. Gewiss, aller Anfang ist schwer und erfordert etwas mehr Denkarbeit. Wenn du aber alle drei Bereiche respektierst und das entspannt angehst, wirst du bald gute Gewohnheiten – oder eben Winning Habits – bilden, und dahin wollen wir.

Wir wollen, dass du durch dieses Buch Lust bekommst, deine Ernährung auf Vordermann zu bringen. Fuchs dich rein, geh mal deine Tage und Trainings durch und schau, wo du gut performst und wo du noch Luft nach oben siehst. Dabei sollen Lust, Neugierde und Experimentierfreude dein Antrieb sein. Zum Glück ist es kein »Alles oder Nichts«-Game. Es geht nicht um Perfektion, sondern darum, die entscheidenden Hebel richtig zu bedienen und dies mit Lust und Genuss zu tun. Essen sollte nie nur funktional betrachtet werden. Seine emotionale Wirkung und die Rolle, die es im sozialen Umfeld einnimmt, sind elementar. Mit diesem Ansatz kannst du deine Sporternährung in »verdaulichen Häppchen« angehen und etappenweise Dinge ausprobieren. In der Psychologie rechnet man mit durchschnittlich 66 Tagen, um Gewohnheiten zu ändern – worauf wartest du?

1 Körperzusammensetzung und Gewicht

Die Abkürzung »KG« in Großbuchstaben steht für Körpergewicht. Die bekanntere Schreibweise in Kleinbuchstaben (kg) dagegen bedeutet Kilogramm.

Im allgemeinen Sprachgebrauch werden oft die Begriffe »Abnehmen« und »Zunehmen« verwendet. Dabei wird sträflich außer Acht gelassen, um welche Art von Masse es sich handelt, die da ab- oder zugenommen wird. Darum sprechen wir hier präziser von der Körperzusammensetzung (engl. body composition) und deren gezielter Veränderung und betrachten das Thema damit entschieden differenzierter.

Es gibt kaum eine Ausdauersportart, bei der das Gewicht nicht leistungsrelevant wäre. Die Sportarten haben als gemeinsamen Nenner, dass wir uns mit oder ohne Hilfe von Ausrüstung über einen Parcours bewegen oder auf einer eigens gewählten Strecke verschiedene Kontrollpunkte erreichen müssen. Es läuft immer darauf hinaus, dass wir uns gegen bremsende Kräfte (Schwerkraft, Luftwiderstand, Wasserverdrängung etc.) behaupten müssen. Unsere Muskeln leisten mechanische Arbeit und dabei diktiert das Verhältnis von Kraft bzw. Leistung zu Last (Körper- oder Systemgewicht), wie schnell uns das gelingt.

Nicht nur für uns Athlet*innen bedeutet das, dass wir im Normalfall immer gerne Muskulatur erhalten oder dazugewinnen und Körperfett verlieren wollen, weil sich dadurch das Verhältnis von Leistung zu Last verbessert.

KÖRPERFETTREDUKTION

Es gibt verschiedene Gründe, eine Körperfettreduktion anzustreben: Schönheitsideal, Leistungsoptimierung (durch ein besseres Leistungsgewicht; Watt/kg KG) und Bekämpfung von Übergewicht oder Gelenkbeschwerden aus Gesundheitsgründen als einige Beispiele.

Evolutionsbedingt sträubt sich unser Körper tendenziell gegen die Reduktion von Körperfett, da dies die besten Energiereserven für »magere Zeiten« sind. Damit wir also Körperfett mobilisieren können, muss das Nahrungsangebot (Energiezufuhr) niedriger sein als der Energieverbrauch. Mit korrekten Anpassungen in der Nahrungszusammensetzung stellen wir sicher, dass ein Minimum an Muskulatur verloren geht. Und so geht's:

- mäßiges Energiedefizit von ca. 500 kcal/Tag, Ernährung rund um den Sport optimal halten
- Blutzuckerstabilität – viele »langsame« Kohlenhydrate!
- Fett gezielt reduzieren, Qualität hochhalten
- Kohlenhydratmenge (besonders im Aufbau) nicht anrühren, diese aber gezielt rund um/während der Aktivität akzentuieren
- Alkohol meiden
- Erhöhung der Proteinzufuhr um 25 Prozent (gegen Muskelmassenabbau)

Gerade im Spitzensport gibt es Fälle, in denen bei extrem austrainierten Athlet*innen tatsächlich der Körperfettanteil erhöht werden soll, weil der Hormonhaushalt bei zu niedrigen Werten nicht mehr optimal abläuft und die nachhaltige Gesundheit damit riskiert wird (siehe »RED-S«, S. 37).

MUSKELAUFBAU

Wenn wir im Ausdauersport von Massenaufbau sprechen, ist primär Muskelmasse gemeint. Wollen wir vor allem Muskeln aufbauen, sind neben einem effektiven Krafttraining dazu vor allem eine positive Energiebilanz und eine ausreichende Proteinmenge notwendig.

Protein ist selten der limitierende Faktor. Gerade weil Ausdauertraining schon für einen hohen Energiebedarf sorgt, scheitert es oft daran, den optimalen Kalorienüberschuss von 500 bis 600 kcal pro Tag zu erreichen. Die Eiweißmenge erhöht sich, wenn überhaupt, nur geringfügig: 1,6 g/kg KG für Frauen respektive 1,8 g/kg KG für Männer reichen bei einer ausgewogenen Mischkost aus. Proteinsupplemente können helfen, sind aber vor allem praktisch in der Handhabung und nicht hochwertiger als unverarbeitete, frisch zubereitete Lebensmittel. Wird die adäquate Proteinmenge/-qualität erreicht, spielt das Timing der Proteingaben über den Tag eine untergeordnete Rolle.

2 Struktur und Planung

Aus dem Vorhaben, deine Ernährung etwas konstanter und strukturierter zu gestalten, soll keine Doktorarbeit werden. Wie beim Training zählt vor allem: Konstanz geht über alles. Es hilft wenig, eine Woche lang alles perfekt durchzuplanen, wenn du dann keinen Bock mehr hast oder den Aufwand nicht betreiben möchtest. Es ist genauso wenig nötig, jeden Tag und jede Mahlzeit perfekt auf deinen Sport abzustimmen.

Nach dem Motto »strukturiert, aber nicht straff« raten wir dir zu einem verhältnismäßigen Ansatz, der Spaß macht, Power gibt, stressfrei umzusetzen ist und schmeckt.

Deine Ernährung orientiert sich dabei an deiner Belastung. Während du in der Beschreibung der verschiedenen Tagesmuster viele relevante Details zum Verständnis findest, zeigen dir die verschiedenen Übersichtstabellen (siehe unten und S. 77) alles kompakt auf einen Blick.

DIE FAKTOREN ZEIT UND MENGE

In der Sporternährung wird schon sehr lange auf den Zeitpunkt der Nahrungsaufnahme geachtet – insbesondere direkt vor, während und nach der Belastung. In die allgemeine Ernährung ist dies mit dem Hype rund ums Intervallfasten (wahlweise intermittierendes Fasten oder präziser time-restricted eating genannt) eingeflossen. Das bewusste Einschränken des Zeitfensters für die Nahrungsaufnahme ist aus gesundheitlicher Perspektive für Menschen, die sich nicht regelmäßig ausreichend bewegen, interessant. Für Athlet*innen gilt aber ganz klar: Der wichtigste Zeitgeber für die Ernährung ist die körperliche Aktivität. Energie- und Nährstoffkarenz helfen dir nicht, schneller, definierter, stärker zu werden – im Gegenteil: Wird zeitnah um die Aktivität herum und währenddessen korrekt verpflegt, erreichst du die maximale Effizienz.

Die Angaben für Mahlzeiten und Zufuhrmengen gelten für Athletinnen und Athleten gleichermaßen – falls nicht anders ausgewiesen. Oftmals bekommen wir von Athletinnen zu hören, dass sie nicht so viel essen können bzw. müssen wie ihre männlichen Kollegen. Das mag absolut wohl stimmen. Aus diesem Grund arbeiten wir verlässlich mit relativen Angaben. Relativ bedeutet hier Mengenangaben in Gramm pro Kilogramm Körpergewicht (g/kg KG).

TAGE MIT UNTERSCHIEDLICHEM AKTIVITÄTSLEVEL

Ruhetag/aktiver Regenerationstag	In der Pause wird dein Körper besser! Auch in puncto Ernährung kannst du hier deine Erholung maßgeblich verbessern!
Einfacher Trainingstag	Eine Trainingseinheit (1–2 Stunden), einfache Tagesplanung
Doppeltrainingstag	2 Einheiten (ca. 3 Stunden), aufwendigere Planung nötig
Umfangreicher Trainingstag	1–2 Einheiten (ca. 4 Stunden), sehr akribische und aufwendige Planung nötig wegen hohen Energiebedarfs

3 Ruhetag oder aktiver Regenerationstag

Ruhetag

Ein Großteil der Ausdauersportler tut sich schwer mit Ruhetagen. Die Furcht, nichts zu tun, Zeit zu vergeuden oder in der Ruhephase Form oder Fitness zu verlieren, ist verbreitet. Der Körper wird nicht im Training besser – Adaptation braucht Ruhe. Hier siehst du, wie deine Ernährung deinen Ruhetag besser machen kann.

Es bewährt sich für Körper und Geist, an mindestens einem Tag der Woche kein geregeltes Training zu absolvieren. Dein Organismus erhält dabei die Möglichkeit, all die Trainingsreize zu verdauen. Letztlich geht es im Training nicht darum, stupide immer nur Energie zu verbraten, sondern effektive Reize zu setzen.

An Ruhetagen ist dein Energiebedarf nachvollziehbar geringer. Weil aber die meisten Athlet*innen den Ruhetag nach zwei, drei intensiven Trainingstagen platzieren (z. B. montags nach einem trainingsintensiven Wochenende) heißt das nicht, dass du dann nur auf Salatblättern rumkauen und Wasser trinken sollst!

Unser Körper drückt nicht jeweils um Mitternacht einen »Reset-Knopf« und alles beginnt von Neuem. Erholungsprozesse dauern viel länger, als wir das subjektiv wahrnehmen. Wenn du beispielsweise deine Glykogenspeicher richtig geleert hast, dauert es locker 48 bis 72 Stunden, bis du deine Speicher aufgefüllt hast und erneut mit vollen Tanks loslegen kannst. Gewiss, das bedeutet nicht, dass du in diesen zwei, drei Tagen nicht trainieren kannst. Es zeigt aber auf, worüber sich viele Athlet*innen nicht im Klaren sind: In welchem Zustand sich ihr Körper befindet und welche Belastung dann einen idealen, aufbauenden Reiz darstellt.

Dein Ruhetag sollte mit einem ausgewogenen Frühstück beginnen. Über Nacht hast du hoffentlich acht Stunden tief geschlafen und von den vorangegangenen Trainings sind deine Energiespeicher womöglich eher wenig gefüllt. Ein gutes Frühstück enthält 30 g hochwertiges Protein und 1–2 g langsame, komplexe Kohlenhydrate/kg KG. Fett aus hochwertigen Quellen ist Teil eines ausgewogenen Frühstücks – damit meinen wir, dass unverarbeitete Lebensmittel oft schon von Natur aus etwas Fett mitbringen (z. B. Milchprodukte, Hafer). Zusammen mit gezielten Fettzugaben aus Nüssen, Nussmusen, etwas Öl, Ei oder Avocado kann dein Frühstück optimal abgerundet werden.

An einem Ruhetag kannst du dich gut mit drei ausgewogenen Hauptmahlzeiten versorgen. Ziel dieses Tages ist nicht, zu hungern, sondern deinem Körper alles zu geben, damit er sich komplett erholen kann. Wenn du dafür noch einen oder zwei Snacks benötigst: nur zu. Wir sehen bei vielen Athlet*innen, dass ihr Appetit an Ruhetagen sogar größer ist, als wenn sie im Training sind – das ist voll okay, vertraue deinem Körper und gib ihm, was er braucht!

PROTEINBEDARF

Der Proteinbedarf schwankt kaum mit der unterschiedlichen Tagesbelastung, das siehst du auch später bei den Trainingstagen. Bei Ausdauerathletinnen bewegt sich der Bedarf bei 1,5–1,7 g/kg KG, bei Athleten bei 1,6–1,8 g/kg KG. Diese Angaben gelten bei einer ausgewogenen Energiebilanz und einer Mischkost mit tierischen und pflanzlichen Proteinen. Wer sich ausschließlich pflanzlich ernährt, sollte diese Mengen um sicher 50 Prozent erhöhen, um Defizite in Gehalt und Qualität zu kompensieren.

KOHLENHYDRATBEDARF

Anders die Kohlenhydrate: An einem solchen Tag, an dem du nicht oder maximal etwas Ultralockeres trainierst, sind 4 g/kg KG eine gute Zielmenge. Achte in puncto Qualität auf gute Stärkelieferanten mit viel Nahrungsfasern und Nährstoffen. Zucker brauchst du heute keinen. Etwas Süßes ist aber dennoch drin – ideal in Form von Nachtisch nach einer ausgewogenen Mahlzeit und nicht als Notfall-Snack, weil du schon den ganzen Tag über in Sitzungen steckst und dein Blutzucker im Keller dümpelt.

FAZIT FÜR DEN TAG

Wenn du dich an den Vortagen richtig verausgabt hast, reichen dir auch an einem Ruhetag 4g langsame Kohlenhydrate/kg KG nicht aus. An solchen Ruhetagen kann es helfen, die Menge zu erhöhen, wie du es im Folgenden bei den Trainingstagen (ab S. 70) lesen kannst.

Mittag- und Abendessen können ungefähr gleich gewichtet werden. Kein Grund, zu fürchten, dass die Abendmahlzeit direkt auf die Rippen schlägt. Mach dir dein Leben einfach und möglichst stressfrei.

4 Einfacher Trainingstag

Bei einem einfachen Trainingstag denken wir an eine Einheit von ein bis zwei Stunden.

Wie bereits gesagt, ist deine Aktivität der wichtigste Zeitgeber für die Ernährung. Ob du frühmorgens oder erst nach Feierabend trainieren gehst, beeinflusst auch, wie du deine Ernährung tagsüber organisierst.

Aus unserer Erfahrung mit Amateursportler*innen sind wir sehr zurückhaltend mit Nüchterntrainings. Ausdauersport auf leeren Magen zu Anfang des Tages ist für den Körper Stress. Davon haben viele Berufstätige schon genug. Es gibt Tage, da lässt sich das nicht anders organisieren. Vereinzelt geht das in Ordnung. Wenn es aber vier bis fünf Mal pro Woche der Fall ist, sehen wir deutlich mehr negative Seiten als Vorteile. Als gezielte leistungsfördernde Maßnahme (im Sinn eines Stoffwechseltrainings) ist das unserer Meinung nach eher überbewertet.

Extensive Trainingseinheiten bis 45 Minuten kannst du ohne Weiteres »leer« absolvieren. Unmittelbar danach empfiehlt sich ein kohlenhydratreiches Frühstück (2 g Kohlenhydrate/kg KG und 0,3 g Protein/kg KG).

Wenn du jedoch richtig Gas geben willst und das nur am Morgen als Erstes in dein Tagesprogramm packen kannst, solltest du mindestens 0,5 g an Kohlenhydraten/kg KG in Form von Zucker oder verarbeiteten Kohlenhydraten (Riegel, Getränk, Gebäck, Gel) vorab essen und auch während der Einheit Energie zuführen, um eine optimale Trainingsqualität sicherzustellen.

Bei den meisten Ausdauersporttreibenden findet das Training an Wochentagen jedoch mittags oder abends statt. Daher wollen wir dieses Szenario auch hier beschreiben.

Wir sehen, dass sich bei 60 bis 90 Minuten Sport am Tag drei gute Hauptmahlzeiten und ein Snack bewähren und du so optimal genährt Vollgas geben kannst. Hier würden wir klassisch Frühstück, Mittagessen, Pre-Trainings-Snack und Abendessen empfehlen, damit du vor und nach dem Sport Energie bekommst und die Erholung zeitnah lancieren kannst.

Einfacher Trainingstag

Eine Einheit pro Tag ist für viele Athlet*innen das »täglich Brot«. Damit es an diesen Tagen mehr als nur Backwaren gibt, zeigen wir hier auf, wie du deinen Zeitplan und deine Mahlzeiten gestalten kannst, um stressfrei und gut verpflegt durch den Alltag zu kommen.

FRÜHSTÜCK

Ein gutes Frühstück (siehe Ruhetag) bereitet dich optimal für den Tag vor. Wir wiederholen uns da gerne – nach ausreichendem Schlaf (ca. acht Stunden) lechzt der aktive Körper nach Energie. Das Frühstück zu streichen ist für Aktive einfach keine ratsame Option! Ein gutes Frühstück mit reichlich komplexen Kohlenhydraten, Eiweiß und Fett sättigt dich nachhaltig fast bis zum Mittagessen.

MITTAGESSEN

Das Mittagessen sollte eher leicht verdaulich sein (geringere Fettmenge, keine schweren Sachen wie große Mengen an Hülsenfrüchten oder viel rohes Gemüse): Also besser eine respektable Stärkebeilage, eine Portion Protein und etwas Gemüse. Letzteres kann auch ein Salat bzw. Rohkost sein, wenn er dir nachher beim Sport nicht zu schwer im Magen liegt.

NACHMITTAGSSNACK

Der Nachmittagssnack etwa eine Stunde vor deiner Aktivität ist dann etwas Leichtes (ca. 1 g an Kohlenhydraten/kg KG) wie Weißbrot mit Honig und Banane, ein Lebkuchen, ein Fruchtriegel oder eine Saftschorle. Diese Energie soll dir bald zur Verfügung stehen und beim Sport nicht schwer im Magen liegen.

NACH DEM TRAINING BZW. ZUM ABENDESSEN

Nach dem Training kannst du mit dem Essen etwas entspannter umgehen, wenn du nicht innerhalb von 24 Stunden wieder Vollgas geben musst. Dann besteht genügend Gelegenheit zu regenerieren bis zur nächsten Aktivität. Wenn du aber eher wieder leistungsfähig sein musst, solltest du sicherstellen, in den ersten 45 Minuten mindestens 1,2 g rasch verfügbare Kohlenhydrate/kg KG und 0,3 g leicht verdauliches Protein/kg KG zu dir zu nehmen. Das kann bereits dein Abendessen sein. Solltest du jedoch noch einen längeren Nachhauseweg vor dir haben, wäre ein entsprechender Snack gut, um die Zeit bis zu einer vollständigen Mahlzeit nach spätestens zwei Stunden zu überbrücken.

FAZIT FÜR DEN TAG

Die Gesamtbuchhaltung der Kohlenhydrate liegt an einem solchen Trainingstag bei 5–6 g/kg KG, die Proteinmenge bleibt gleich (siehe S. 67, 69). Fett dient einmal mehr dazu, deine Energiebilanz auszugleichen.

5 Doppeltrainingstag

Doppeltrainingstag

Ob am Wochenende oder während der Arbeitswoche – das sogenannte zweiphasige Training stellt automatisch auch höhere Ansprüche an deinen Körper, deine Planung und deine Energie- bzw. Nährstoffaufnahme. Erreiche eine höhere Effizienz bzw. mehr Return on invest mit einer abgestimmten Ernährungsstrategie.

An Tagen mit zwei Einheiten und ca. 3 Stunden Belastungsdauer gilt: Nach dem Sport ist vor dem Sport. Dabei spielt es eine Rolle, ob du morgens und abends trainierst oder zwei Einheiten hintereinander hängst und einen längeren Block machst (siehe auch »Fokus: Fueling«, S. 74).

Wir wählen das Beispiel der Läuferin, die mittags läuft und abends noch ins Gym geht.

FRÜHSTÜCK UND VORMITTAGSSNACK

Hier zählt ein gutes, sättigendes Frühstück noch mehr, als wir es schon hervorgehoben haben. Während eine ausreichende Flüssigkeitsaufnahme am Morgen die Leistungsbereitschaft unterstützt, hilft ein kleiner Snack, 60 bis 90 Minuten vor dem Mittagstraining, zusätzlich die Trainingsqualität zu verbessern.

MITTAGESSEN

Ein entscheidender, oft übersehener Faktor: Wer mittags trainiert, isst danach oft gehetzt oder nachlässig. Da an diesem Tag noch eine zweite Einheit ansteht, tust du gut daran, dein Mittagessen im Voraus zu planen bzw. mitzunehmen und noch etwas Zeit für ein entspanntes Essen einzurechnen.

In die Erforschung des Themas Energieverfügbarkeit wird aktuell (siehe »RED-S«, S. 37) investiert. Dabei lässt sich erkennen, dass insbesondere bei Frauen schon ein wenige Stunden andauernder Energiemangel negative Auswirkungen auf Eisen- oder Calciumstoffwechsel, Hormonbalance und mentale Gesundheit hat.

Unsere Läuferin tut also gut daran, sich noch eine halbe Stunde zu blockieren und in Ruhe ein kohlenhydrat- und proteinreiches Mittagessen zu genießen, bevor ihr Alltag weitergeht. Wir sind uns der logistischen Herausforderungen (Kantinen-Öffnungszeiten bzw. -Qualität, Meetingkalender etc.) bewusst, aber wie heißt es so schön: failing to plan means planning to fail.

NACHMITTAGSSNACK

Auch am Nachmittag hilft unserer Läuferin eine vorbildliche Trinkversorgung, die Schweißverluste des ersten Trainings zu kompensieren, um nicht völlig trocken in Training zwei zu gehen. Ein kleiner Snack (analog zum Vormittag) gibt ihr einen kleinen Boost fürs spätere Gewichtestemmen. Während dieser zweiten Trainingseinheit empfiehlt es sich sogar, statt Wasser ein leicht kohlenhydrathaltiges Getränk zu trinken, weil damit eine konstantere Leistung möglich wird und bereits für die Erholung gesorgt werden kann.

NACH DEM TRAINING BZW. ZUM ABENDESSEN

Was am vorherigen Tagesszenario fürs »Danach« geschildert wurde (siehe links), gilt ebenso hier. Nur, dass es hier noch wichtiger ist, nachdem zwei Einheiten absolviert wurden.

FAZIT FÜR DEN TAG

Über den Tag sind es also definitiv drei ausgiebige Hauptmahlzeiten, idealerweise zwei Snacks und je nach Intensität vielleicht sogar noch ein zusätzlicher Spät-Snack bzw. Nachtisch zum Abendessen, um die Energie und Nährstoffe so über den Tag zu verteilen, dass optimal performt, regeneriert und gegessen werden kann.

Solche Tage sollten 7–8 g an Kohlenhydraten/kg KG auf deinen Teller bringen. Und weil der gesamte Energiebedarf deutlich erhöht ist, sollten dann auch die gezielten Fettquellen betont werden. Snacks mit Nüssen, etwas mehr (Nuss-)Mus oder Butter, eine Sauce mit Sahne oder Kokosmilch usw. sind leckere und effektive Maßnahmen, um hier eine neutrale Energiebilanz sicherzustellen.

Die Erfahrung aus der Zusammenarbeit mit Hunderten von Athlet*innen zeigt, dass eine Ernährung mit mehr als 6 g an Kohlenhydraten/kg KG den meisten Mühe bereitet. An solche Mengen muss man sich erst gewöhnen, das übersteigt oft den Appetit und verlangt eine vorausschauende Planung. Gerade sehr aktiven Frauen gelingt es kaum, 5 g/kg KG und mehr zu essen. Einerseits liegt das an mangelndem Appetit, denn dieser ist bei viel oder intensivem Training unterdrückt, sehr oft aber auch in der Angst, an Gewicht zuzunehmen – unbegründet, wie wir wissen, wenn das Training so hohe Umfänge zeigt!

6 Umfangreicher Trainingstag

Umfangreicher Trainingstag

Viel bringt viel! Dieses alte Trainersprichwort wird heute etwas argwöhnisch betrachtet. Gerade für Amateur*innen gilt: Qualität und Konstanz vor Quantität. Aber wer im Ausdauersport besser werden will, braucht Umfänge. Das große Abenteuer findet selten auf der Hausrunde statt. Richtig verpflegt sind solche Tage nicht nur lang, sondern effektiv und machen extrem Spaß – bist du dabei?

Hier meinen wir die wichtigen, langen Tage mit einer bis zwei Einheiten und ca. vier Stunden Belastungsdauer. Für die meisten Ausdauerathlet*innen sind die Tage mit längeren Einheiten das Salz in der Trainingssuppe. Das ausgiebige Grundlagentraining gibt uns aber viel mehr als nur Trainingsfortschritt. Diese Abenteuer bringen uns an Orte, die unseren Atem stocken lassen. Für lange Einheiten von über drei Stunden Dauer oder für zwei längere Trainingseinheiten braucht unser Kessel viel Kohle, damit die Lokomotive Zug hat.

Automatisch nimmt die Aktivzeit so viel Raum im Tag ein, dass wir die Ernährung rundherum akzentuieren und die Verpflegung während der Belastung optimal gestalten müssen, wollen wir einen idealen Trainingstag erleben.

Ein so intensiver Tag beginnt nicht etwa erst mit dem Frühstück. Wenn du aus den Vollen schöpfen willst, empfiehlt es sich, schon am Vortag (spätestens am Nachmittag bzw. beim Abendessen) deine Glykogenspeicher für den kommenden Tag aufzufüllen und den Kohlenhydratanteil deiner Mahlzeiten über dein normales Niveau zu erhöhen.

FRÜHSTÜCK

Beim Frühstück zielen wir auf mindestens 2 oder sogar 2,5 g an Kohlenhydraten/kg KG in einer eher leicht verdaubaren Form. Athlet*innen mit einem empfindlichen Magen sollten genügend Zeit zwischen Frühstück und Trainingsbeginn einplanen. Oft erlaubt eine etwas lockerere Intensität, die ja sowieso in langen Trainings vorherrscht, ziemlich bald nach dem Frühstück aufzubrechen. Neben einer großen Portion an Kohlenhydraten solltest du bei dieser Mahlzeit speziell für genug Protein sorgen – zumal davon ausgegangen werden kann, dass du unterwegs größtenteils oder ausschließlich Kohlenhydrate essen wirst. Wie viel Fett hier vertragen wird, ist sehr individuell. Für die bevorstehende Leistung benötigst du unmittelbar v. a. Kohlenhydrate. Wenn aber die Verträglichkeit keine Probleme bereitet, trägst du mit Fettbeigaben zu einer guten Basis bei.

TRINKEN

Wir empfehlen hier auch deutlich, deine übliche Trinkmenge zu erhöhen, gerade wenn du unterwegs eher eingeschränkten Zugang zu Flüssigkeit haben wirst (z. B. beim Trailrunning in abgelegenen Regionen). Oft wird beklagt, dass Harndrang unterwegs nervt und es wird deswegen weniger getrunken, aber hier zählt für uns eine gute Leistungsgrundlage deutlich mehr als »Convenience«.

KOHLENHYDRATE

Die Verpflegung während und nach der Belastung behandeln wir ausführlich später (ab S. 74). An einem langen Tag sollte deine Kohlenhydratzufuhr aus »gewöhnlichen Mahlzeiten« und der Sportverpflegung zusammengerechnet bei mindestens 8–10 g/kg KG liegen. Gerade für Sportlerinnen und Sportler im Ultrabereich, deren Tage zehn, zwölf oder gar mehr Stunden Sport enthalten können, kann das gut und gerne auch mal das Doppelte ausmachen. Aber solche Ausreißer können hier nicht vollends behandelt werden, da bei diesen Extremen noch andere Faktoren berücksichtigt werden sollten.

Mit zunehmender Aktivitätsdauer steigt auch die Zuckermenge in deiner Energieversorgung. Während der Belastung brauchen wir das. Aus metabolischer und gesundheitlicher Sicht spricht nichts dagegen – unter Belastung reagiert unser Körper anders auf Zucker, als wenn wir in Ruhe große Mengen davon konsumieren. Die Themen Mundhygiene und Vermeidung von Kariesbildung (siehe S. 95) bleiben in diesem Kontext extrem wichtig – gerade für Ultra-Sportler*innen.

FAZIT FÜR DEN TAG

Die Gesamtbuchhaltung der Kohlenhydrate liegt an einem solchen umfangreichen Trainingstag bei 8–10 g/kg KG. Durch die längere Aktivität brauchst du auch automatisch einen größeren Anteil an Zucker oder verarbeiteten Kohlenhydraten. Die Proteinmenge bleibt gleich (siehe S. 67, 69). Fett dient einmal mehr dazu, deinen hohen Energiebedarf zu decken, sollte aber eher deutlich nach der Belastung eingenommen werden. Flüssigkeitszufuhr beachten, da es die erhöhten Schweißverluste zu kompensieren gilt!

7 Fokus: Pre-Sport

In den letzten ein bis zwei Stunden vor dem Sport noch eine kleine Mahlzeit einzunehmen ist dann sinnvoll, wenn du aufgrund deines Tagesablaufs oder Trainingszeitpunktes nicht sowieso schon eine vollständige Mahlzeit in diesem Zeitfenster hattest und die geplante Dauer eher bei zwei Stunden sein wird als bei 45 Minuten. Wenn du richtig Gas geben wirst und dir harte Intervalle gibst, dann profitierst du auch, wenn die Gesamtdauer kürzer, aber deine Belastung sehr hoch sein wird.

So kurz vor der Aktivität gilt es, möglichst leichte Lebensmittel zu essen, die unmittelbar Energie liefern. Es liegt auf der Hand, dass Läufer*innen eine größere mechanische Belastung durch die bewegungsinduzierten Schläge auf den Verdauungstrakt haben, dadurch noch empfindlicher sind und gewissenhafter vorgehen müssen als beispielsweise Radfahrer*innen. Solche Lebensmitel sind (noch) nicht ausschließlich Zucker, aber eher verarbeitete und leicht verdauliche Kohlenhydrate. Vielleicht ein Sandwich aus dunklem Brot mit Honig plus ein paar Bananenscheiben, eine Banane, ein Riegel, Frühstückscerealien oder in Milch eingeweichte Haferflocken und gerne auch genügend Flüssigkeit (Wasser, Tee, Kaffee, Saftschorlen).

Bewährt hat sich die Faustregel, dass eine bis eineinhalb Stunden vor Belastungsantritt noch 1 g an Kohlenhydraten/kg KG verträglich sind, zwei Stunden vorher sind es 2 g und so weiter. Du merkst selbst, wann dir Energie fehlt und dir vielleicht schon vor oder im Laufe des Trainings der Saft ausgeht. Dementsprechend empfehlen wir, auch diesen Snack zu gestalten und das mit Blick auf deinen bisherigen Tag und die zu erwartenden Belastungen zu beurteilen. Längeres Training bedeutet: Du musst mehr Energie (in Form von Kohlenhydraten) zuführen. Sicher, das ist mit zunehmendem (Planungs-) Aufwand verbunden – aber du wirst sehen, der zahlt sich aus!

Carboloading

Für anspruchsvolle Ausdauerevents (sehr lange Trainings oder Wettkämpfe über 90 Minuten Dauer) steigerst du deine Leistung durch vorzeitiges Auffüllen deiner Glykogenspeicher. Dies gelingt durch Erhöhung der Kohlenhydratzufuhr auf 10–12 g/kg KG während der letzten 24 bis 36 Stunden vor der Belastung.

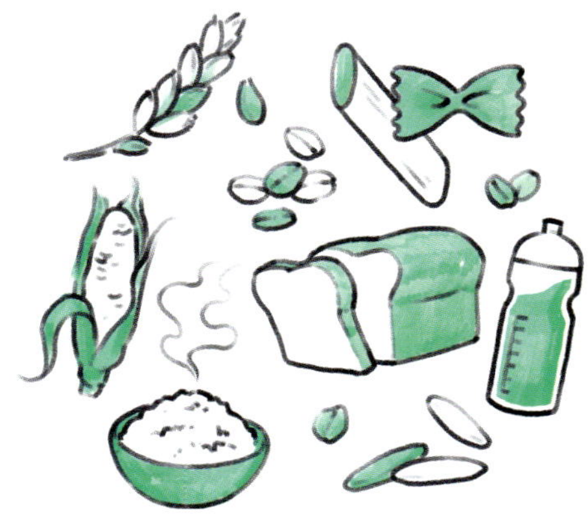

Eine etwas sanftere Variante ist es, wenn du 10 g/kg KG an den letzten beiden Vortagen aufnimmst. Parallel dazu gilt es, die Nahrungsfasermenge drastisch zu reduzieren (keine Rohkost, weniger Gemüse, ausnahmsweise stark verarbeitete Kohlenhydratquellen), damit du gleichzeitig genügend Appetit für die sehr große Menge an Kohlenhydraten hast, aber auch die verbleibende Stuhlmenge im Darm reduzieren kannst (wichtig für Wettkämpfe!). Der Nachteil ist, dass die Speicherform Glykogen Wasser bindet und du dadurch 1–1,5 kg schwerer wirst. Keine Bange, das Energieplus bringt dir deutlich mehr Vorteile, als dich diese Last verlangsamt.

Wenn du dies geschafft hast, kann die letzte Mahlzeit vor der Leistung (in der Regel das Frühstück) auch etwas kleiner ausfallen, was oft auch für die Athlet*in angenehm ist. Nutze dafür stärkereiche Lebensmittel wie Reis, Pasta, Mais, Haferflocken, Weißbrot, Frühstückscerealien (ausnahmsweise auch mal gezuckert) oder Sportgetränke. Schau, dass dies kein ausschließlicher Zuckerrausch wird. Davon gibt es dann während der eigentlichen Belastung noch genug.

8 Fokus: Fueling

Fueling

Neudeutsch für Trainings- und Wettkampfverpflegung. Dieser Bereich hat in den vergangenen 15 Jahren enorme Entwicklungssprünge gemacht. Heute wissen wir, dass Carbs dein Training und deine Erholung entschieden besser machen. Richtig dosiert und getimt ist das mehr als nur ein Ass im Funktionsshirt-Ärmel. Darum: einmal volltanken bitte und los geht's!

Wir haben es schon mal kurz im Zusammenhang mit dem Thema Nüchterntraining anklingen lassen: Systematisch auf die Energiezufuhr im Training zu verzichten – erst recht bei längeren und/oder intensiveren Einheiten – ist meistens kontraproduktiv.

Gewiss, wenn wir lediglich eine halbe Stunde joggen gehen, brauchen wir in der Regel weder Wasser noch Zucker. Wer aber länger und intensiver (metabolisch also mit höherer Abhängigkeit von Kohlenhydraten als Energielieferant) unterwegs ist, wird immer besser trainieren und bereits während der Belastung für eine bessere Erholung sorgen, wenn Energie zugeführt wird. Hier sind wir nun definitiv im Bereich angekommen, in dem nur Zucker zählt. Energie muss in den Körper und schnellstmöglich durch den Magen, in den Darm und von dort via Blut zur Arbeitsmuskulatur. Es gilt: je höher die Intensität, desto flüssiger deine Energiequellen.

Während du also im lockeren Trainingstempo gut mit Riegeln oder sogar fester Nahrung wie Lebkuchen, Keksen, Bananen, Ricecakes umgehen kannst, wird's mit zunehmender Ausbelastung schwierig, ausreichend zu kauen, und das mit einem trockenem Mund! Aus diesem Grund landen wir automatisch bei Getränken oder Energieriegeln.

Die Grafik rechts zeigt dir, wie du dich in Abhängigkeit von der Zeit richtig verpflegst. Während wir bis ca. drei Stunden gut mit einfachen Zuckerlieferanten (Haushaltszucker, Traubenzucker) arbeiten können (gesüßte Tees, Sirup, Gummibärchen), ist bei einer längeren Belastung bzw. hohen Intensitäten, die wir über 90 bis 120 Minuten oder länger liefern wollen, eine aufwendigere Zuckerversorgung nötig.

Unser Darm hat die Kapazität, 60 g Glucose pro Stunde aufzunehmen. Das sind gerade mal 240 kcal und diese Energiemenge bringt dich alleine nicht wirklich weit. Die Energie, die dein Körper für die gesamte mechanische Muskelarbeit benötigt, wird folglich auch aus deinen Glykogenspeichern und deinem Körperfett mobilisiert – je nach Drehzahl (siehe Kapitel »Zellatmung« ab S. 38). Wenn du demnach länger unterwegs bist oder in Wettkampf-Pace, wo du ausschließlich Glykogen und zugeführten Zucker verstoffwechselst, musst du die Zufuhrmenge erhöhen. Um keinen Stau im Darm zu verursachen, kombinieren wir dabei Glucose mit Stärkearten oder Fruchtzucker. Moderne Sportgetränke, Gels oder Snacks sind deswegen in einem Glucose-Fructose-Verhältnis von 2:1 oder 1:0,8 konzipiert. So kannst du Getränke nicht nur höher konzentrieren, sondern pro Stunde mehr Energie zuführen.

Unserer Erfahrung nach gelingt es den meisten Athlet*innen, sich ohne spezifische Gewöhnungsphase mit bis zu 80 g pro Stunde zu versorgen. Um unter erschwerten Bedingungen – die da wären Laufsport (bei dem Schläge auf den Verdauungstrakt erfolgen), Wettkampfintensität, Hitze, Höhe – 90 g und mehr zu futtern, musst du dich im Training schrittweise daran gewöhnen und experimentieren, welche Produkte für dich taugen und wie hoch du gehen kannst.

Bis dato konnte man wissenschaftlich noch nicht beweisen, dass eine Kohlenhydratzufuhr von über 120 g pro Stunde Vorteile bringt – das Risiko für Verdauungsbeschwerden nimmt lediglich steil zu. Bei Spitzenbelastungen während der Tour de France beispielsweise nehmen die Fahrer über drei, vier Stunden regelmäßig 130–140 g pro Stunde auf. Ob sie damit wirklich besser fahren oder wie viel dabei auch dem Placeboeffekt geschuldet ist, ist offen. Hier wäre weitere Forschung nötig.

Beim Laufen (speziell Trail, technisches Terrain) gelingt es den Besten, über 90 g zu gehen, mehr wird sehr heikel. Ultra-Läufe, die in einer geringeren Pace bestritten werden, erlauben es trainierten Athlet*innen, ähnlich hohe Mengen wie beim Radsport zuzuführen.

Speziell in der Wettkampfsituation sehen wir immer wieder: Wer mehr verträgt, ist schneller im Ziel. Wettkampfbelastungen über 60 Minuten sollten aktiv verpflegt sein und profitieren davon, wenn zuvor die Glykogenspeicher maximal gefüllt werden (»Carboloading«, S. 73).

Wir sehen im ambitionierten Ausdauersport ganz klar die Entwicklung hin zu möglichst häufiger und konstanter Verpflegung, weil dies Stress (Cortisol) und Übertrainingsrisiko minimiert, die Trainingsqualität und Erholung maßgeblich verbessert und die Verletzungsanfälligkeit reduziert. Die Haltung, wenig zu essen, um die Fettsäureoxidation zu trainieren, ist überholt. Man spielt viel mehr mit der Menge. Eines ist uns wichtig zu betonen: Du musst bei einem 30-minütigen Footing keinesfalls zwei Gels essen, aber der Trend geht klar zu mehr und regelmäßigerer Energiezufuhr.

Kohlenhydratversorgung während Belastung

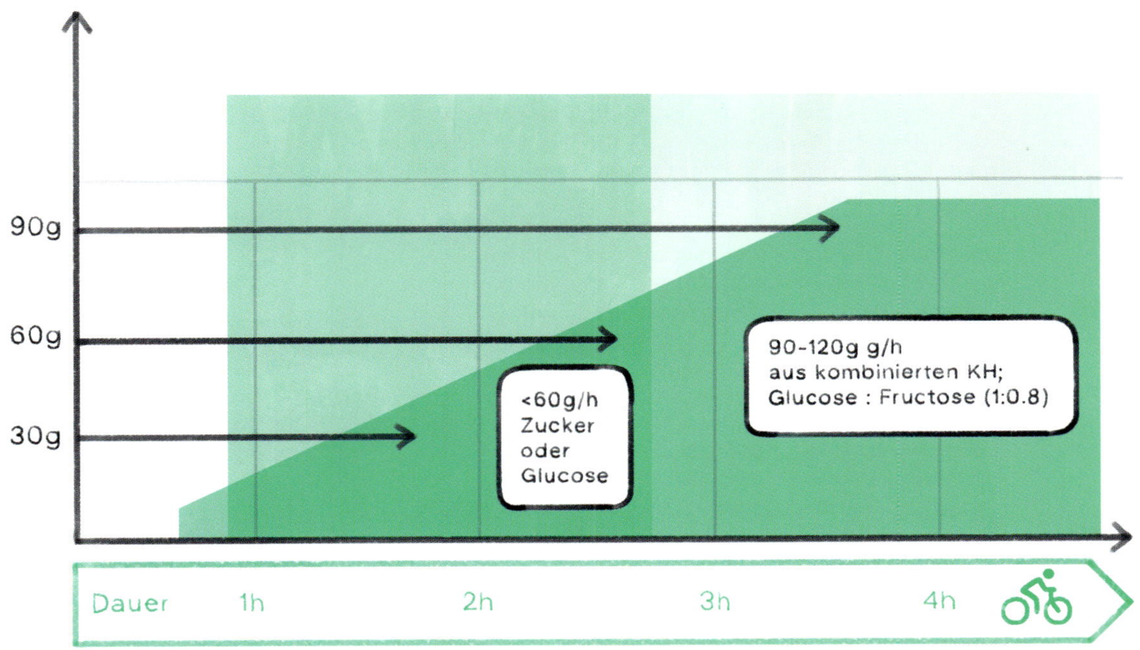

Je länger dein Training bzw. die Belastung dauert, desto höher wird dein Kohlenhydratbedarf. Das bedeutet auch zunehmenden (Planungs-)Aufwand vorab – aber du wirst sehen, es zahlt sich aus.

9 Fokus: Post-Sport

Auch wenn wir es an anderer Stelle schon erwähnt haben, möchten wir es hier noch einmal deutlich machen: Die fundierten Ratschläge in diesem Buch funktionieren und werden von Olympiasieger*innen, Weltmeister*innen und Nachwuchstalenten gleichermaßen angewendet. Im Umkehrschluss sagen wir aber nicht, dass du nun für jeden kurzen Lauf Riegel und Getränk einpacken musst, vor jedem Training genau die oben angegebene Menge Kohlenhydrate benötigst oder, und darum geht es in diesem Abschnitt, nach jedem Training mit einem speziellen Snack deine Erholung verbessern musst. Wir raten dir vielmehr, auf dein buchstäbliches Bauchgefühl oder eher deinen Appetit und dein Leistungsvermögen zu hören und dann kritisch zu hinterfragen, wie du deine Ernährung und deine Verpflegung weiter optimieren kannst.

Nach einem intensiven Training gilt es, den Erholungsprozess mit gezielten Maßnahmen optimal zu fördern. Egal ob kurz und hart oder lang und locker: Du leerst deine Speicher auf beiden Wegen. Eine hilfreiche Maßname ist der Ausgleich der durchs Schwitzen verlorenen Flüssigkeit. Am besten gelingt das, wenn du in den ersten zwei bis drei Stunden 150 Prozent der verlorenen Flüssigkeit trinkst. Geeignet sind Wasser, Brühe, Saftschorlen, Süßgetränke, zuckerhaltige Sportgetränke, Schokomilch oder auch Shakes (Proteinshakes oder ein kombiniertes »Recovery-Produkt« mit Protein und Kohlenhydraten).

Ebenso zeitkritisch ist das Wiederauffüllen deiner Kohlenhydratspeicher. In den ersten 30 bis 60 Minuten kannst du, hormonell bedingt, die entleerten Glykogenspeicher effektiv wiederbefüllen. Wird dieses Zeitfenster verpasst, verlängert sich deine Erholungszeit merklich. Dazu solltest du 1,2 g rasch verfügbarer Kohlenhydrate/kg KG zu dir nehmen. Am besten eignen sich Getränke (siehe oben), Shakes, verarbeitete Kohlenhydratquellen wie Weißbrot, Salzstangen, Laugengebäck, Lebkuchen, Kekse, Sportriegel, weißer Reis, (Hartweizengrieß-)Pasta, Hirse, Couscous, Milchreis oder Grießbrei.

Ein weiterer kritischer Nährstoff für die Erholung ist Protein. Die aufbauende Wirkung eines Trainings wird nur optimal entfaltet, wenn der Muskulatur und den Zellen zeitnah genügend Protein zur Verfügung steht. Daher sollten wir im gleichen Zeitfenster wie bei den Kohlenhydraten 0,3 g rasch aufnehmbares Protein/kg KG konsumieren (Proteinsupplemente, Milchprodukte, Fleisch, Fisch).

Diese Snacks sollten generell fettarm sein, weil Fett die Magenentleerung verzögert und so auch den raschen Zugang zu Kohlenhydraten und Protein verhindert.

Die Erholung leidet meistens unter logistisch-praktischen Faktoren: Es geht viel Zeit für Pendeln oder durch Verkehrsstau verloren, das Essensangebot ist schlecht oder nicht vorhanden, es wurde nichts vorbereitet oder mitgenommen. Darum lohnt es sich, an großen Tagen oder wichtigen Trainings etwas vorauszudenken und entsprechend vorzusorgen.

Manchmal kommt es sogar vor, dass du nach einem Wettkampf gleich die Heimreise antreten musst oder dein Longrun noch etwas longer ging als geplant. Und wenn du heimkommst, musst du gleich wieder los zu dieser Geburtstagsparty .... Sollte es dir nicht möglich sein, innerhalb von zwei Stunden nach einer intensiven Belastung eine vollständige Mahlzeit zu genießen, überbrückst du diese Phase alle zwei Stunden mit Snacks mit entsprechendem Kohlenhydrat- bzw. Proteingehalt.

ÜBERSICHT ÜBER DIE TAGE MIT UNTERSCHIEDLICHEM AKTIVITÄTSLEVEL

	Ruhetag/ aktiver Regenerationstag	Einfacher Trainingstag	Doppeltrainingstag	Umfangreicher Trainingstag (z. B. Wochenende)
Umfang	0–1 Stunde	1–2 Stunden	2–3 Stunden	4 Stunden +
Kohlenhydrate	4 g/kg KG	5–6 g/kg KG	7–8 g/kg KG	8–10 g/kg KG +
	v. a. stärkehaltige unverarbeitete Kohlenhydrate, schnelle Kohlenhydrate und Zucker; eher während Belastung		schnelle Kohlenhydrate vor/während/nach Belastung nützlich	höherer Zuckeranteil aufgrund Belastungsdauer, nährstoffreiche Kohlenhydrate eher nach Training
Protein	Menge ändert sich wenig und orientiert sich an Alter, Geschlecht, Zielsetzung und angestrebter Energiebilanz; bei mehreren oder längeren Einheiten Einsatz/Timing in Regeneration beachten			
Fett	gesunde, unverarbeitete Fette, Menge gemäß angestrebter Energiebilanz		vor/zwischen Einheiten fettarm	vor/während Belastung fettarm, danach wichtig, um hohen Energiebedarf abzudecken
Fokus: Pre-Sport (60–90 Minuten vorher)	--	0,5–1 g leichte Kohlenhydrate/kg KG als Snack oder durch entsprechende Hauptmahlzeit	1–2 g leichte Kohlenhydrate/kg KG	>2 g Kohlenhydrate/kg KG und 0,3 g Protein/kg KG (Achtung: Verträglichkeit je nach anstehender Intensität)
Fokus: Fueling (während)	--	30–60 g schnelle Kohlenhydrate pro Stunde	60–80 g schnelle Kohlenhydrate pro Stunde	90–120 g schnelle Kohlenhydrate pro Stunde
Fokus: Post-Sport (60 Minuten nachher)	--	1,2 g Kohlenhydrate/kg KG, 0,3 g Protein/kg KG nach der Einheit		
Flüssigkeit	--	Ausgleichen des Flüssigkeitsverlusts (Schweiß) + 150 % Prozent über die nächsten 2–3 Stunden		

10 Reisespecial: Wettkämpfe und Trainingslager

Gerade bei langen Trainingseinheiten und Wettkämpfen ist eine gezielte Energieversorgung vor und während der Belastung entscheidend für deine Leistung.
Hier nochmal im Überblick:

Letzte 36 Stunden:
Carboloading:
8–10 g nahrungsfaserarme Kohlenhydrate/kg KG

1–4 Stunden vorher:
1–4 g schnell verdauliche Kohlenhydrate/kg KG, wenig Protein, kaum Fett

Während:
- Bis 60 Minuten Belastung: keine bis wenig Energiezufuhr
- 60–180 Minuten: 80–100 g kombinierte Zuckerarten/kg KG pro Stunde, mind. 400–600 ml Flüssigkeit pro Stunde
- Länger: 100–120 g kombinierte Zuckerarten/kg KG pro Stunde, mind. 600 ml Flüssigkeit pro Stunde

Wir glauben, du wirst nicht überrascht sein, wenn wir dir hier verraten, dass dein Körper unterwegs ziemlich genauso funktioniert wie zu Hause. All die Tipps, Mengenangaben, Timings – jawohl, es bleibt dabei.

Und trotzdem sehen wir immer wieder, dass Wettkampfreisen oder Trainingslager regelrechte Stolperfallen für Athlet*innen sind. Es reicht schon, nicht im heimischen Umfeld zu sein: Ohne ungehinderten Zugang zum eigenen Kühlschrank oder generell zu einer Küche – und all deine eigentlich erprobten »Winning Habits« gehen den Bach runter.

WIE SEHEN DIE VORAUSSETZUNGEN AUS?

- Du weißt, was dich erwartet: Bist du in einem Hotel untergebracht, wo du von der Küche und deren Mahlzeiten-Timing abhängig bist oder ist es ein Appartement mit eigener Küche?
- Kannst du das Wasser aus dem Hahn trinken oder musst du Flaschen schleppen?
- Gibt es in der Nähe Einkaufsmöglichkeiten oder Sportläden, die geeignete Getränke und Snacks anbieten, oder musst du dein bewährtes Sortiment in ausreichender Menge mitbringen?

Es ist schließlich eine Frage der Planung und deiner Flexibilität. Da bei solchen Aufenthalten aber oft auch große Umfänge trainiert werden oder du an einem Wettkampf deine beste Seite zeigen willst, sind die Anforderungen und deine Ansprüche an dich selbst umso höher – enttäusche dich also nicht und verpasse nicht aus Faulheit die gebührende Vorausplanung!

Wenn du in einem Hotel untergebracht bist, empfiehlt es sich, die »Totzeiten« mit Snacks zu überbrücken. Für deine Stimmung und erst recht deine Erholung ist es nicht förderlich, wenn du nach einem langen Trainingstag noch zwei Stunden warten musst, bis der Speisesaal öffnet und alle dann wie ein Heuschreckenschwarm über das Buffet herfallen.

Dasselbe gilt natürlich vor einem wichtigen Wettkampf: Stelle sicher, dass du deine bewährten Speisen bekommst, dass dein bewährtes Timing aufgeht und du dich somit voll auf deinen Einsatz konzentrieren kannst. Gerade Wettkämpfe, die frühmorgens losgehen, sind dabei eine Herausforderung, denn um drei oder vier Uhr morgens sind die wenigsten Frühstücksbuffets schon bereit für dich.

Bei Fernreisen (meistens mit dem Flugzeug) raten wir dir, bereits ab dem Start von zu Hause das Timing (Schlaf- und v. a. Mahlzeitenrhythmus) deiner Destination anzunehmen. Auf einem mehrstündigen Flug trocknen wir schnell aus. Kaufe eine eigene Wasserflasche nach der Sicherheitskontrolle oder nimm eine leere Trinkflasche zum Auffüllen mit, damit du während des Flugs immer genügend trinken kannst.

An deinem Ziel angekommen, adaptiert dein Körper am besten, wenn du dich so schnell wie möglich dem natürlichen Tageslicht aussetzt und dich möglichst rasch an die lokale Uhrzeit beim Essen und Schlafen anpasst. Allgemein gilt, dass unser Körper pro Tag im Schnitt eine Stunde Zeitverschiebung wettmachen kann. Gib dir also etwas Zeit und schau, wie belastbar und leistungsfähig du bist.

Wenn du aus dem europäischen Winter in ein Trainingslager in der warmen Sonne fährst, kommt noch eine Akklimatisationsphase dazu. Meide in den ersten Tagen die größte Hitze und schau, wie du dich fühlst. Wenn du nach zwei, drei Tagen gut drauf bist, kannst du die Belastung (absolut, aber auch auf die Tageshitze bezogen) sukzessive erhöhen.

No shortcuts!

Nach den Grundlagen kommt die Umsetzung - ohne Tricks und Abkürzungen. Du musst sie auf deinen Alltag runterbrechen und dann beginnst du zu profitieren.

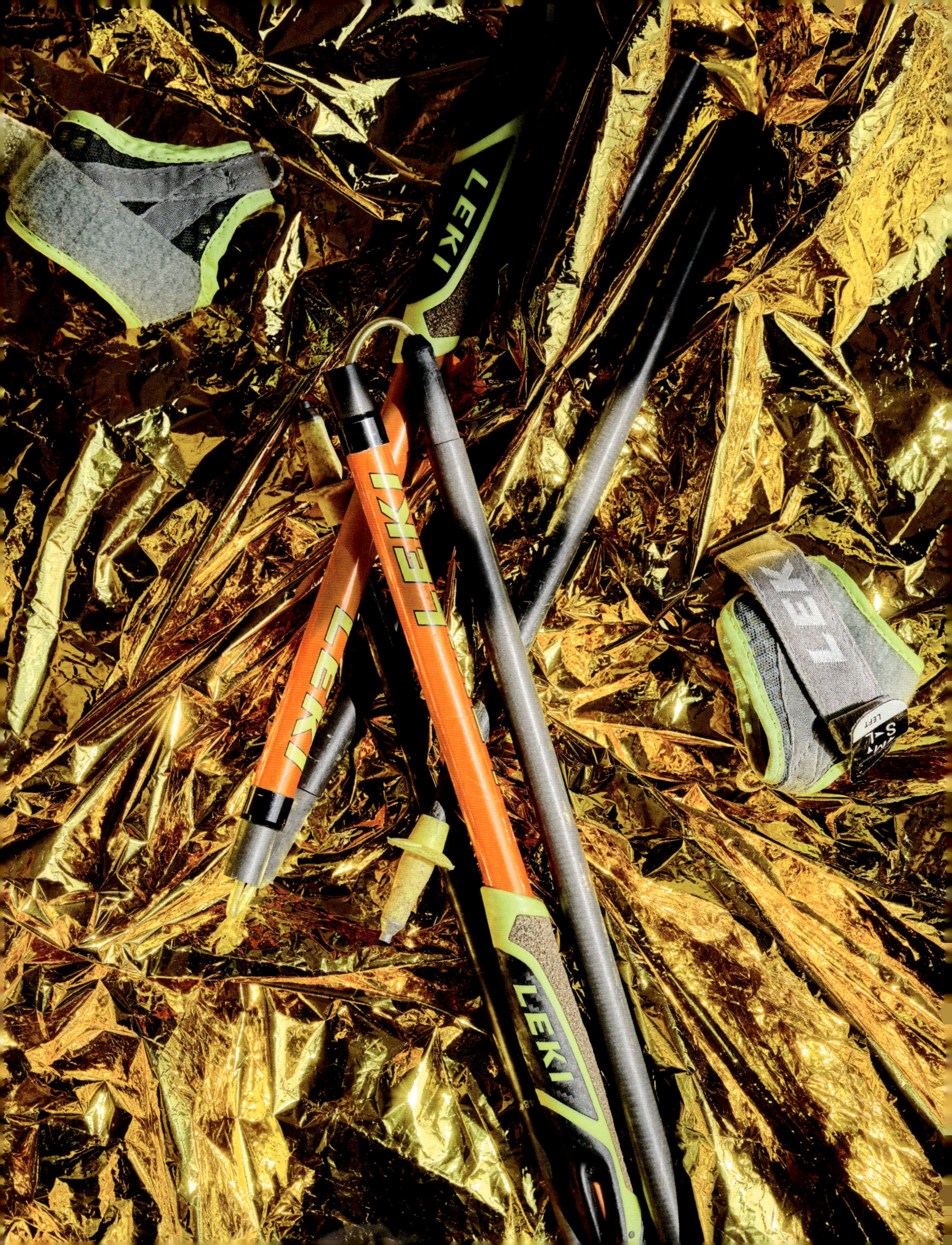
LEKI
LEKI
LEKI
LEKI
S-L
LEFT

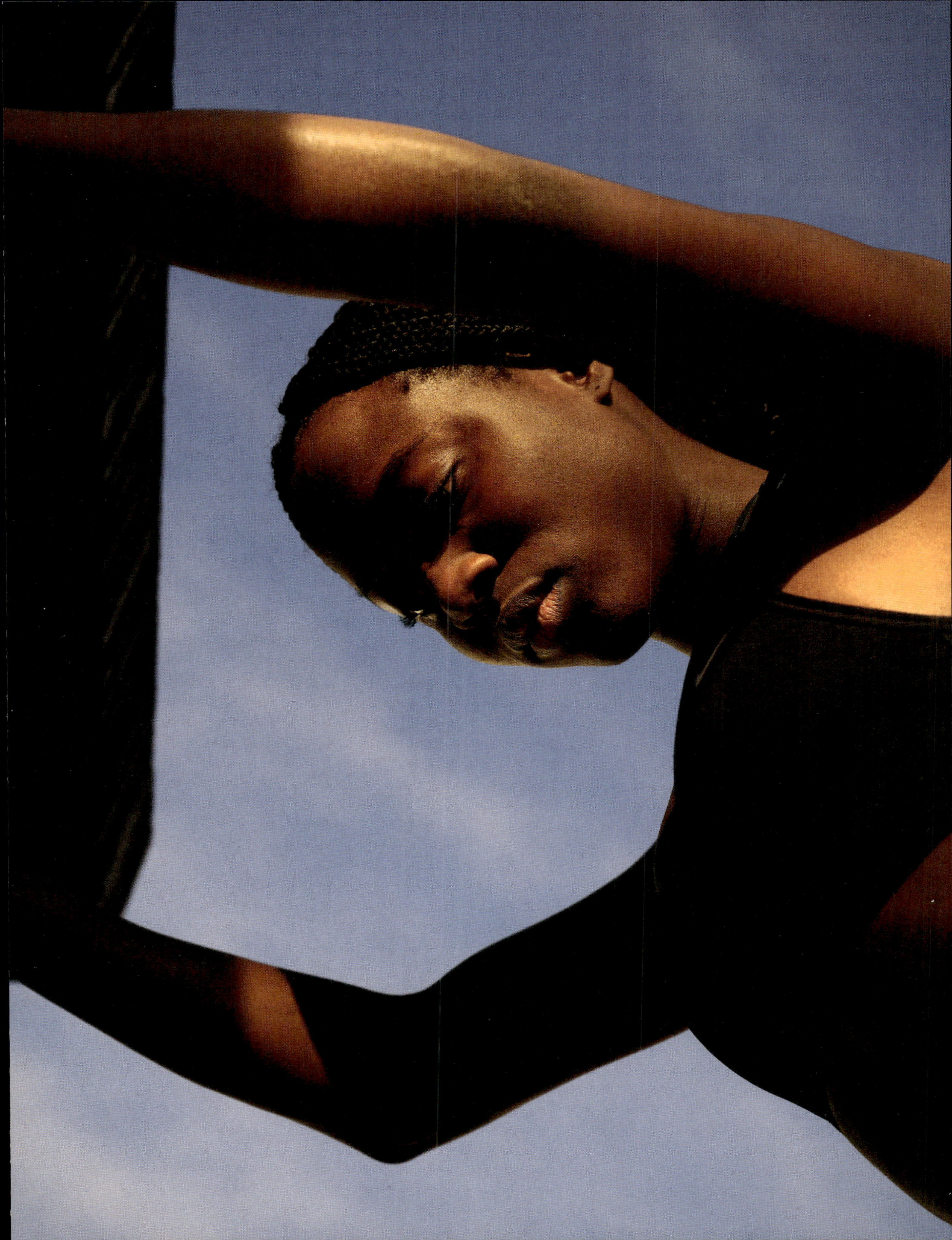

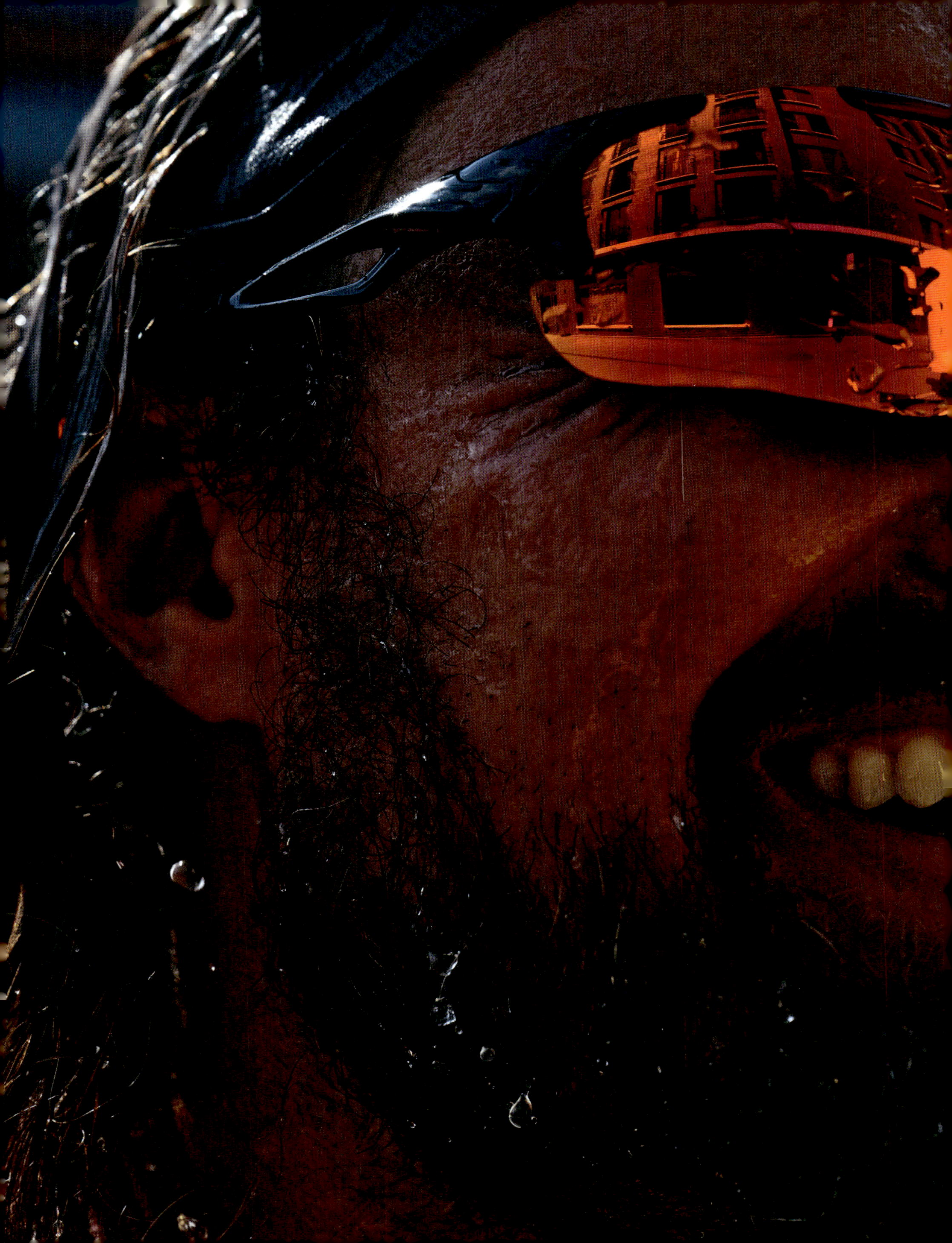

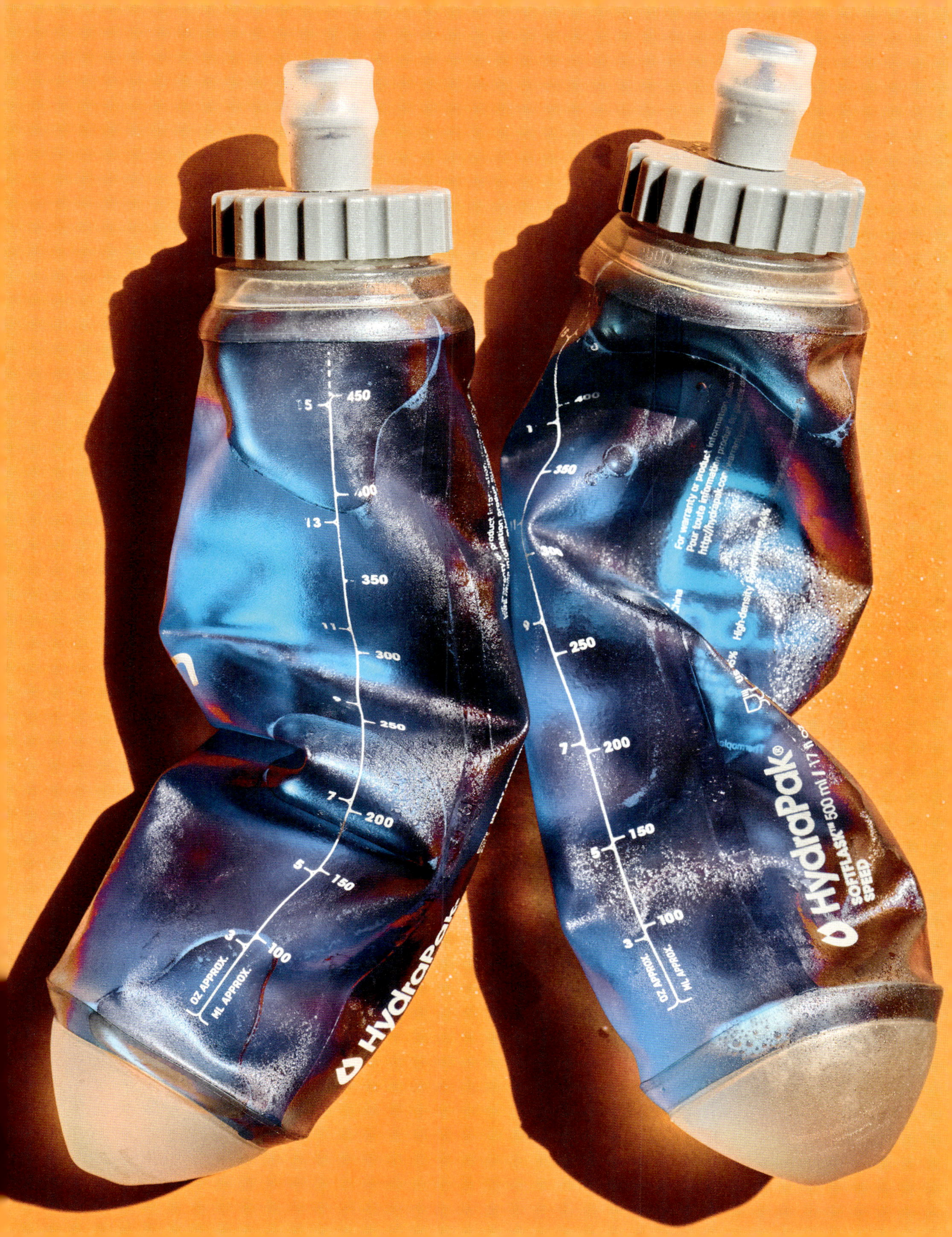
HydraPak
OZ APPROX.
ML APPROX.
HydraPak®
SOFTFLASK™ 500 ml / 17 fl
SPEED
OZ APPROX.
ML APPROX.

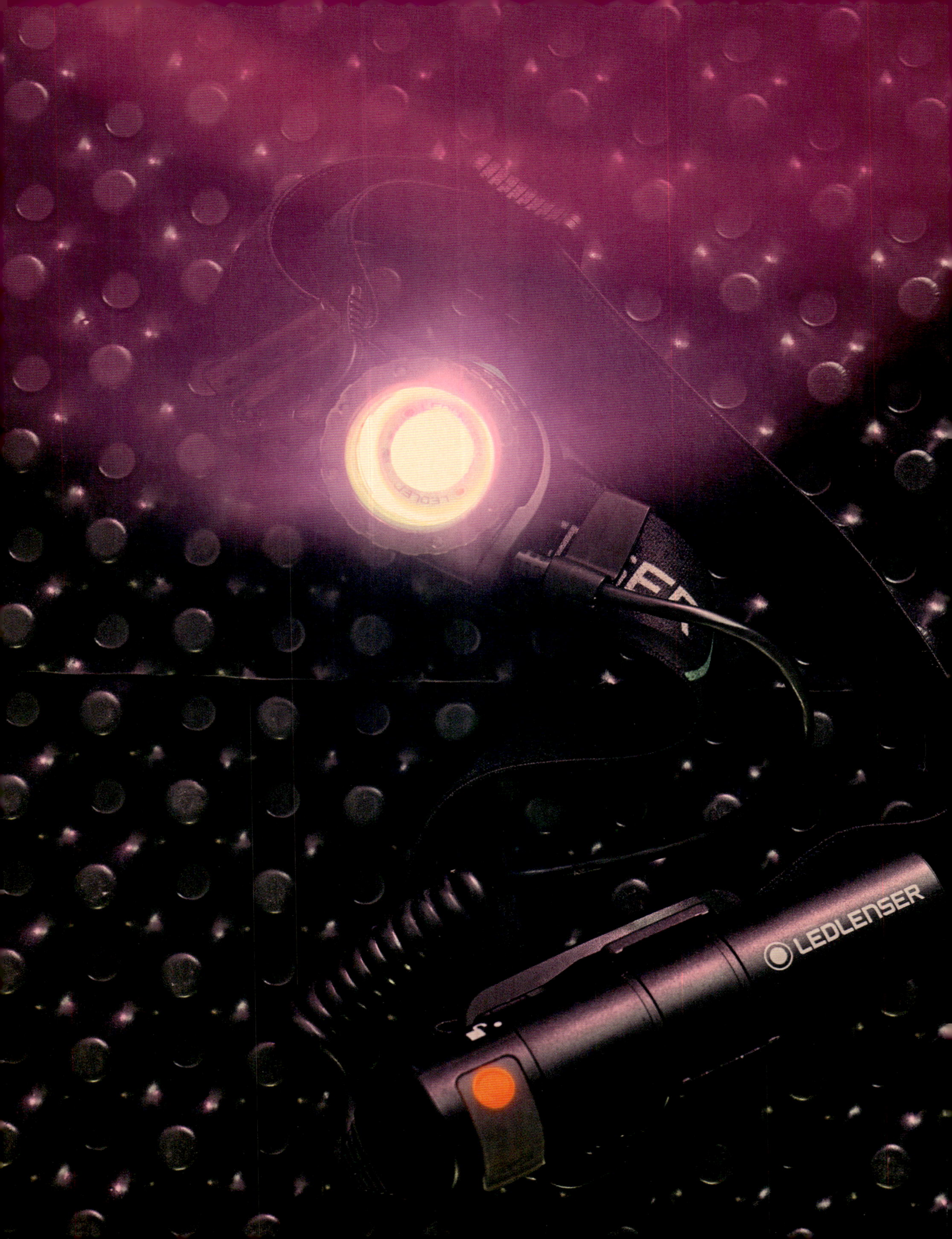
LEDLENSER

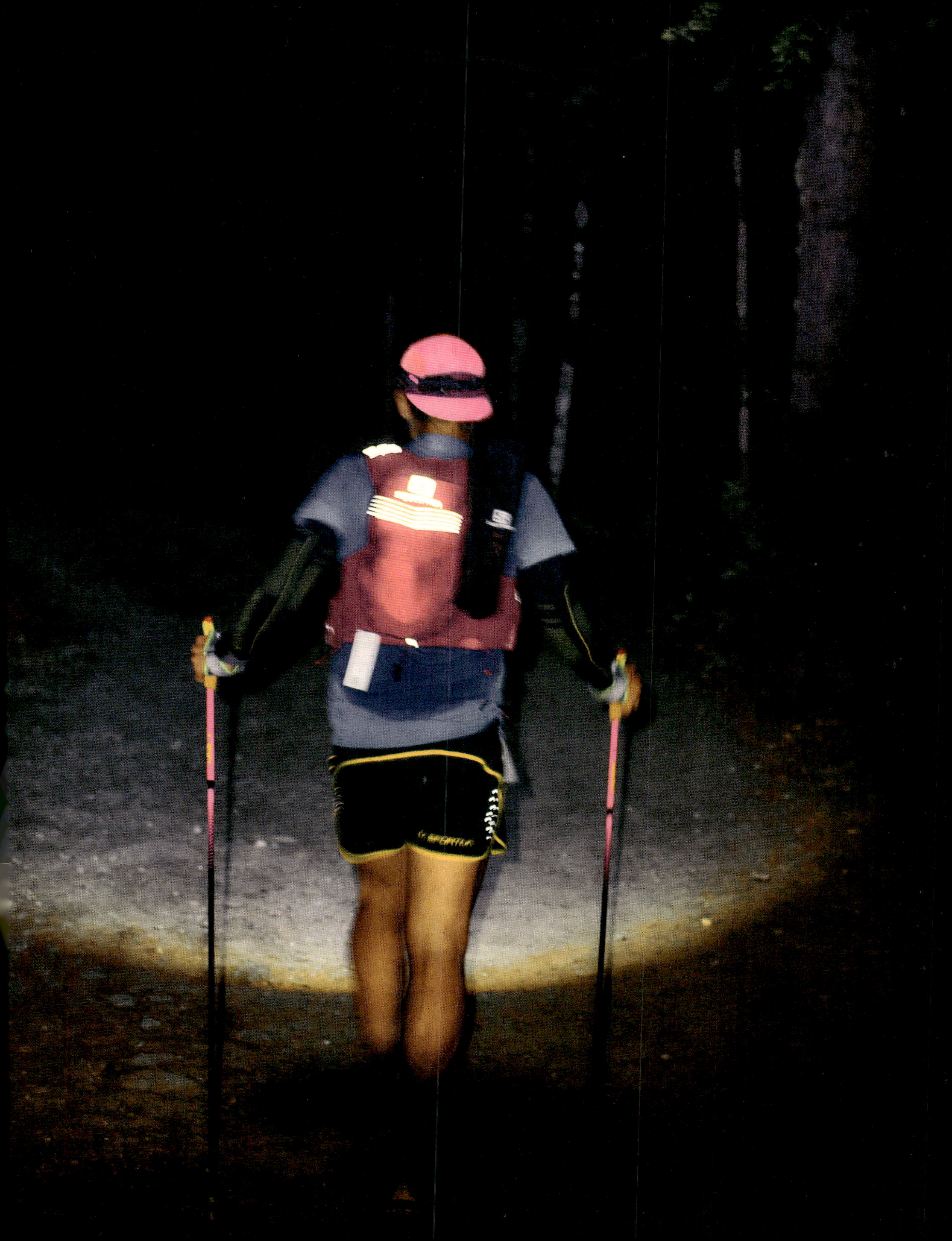

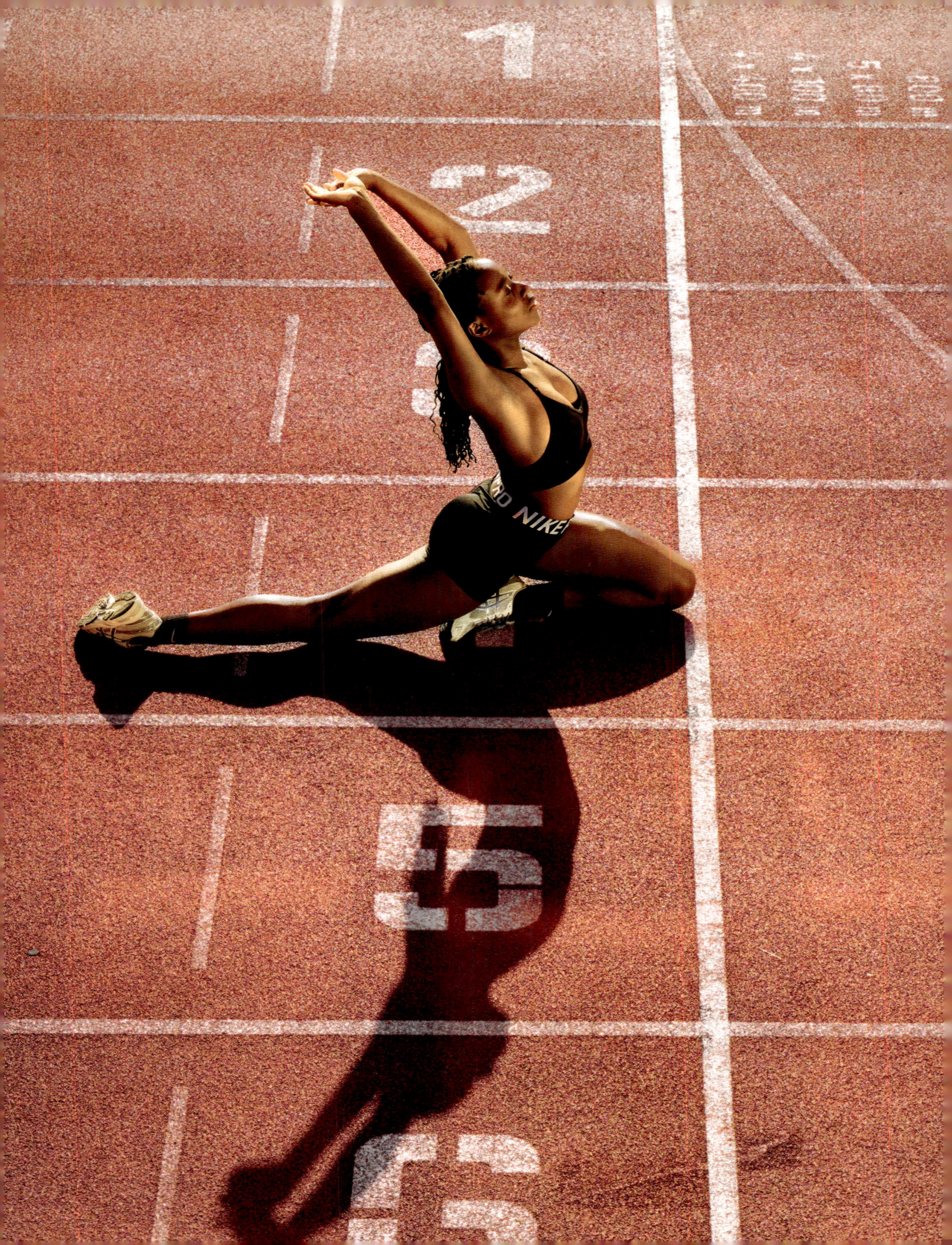

1
2
NIKE
5

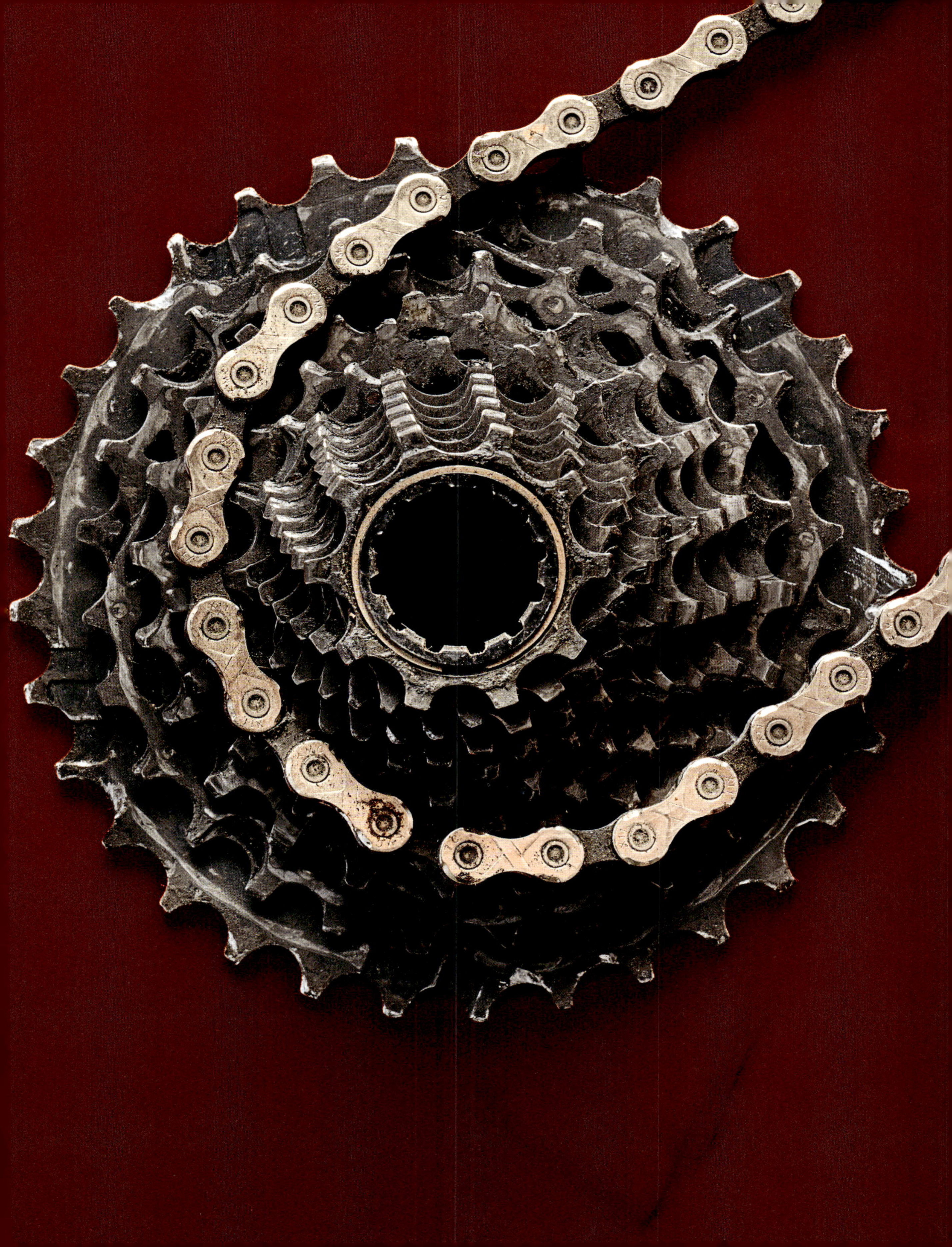

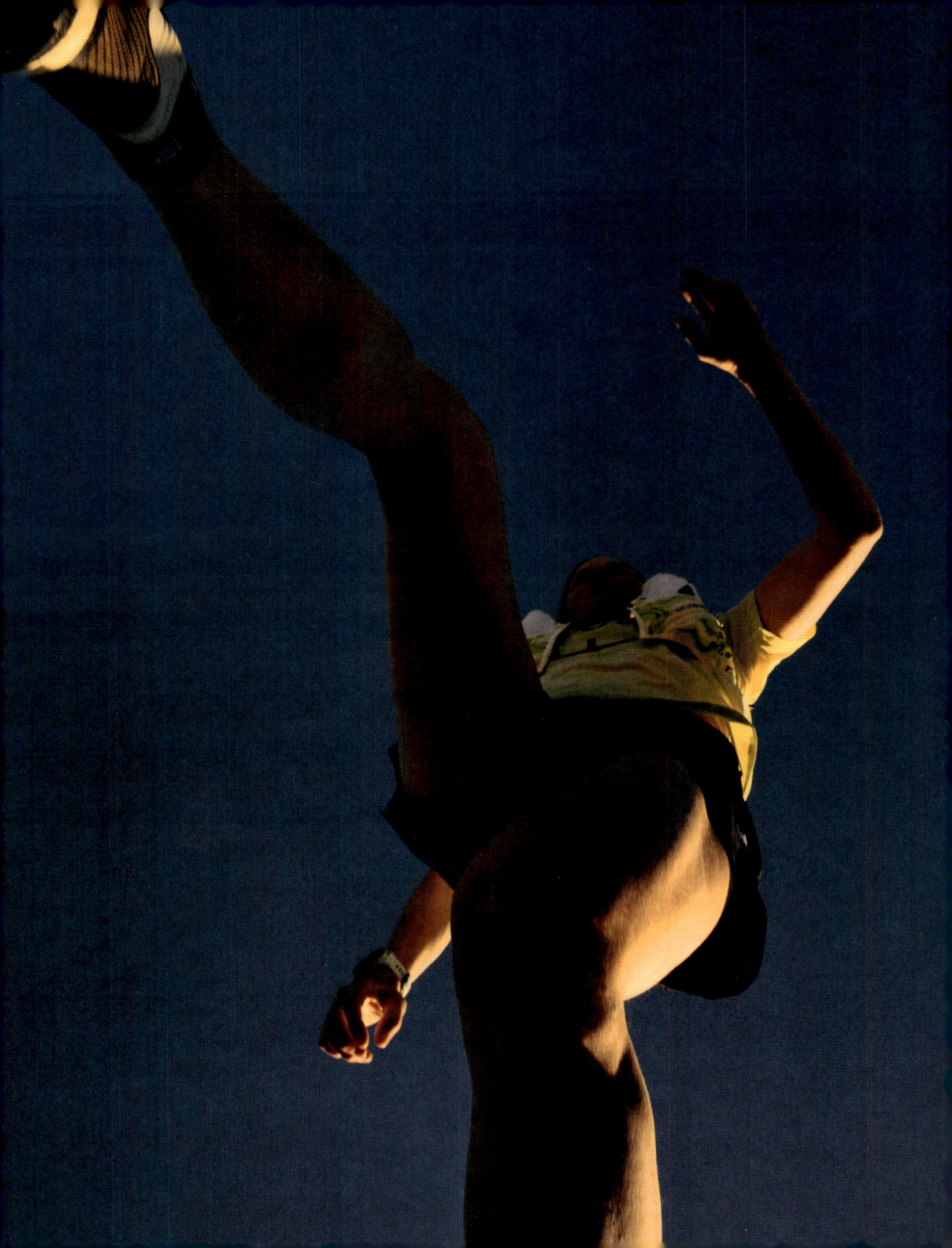

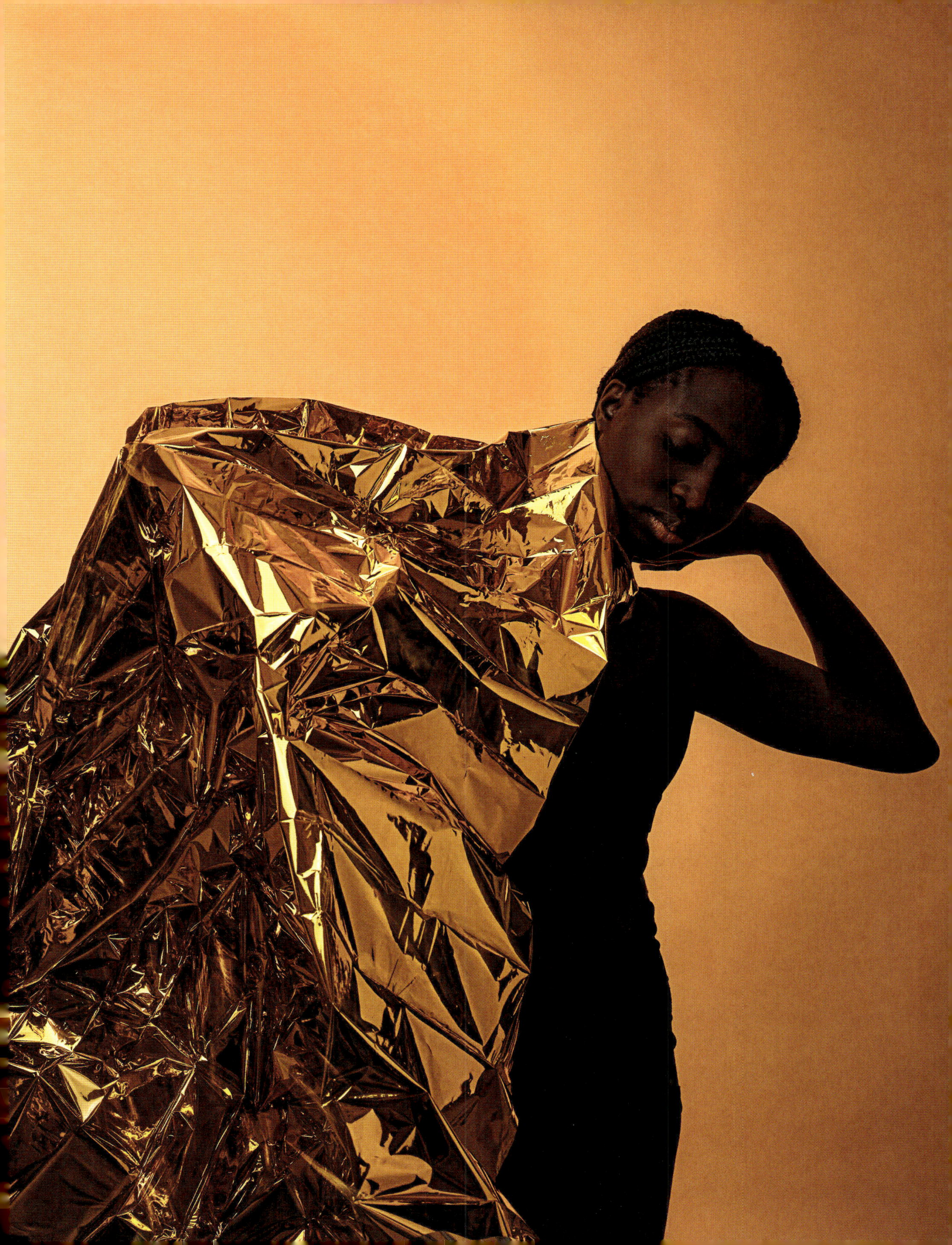

SKILL DRILLS

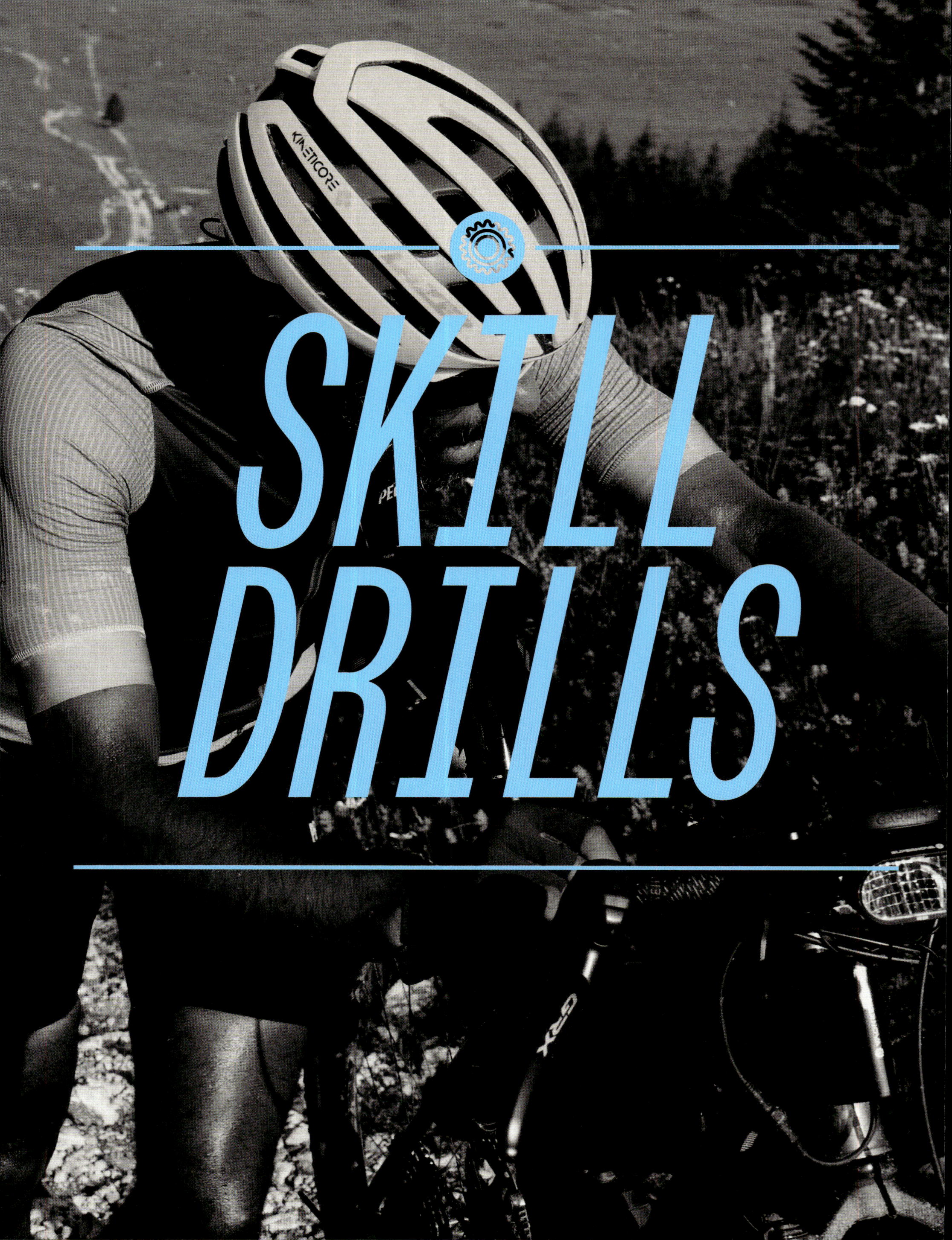

Es gibt zwei Möglichkeiten, wie du hierhergekommen bist: Entweder hast du die Theoriekapitel durchgearbeitet und willst nun die Ernährung wirklich verstehen – oder du gehörst zu denen, die sofort mit dem Kochen loslegen möchten. In beiden Fällen geht es jetzt ans Eingemachte!

In den Skill Drills erfährst du, was in einem gut sortierten Athlet*innen-Haushalt nicht fehlen darf, um jederzeit schnell eine nahrhafte Mahlzeit zu zaubern. Wir zeigen dir, welche Frischwaren, Tiefkühlartikel und Vorräte du immer griffbereit haben solltest. Und falls du noch Hacks suchst, wie der Küchenmarathon zum Sprint wird – auch das bekommst du.

Übung macht die Meister*innen – kleine Flavorhacks (siehe S. 93), unser großer Baukasten (ab S. 96) oder unsere Lieblingsrezepte (ab S. 132): Setze dort an, wo es dich am meisten packt. Hauptsache, du tust es regelmäßig und mit Genuss. Routine ist der beste Kochlehrer!

Das Nonplusultra ist aber unser Baukasten-Prinzip. Du lernst, ausgewogene Mahlzeiten zusammenzustellen wie ein Profi. Spielerisch leicht komponierst du im Alltag großartige Athleten*innen-Mahlzeiten mit den Vorräten, die du gerade zur Hand hast, und sparst durch cleveres Kombinieren jede Menge Zeit.

Im letzten Teil des Buchs teilen wir unsere Lieblingsrezepte. Sie sind einfach zuzubereiten und haben dennoch eine Raffinesse, mit der du dich und deine Liebsten vom Hocker kochst.

Dürfen wir dir noch etwas (Küchen-) Philosophie mit auf den Weg geben? Es fällt selten ein Meister vom Himmel – das gilt im Sport wie beim Kochen. Du kennst das, bei den »GOATs«, den »Greatest of All Time«, sieht selbst die größte Anstrengung spielerisch leicht aus. Dahinter steckt viel Übung, viel Fehlermachen, viel Aufstehen, Krone richten, nochmals probieren. Scheitern tun nur die, die gar nicht erst damit beginnen. Auch wenn dein Menu nicht gleich so aussieht wie auf den Fotos oder nicht perfekt schmeckt: Mach's ein zweites Mal und es wird dir besser gelingen. Dein Effort zählt für dich selbst und erst recht für die von dir Bekochten.

In diesem Sinn, auf geht's – Drills für deine Skills!

1 Game Plan – ein paar Hinweise

EINFACHES GELINGEN

Am Anfang war das Feuer – und schau mal, wie weit wir's in den Küchen von heute geschafft haben! Hier möchten wir dir ein paar simple Ratschläge an die Hand geben, womit dir die Ideen dieses Buches noch einfacher gelingen.

Kaufe Lebensmittel frisch, saisonal, regional und wenn möglich in Bio-Qualität ein.

Verwende naturbelassene, unbehandelte Zutaten.

Verwende für die Rezepte durchaus, was du noch zu Hause hast (Getreide, Samen, Nüsse, Flocken können durch andere Vertreter dieser Gruppe ersetzt werden). Genauso Pasta. Beachte mögliche Anpassungen der Kochzeit.

Wenn du selbst Teig machst, dann lasse dem Teig ausreichend Zeit, also achte auf eine längere Teigführung. Es entsteht dabei nicht bloß ein besseres Aroma, sondern v. a. auch eine leichtere Verdaulichkeit. Wenn die Zeit drängt, kannst du den Prozess aber mit mehr Hefe verkürzen.

Koch auch mal das Doppelte und verwende die Reste für Meal Prep.

Ein gut sortierter Kühl- und Küchenschrank macht Freude beim Kochen, weil man jederzeit flexibel ist.

FLAVOR HACKS

Mit diesen Zutaten bringst du mehr Umami in deine Gerichte – also eine geschmackliche Wucht und Komplexität, die besticht:

Steinpilz- oder Pilzpulver: getrocknete Pilze im Cutter fein hacken

gedünstete Zwiebeln und Knoblauch

Röstzwiebeln

Dörrtomaten oder Tomatenmark, Sardellenpaste, Olivenpaste

selbst geröstete Samen und Nüsse (Nuss-Samen-Mix siehe S. 163)

Parmesan

Misopaste

Noriblätter, im Cutter fein hacken

ICONS

... so hast du deine Makros direkt im Blick. Die Nährwertangaben bei allen Rezepten sind auf eine Portion heruntergerechnet.

Kalorien

Fette

Kohlenhydrate

Eiweiß

Haltbarkeit

2 Gear Check – Küchenausstattung

KÜCHENSCHRANK

Erfahrungsgemäß hat ein Erwachsener fünf bis zehn Gerichte, die er immer wieder isst – so eine Art »Heavy Rotation«. 20 Gerichte gelten als obere Grenze, was noch selbst zubereitet wird. Aber du bist – ab sofort – anders: Mit diesen Basis-Vorräten und unserem Baukasten (ab S. 96) kannst du so vielfältig kombinieren, dass jeder Tag neue Gaumenfreuden bringt.

- Getreide: Reis, Dinkelgrieß, Haferflocken, Dinkelflocken, Gerste, Mais (Polenta, grob und fein), Couscous, Bulgur
- Teigwaren: Vollkorn- oder Hartweizen
- Pseudogetreide: Buchweizen, Amaranth, Quinoa, Hirse
- Hülsenfrüchte: diverse Linsen und Bohnen, Kichererbsen
- Rohrohrzucker und feiner Zucker
- Nüsse und Samen: naturbelassen, ungeröstet und ungesalzen
- Hochwertige Gewürze und Würzmischungen: ohne Zusatzstoffe wie Geschmacksverstärker, Zucker, Salz
- Qualitativ gute, hochwertige Mehle
- Öl für die warme Küche: raffiniertes Olivenöl, Rapsöl
- Öl für die kalte Küche: kaltgepresstes Olivenöl, kaltgepresstes Rapsöl, Leinöl
- Essig: Balsamico Bianco und Aceto Balsamico, Apfel- oder Kräuteressig, Reisessig
- Salz, Gemüsebrühpulver: ohne Zusatzstoffe wie Geschmacksverstärker, Zucker oder Hefe-extrakt
- Kokosmilch, Honig, Brot, Kaffee, Nussmus und Erdnussbutter nach Belieben

KÜCHENGERÄTE

Mit dem richtigen »Werkzeug« gelingt die Arbeit einfach besser. Das ist auch in der Küche so. Darum haben wir hier eine Liste an Equipment zusammengestellt, mit dem deiner Kreativität kaum Grenzen gesetzt sind und du dennoch schnell und praktisch zu Tische kommst.

- Pürierstab, Foodprozessor
- Handrührgerät mit Schneebesen
- Toaster
- Kochgeschirr: kleiner und großer Topf, kleine und große beschichtete Pfanne
- Ein gutes Messer, das Freude macht beim Kochen – dieses auch ab und zu schleifen (lassen)!
- V-Hobel, grobe und feine Gemüsereibe
- Dämpfkörbchen, Kartoffelpresse
- Zitronenpresse, Zestenreißer
- Kastenform, Springform, Tarteform, ofenfeste Förmchen
- Aufbewahrungsboxen/-dosen (für Kühlschrank, Gefrierschrank und zum Transport)
- Flaschen (evtl. mit Bügelverschluss für Saucen; du kannst auch gut verschließbare Glasflaschen upcyceln)
- Nice to have, muss aber nicht: Waffeleisen, Sous-vide-Garstab oder Thermometer

3 Gear Check – Safety first

KÜHLSCHRANK

Abgesehen von frischen Grundnahrungsmitteln bist du mit einer bunten Palette von Saucen, Gewürzpasten & Co. auch stets in der Lage, ein simples Gericht spektakulär aufzupimpen.

Milchprodukte wie Butter, Joghurt, Milch, Quark, Käse, Frischkäse oder entsprechende pflanzliche Alternativen

Proteinquellen: Fleisch, Geflügel, Fisch, Tofu, Eier

Viel buntes Gemüse und Obst, Kartoffeln, Süßkartoffeln

Salatsaucen-Vorrat (siehe S. 124–127)

Verschiedene Pasten: Currypaste, Misopaste, Gojouchang (scharf), Sambal oelek, Harissa, Senf, Wasabipaste, Tomatenmark

Eingemachtes: Essiggurken, Kapern, Kimchi

Frische Kräuter: Gewaschen, gut abgetropft in Tupperware auf feuchtem Küchenpapier gut verschlossen halten sie bis zu einer Woche.

Sojasauce, Ahornsirup, Konfitüren

GEFRIERSCHRANK

Während wir hier auf allen Seiten ja alles andere zeigen als langweilige Tiefkühlkost, ist ein smartes Vorproduzieren bzw. Gefrierkonservieren super hilfreich.

Selbstgemachtes wie Nussgipfel (siehe S. 193) oder Hafer-Erdnuss-Riegel (siehe S. 158)

TK-Früchte und TK-Gemüse

Brotscheiben, tiefgekühlt

GETRÄNKE

Als Ausdauersportler*in konsumierst du während der Belastung schon viele zuckerhaltige Getränke. Das ist auch absolut in Ordnung, wie du in den Kapiteln »Zone Two« (ab S. 32) und »Winning Habits« (ab S. 64) lesen kannst. Im Alltag hingegen geht es darum, ausreichend energiefreie Getränke (Wasser, Mineralwasser, Tee, Kaffee) zu trinken und so nicht zusätzlich große Mengen Zucker und stark verarbeitete Nahrungsmittel zu konsumieren.

Dies gilt auch für die modernen Frucht- oder Vitaminwasser. Diese sind oft »natürlich gesüßt« und enthalten viel freien Fruchtzucker. Außerhalb vom Training oder Wettkampf solltest du das vermeiden, da große Mengen freien Fruchtzuckers die Leber und den Energiestoffwechsel aus dem Lot bringen. Das gilt nicht für Fruchtzucker aus Früchten und Gemüse!

ACHTUNG HYGIENE!

Der regelmäßige Konsum von Sportgetränken setzt unserer Mundhöhle ganz schön zu. Achte also darauf, dass du nach dem Training und selbstverständlich im Alltag regelmäßig Zähne putzt und/oder eine Mundspülung verwendest. Sonst drohen Zahnfleischentzündung und Karies, weil die sauren und sehr zuckerhaltigen Getränke und Sportsnacks ein ideales Nährmedium für schädliche Bakterien sind.

Das gilt nicht nur für deinen Mund, sondern auch für deine Trinkgefäße. Trinkflaschen und noch viel eher Trinkblasen oder Soft-Flasks sollen sehr gründlich gereinigt werden, um Bakterien- und Pilzwachstum zu vermeiden. Trinkflaschen regelmäßig im Geschirrspüler waschen, weiche Gebinde wie Trinkblasen oder Flasks nach Gebrauch rasch gründlich mit heißem Wasser reinigen und bei intensivem Gebrauch regelmäßig ersetzen.

4 Sporternährung nach dem Baukasten-System

Es mag eine Weile her sein, dass du mit Bauklötzen gespielt hast. Wir mögen es einfach und verwenden darum diese Analogie bei der Zusammenstellung einer Mahlzeit.

Wenn du nun beginnst, mit dem Baukasten zu arbeiten, kommt unweigerlich die Frage auf, wieviel Carbs denn ein super Frühstück oder ein Mittagessen nach einem Training enthalten soll. Die unbefriedigendste Antwort, die du von Wissenschaftler*innen erhältst, ist immer: kommt darauf an ... Nun ja, es kommt eben darauf an. Im Kapitel »Winning Habits« haben wir ausführlich verschiedene Tagesmuster geschildert und Mengen angegeben (siehe S. 69–78). Darum lass uns hier mehr noch auf die praktische Seite hinweisen.

Zusammenstellung einer Mahlzeit

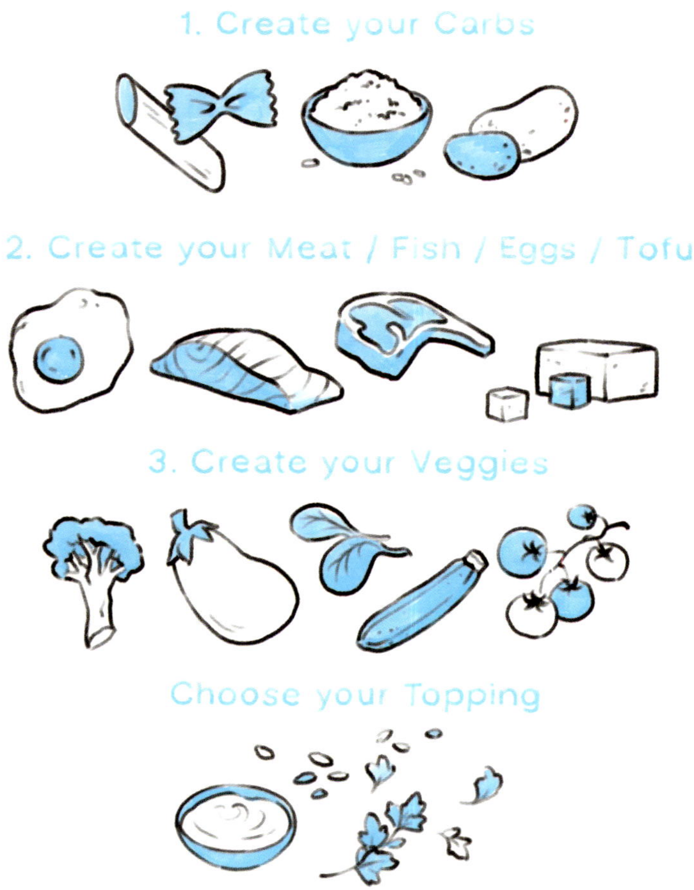

1. CREATE YOUR CARBS

Hier triffst du deine Entscheidung unter dem Aspekt, wie schnell du die Energie im Körper haben willst. Wenn du also quasi vom Tisch aufstehst und sofort trainieren gehst, müssen die Carbs leicht sein – vorher und während der Belastung also weniger Ballaststoffe und sogar eher Zucker. Nach der Belastung dann eine entsprechende Menge komplexerer Kohlenhydrate.

2. CREATE YOUR MEAT/ FISH/EGGS/TOFU

Jetzt geht es um die Proteine auf deinem Teller! Auch hier musst du schauen, welche Proteinquelle eher leicht verdaulich ist (Geflügel, magerer Fisch oder Milchprodukte) und welche dir länger im Magen liegen (z. B. rotes Fleisch, Hülsenfrüchte, fettreicher Käse). Dabei spielt natürlich auch noch die Zubereitungsart eine Rolle. Aber du merkst, in welche Richtung wir wollen – es ist nicht so kompliziert. Dein Gefühl gibt dir nämlich recht zuverlässig Bescheid.

3. CREATE YOUR VEGGIES

Auch hier, du ahnst es schon, peilen wir die vielzitierten »5 am Tag« an, aber sollten diese natürlich so verteilen, dass wir keine Verdauungsprobleme während des Sports haben. Es gibt individuelle Unterschiede in puncto Verträglichkeit und mit welchem Vorlauf/welcher Menge ein Magen noch klarkommt – das gilt selbstverständlich für alle Bauklötze.

IT'S YOUR DECISION

Einen gewissen Rechen- und Planungsaufwand können wir dir im Medium Buch nicht abnehmen. Aber wie so oft sind Papier und Stift ein phänomenales Lernmedium, darum lohnt es sich, deine Individualisierung mal händisch, old school, auszuführen.

Schau, wie deine Tage sich unterscheiden, setze den akkuraten Energiebedarf dahinter und fülle die Lücken mit Makro-Bausteinen. Als Daumenregel rechnen wir ca. 25 Prozent der Tagesenergie für Hauptmahlzeiten, zehn Prozent für Snacks (zweimal) und fünf Prozent für Nachtisch. Was du während der Belastung zuführst (S. 74) ziehst du vom Gesamtbedarf ab – und voilà! So füllst du deinen Tag professionell.

EIN BEISPIEL: FRIED RICE MIT SPIEGELEI

Das ... ach was, eine meiner leichtesten Übungen! So kokettierst du in Zukunft, wenn du blitzartig eine Wahnsinnsmahlzeit hinzauberst. Was links zum Baukasten beschrieben wurde, gehen wir hier einmal durch. 1, 2, 3 – keine Hexerei: So machst du diese Schritte nun in Zukunft – viel Spaß!

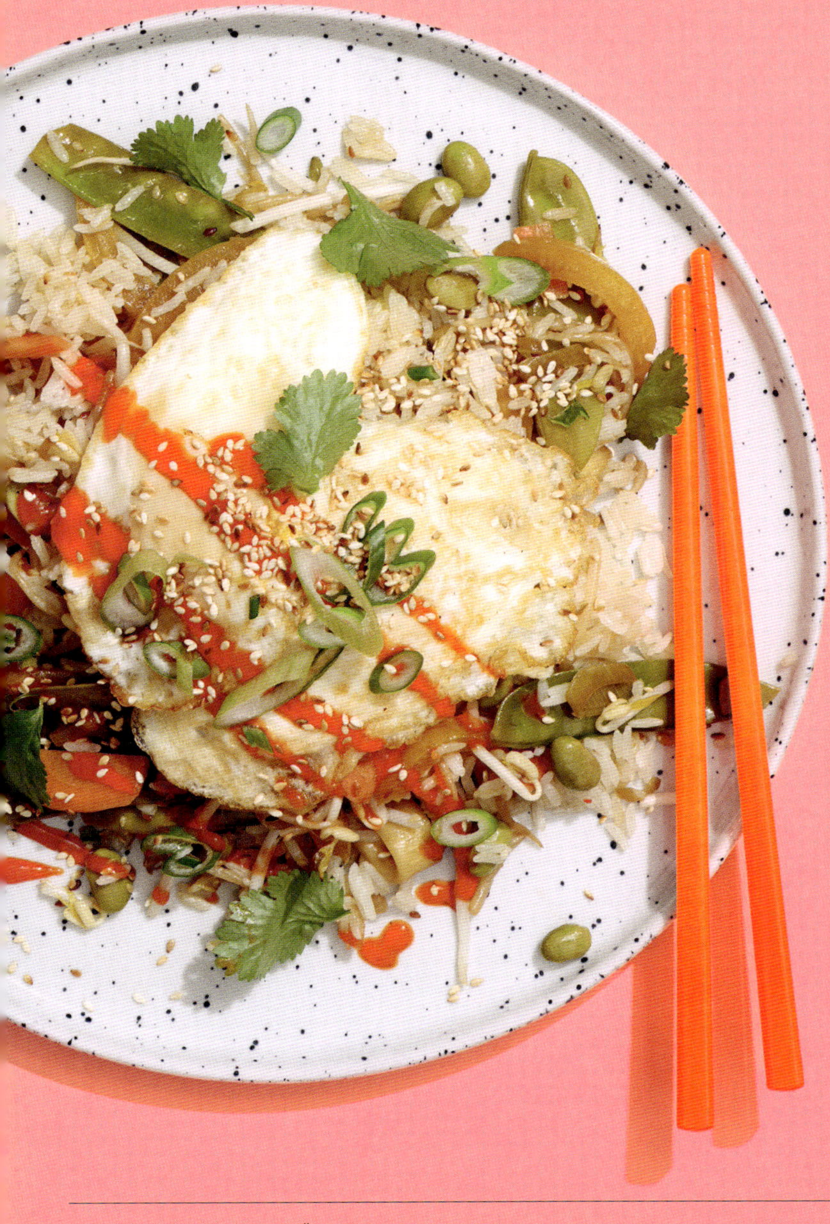

1

1 Portion Jasminreis (siehe S. 100)	
2 Portionen Spiegeleier, z. B. upside down (siehe S. 113)	
1 Portion pfannengerührtes Gemüse, (siehe S. 120)	

Reis, Gemüse und Spiegeleier nach Rezeptanleitung zubereiten.

2

1 EL	**Sesamöl oder Erdnussöl**
1	**Frühlingszwiebel**

Öl in einer beschichteten Pfanne erhitzen. Reis darin anbraten, dann das Gemüse zugeben und ebenfalls anbraten. Fein gehackte Frühlingszwiebel daruntermischen. Fried Rice auf Teller geben und Eier darauf anrichten.

3

1 EL	**Srirachasauce**
2 TL	**gerösteter Sesam**
	Koriander zum Garnieren

Srirachasauce über den Reis verteilen. Sesam darüberstreuen. Mit Koriander garnieren.

! Tipp:
Die Eier können auch roh zusammen mit dem Gemüse zugegeben und mitgebraten werden.

Für 2 Portionen,
Zubereitungszeit etwa 30 Minuten
Nährwert pro Portion (½)
665 kcal | 40 g F | 53 g KH | 25 g E

DER BAUKASTEN – DEIN NEUER BEGLEITER IN DER KÜCHE!

Fühl dich frei, nach Belieben zu mixen und matchen. Schau, was Küchen- und Kühlschrank hergeben und kombiniere, wie es dich gerade gelüstet. Dir sind keine Grenzen gesetzt und du kannst dabei ständig neue Gerichte kreieren. Zum Beispiel indem du das Gewürz oder eine Paste durch anderes oder indem du Frühlingsgemüse später im Jahr durch Herbstgemüse

EASY MATCHES – EINZELN GEPREPPT, DANN GANZ EASY ZUSAMMENGESTELLT

Carbs (siehe S. 100–103)	**Proteins (siehe S. 104–119)**	**Veggies (siehe S. 120–123)**	**Sauce (siehe S. 124–131)**	**Add-on**
Reis	Rinderragout	Ofengemüse		
Ofenkartoffeln	Gebackener Kabeljau	Gemüse aus dem Dämpfkörbchen	Basilkum-Cashew-Pesto	
Pasta	Tofuhack mit Champignons	Gemüse aus dem Dämpfkörbchen		Parmesan
Quark-Gnocchi	Saltimbocca mit Hähnchenbrust	Gedämpftes Gemüse	Ajvar	Schnittlauch
Ofenpfannkuchen	Seitangeschnetzeltes	Pochiertes Gemüse		Röstzwiebeln
Gebackene Süßkartoffeln	Hochrippensteak	Brokkoli aus dem Dämpfkörbchen	Erdnusssauce	
Quark-Gnocchi	Gebratene Lachsforelle	Asiagemüse		Sesam
Salzkartoffeln	Garnelen in Honig-Senf-Sauce	Rührgebratene Zuckerschoten (nur in wenig Öl gebraten und gesalzen)		Frühlingszwiebeln, fein geschnitten
Jasminreis	Eingelegte Eier mit der Marinade	Gemüse aus dem Dämpfkörbchen		Knuspriger Nuss-Samen-Mix (S. 163)
Kartoffelschnitze	Pochierte Hähnchenbrust	Kräuter	Sahne-Sauce	

ersetzt. So entstehen völlig neue Kreationen und du kannst ganz einfach nach Lust und Laune schnelle und gesunde Gerichte kochen. Bewege dich frei und picke dir auch mal nur ein oder zwei Kurzgerichte raus. Den Rest bereitest du zu, wie du es bereits kennst: Zum Beispiel gebratenen Tofu, pochiertes und gezupftes Hähnchenfleisch, die du mit Gemüse und Kohlenhydraten kombinierst. Als Sportler*in ist es total cool, selbst zu kochen – man kann sich problemlos mit allen Nährstoffen versorgen, es schmeckt lecker und man weiß einfach, was drin ist. Das ist supernachhaltig.

CREATIVE MATCHES – NEUE LIEBLINGSGERICHTE SCHNELL KREIERT

Bausteine	**Zubereitung**
Lamm auf knusprigem Curry-Brot: Brot (S. 144), Lammrückenfilet mit Currybutter (S. 105), Blattsalat, Balsamicosauce (S. 125)	Brotscheiben mit der Currybutter bestreichen, im Ofen kurz rösten. Lammrückenfilet in Tranchen schneiden, auf den Brotscheiben anrichten, mit Salat und Sauce servieren.
Überbackene Pasta: Pasta (S. 100), Tofuhack mit Champignons (S. 117), Parmesan, Apfelmus	Pasta in eine Auflaufform geben, Tofuhack darauf verteilen. Parmesan darüberreiben. Im Ofen überbacken. Mit Apfelmus servieren.
Reis-Pilz-Bowl: Sushireis (S. 100), gebackene Austernpilze (S. 117), Gurkenwürfelchen, Edamame, Wakame, Mangowürfelchen, Wasabisauce (S. 125), gehackte Noriblätter	Sushireis mit Pilzen, Gemüse, Wakame und Mango in einer Bowl anrichten. Wasabisauce darüberträufeln und mit Noriblättern garnieren. Tipp: Nach Belieben mit Spiegelei (S. 113) servieren.
Soba-Tofu-Bowl: Sobanudeln, glasierter Tofu (S. 116), gedämpftes Gemüse (S. 121), Babyspinat, Ingwer-Miso-Sauce (S. 124), Harissa, Röstzwiebeln	Gekochte Sobanudeln mit Gemüse und rohem Babyspinat in eine Bowl geben. Tofu darauf anrichten. Sauce darüberträufeln, Harissa darauf verteilen. Röstzwiebeln darüberstreuen.
Pfannkuchenwrap: Ofenpfannkuchen (S. 101), Rohschinken und Mozzarella, Ajvar (S. 129), Parmesan, Tomaten, Rucola	Ofenpfannkuchen mit der Füllung belegen, wenig Ajvar darüberträufeln. Parmesan darüberhobeln. Wie einen Wrap einrollen, halbieren und mit Salat servieren.
Kartoffelsalat: Salzkartoffeln (S. 100), Siedfleisch in Würfelchen (S. 104), Gurke, Tomaten, Edamame, Radieschen, rote Zwiebeln, Wasabisauce (S. 125)	Kartoffeln und Siedfleisch in eine Schüssel geben. Gemüse in Stücke schneiden und beigeben. Salatsauce darübergießen und gut mischen.
Überbackene Ofenkartoffeln: Ofenkartoffeln, Mozzarella in Scheiben geschnitten, Pesto, Blattsalat	Ofenkartoffeln etwa 5 Minuten vor Ende der Backzeit herausnehmen und mit Mozzarellascheiben belegen, fertig backen. Dann Pesto darüberträufeln. Mit Blattsalat servieren.
Pastasalat: Pasta (S. 100), hartgekochte Eier, halbierte Cocktailtomaten, Gurken- und Paprikawürfelchen, Rucola, entsteinte Oliven, Balsamicosauce (S. 125), Basilikumblätter, geröstete Pinienkerne	Pasta in eine Schüssel geben. Eier schälen, in Viertel schneiden. Gemüse und Oliven beigeben. Salatsauce darüberträufeln, mischen. Mit Basilikumblättern und Pinienkernen garnieren.

Create your Carbs

*Wir stellen immer wieder fest, dass sich Athlet*innen kaum um Kohlenhydratvielfalt bemühen. In unserem Küchenschrank (»Gear Check«, siehe S. 94) erhältst du mal einen Eindruck, wie abwechslungsreich das Thema Kohlenhydrate ist. Mit diesen einfachen Zubereitungsarten machen wir alle zu Carb-Virtuos*innen.*

Für je 2 Portionen

Getreide zubereiten

1 EL	**Olivenöl**
1	**kleine Zwiebel, fein gehackt**
120 g	**Reis, Bulgur, Gerste, Quinoa, Buchweizen o.ä.**
180 ml	**Gemüsebrühe**

Öl in einer Pfanne erhitzen. Zwiebel zugeben und glasig dünsten. Getreide zugeben, kurz mitdünsten. Brühe dazugießen, aufkochen lassen und das Getreide zugedeckt bei schwächster Hitze 15–20 Minuten quellen lassen.

! Tipps:
- Für Basmati-, Jasmin- oder Sushireis und andere Getreidesorten nur Wasser, Reis und wenig Salz zusammen aufkochen. Hitze reduzieren. Getreide bei schwächster Hitze zugedeckt garen, bis das Getreide das Wasser vollständig aufgenommen hat. Deckel dabei nie öffnen. Getreide mit einer Gabel vorsichtig lockern. Diese Zubereitungsart eignet sich perfekt für Bowls oder wenn du den Reis wie beim Fried Rice mit Ei (siehe S. 97) weiterverwendest.
- Mache vor dem Kochen immer einen kurzen Check, wie das Verhältnis vom gewählten Getreide zum Wasser sein soll (Packungsanweisung).

Zubereitungszeit etwa 20 Minuten
Nährwert pro Portion (½)
258 kcal | 6 g F | 46 g KH | 6 g E

Pasta/Kartoffeln garen

550 g	**festkochende Kartoffeln, geschält, gewürfelt oder**
400 g	**Pasta**
1,5 l	**Wasser**
1 EL	**Salz**

Wasser aufkochen und salzen. Kartoffeln oder Pasta ins kochende Wasser geben und bei mittlerer Hitze kochen, bis der gewünschte Garpunkt erreicht ist. Kartoffeln oder Pasta durch ein Sieb abgießen.

Kochzeit: Kartoffeln etwa 20 Minuten, Pasta nach Packungsanweisung.

! Tipp:
Langkornreis lässt sich auf dieselbe Art zubereiten.

Zubereitungszeit 15–20 Minuten
Nährwert pro Portion (½)
216 kcal | 1 g F | 45 g KH | 8 g E

Kartoffelschnitze

550 g	Kartoffeln oder Süßkartoffeln, ungeschält, in Spalten
1	Rosmarinzweig, Nadeln fein gehackt
2 EL	Öl
½–¾ TL	Salz

Kartoffeln in eine Schüssel geben. Rosmarinnadeln mit dem Öl zu den Kartoffeln geben und alles gut mischen. Kartoffeln auf ein mit Backpapier belegtes Blech verteilen. Blech in den kalten Ofen (Mitte) schieben und bei 200 °C (Ober- und Unterhitze) etwa 35 Minuten backen. Herausnehmen, salzen.

Zubereitungszeit etwa 10 Minuten
Backen etwa 35 Minuten
Nährwert pro Portion (½)
395 kcal | 11 g F | 66 g KH | 5 g E

Ofenpfannkuchen

75 g	Mehl
2 Prisen	Salz
3	Eier
200 ml	Wasser
2 EL	Olivenöl

Mehl und Salz in einer Schüssel mischen. Eier, Wasser und 1 EL Öl in einem Messbecher verrühren. Ei-Wasser mit einem Schneebesen in das Mehl rühren. Ofen und rundes Backblech (Ø 30 cm) bei 200 °C (Ober- und Unterhitze) vorheizen. Restliches Öl in die Form geben, schwenken. Teig in die Form gießen, Pfannkuchen etwa 15 Minuten backen. Pfannkuchen in Stücke schneiden, servieren.

Zubereitungszeit etwa 10 Minuten
Backen etwa 15 Minuten
Nährwert pro Portion (½)
384 kcal | 19 g F | 28 g KH | 14 g E

Quark-Gnocchi

1	Bund Schnittlauch (10 g), in feinen Röllchen
75 g	Mehl
50 g	Hartweizengrieß
150 g	Speisequark (20 % Fett)
1	Ei
½ TL	Salz plus etwas zum Kochen
wenig	frisch geriebene Muskatnuss

Schnittlauchröllchen mit allen Zutaten in einer Schüssel gut mischen. Zu einem kompakten Teig verarbeiten. Teig zugedeckt 15 Minuten ruhen lassen. Dann den Teig in einen Spritzbeutel ohne Tülle geben. Reichlich Salzwasser aufkochen. Teig durch den Spritzbeutel drücken und dabei mit einer Küchenschere direkt ins Wasser schneiden. Gnocchi bei schwacher Hitze köcheln lassen, bis sie an die Oberfläche steigen. Noch 3 Minuten ziehen lassen. Gut abtropfen lassen.

Zubereitungszeit etwa 30 Minuten
Nährwert pro Portion (½)
333 kcal | 8 g F | 47 g KH | 18 g E

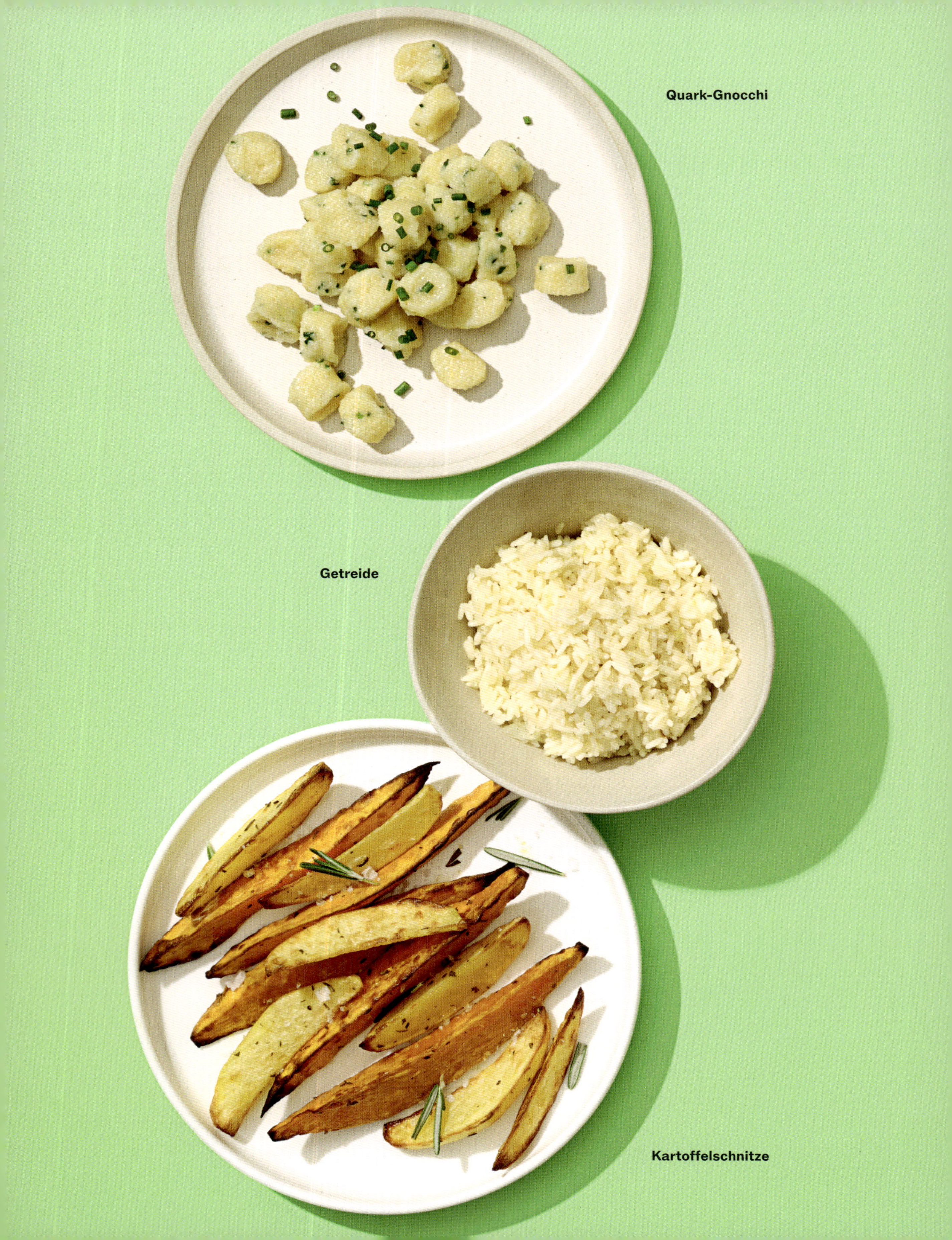
Quark-Gnocchi
Getreide
Kartoffelschnitze

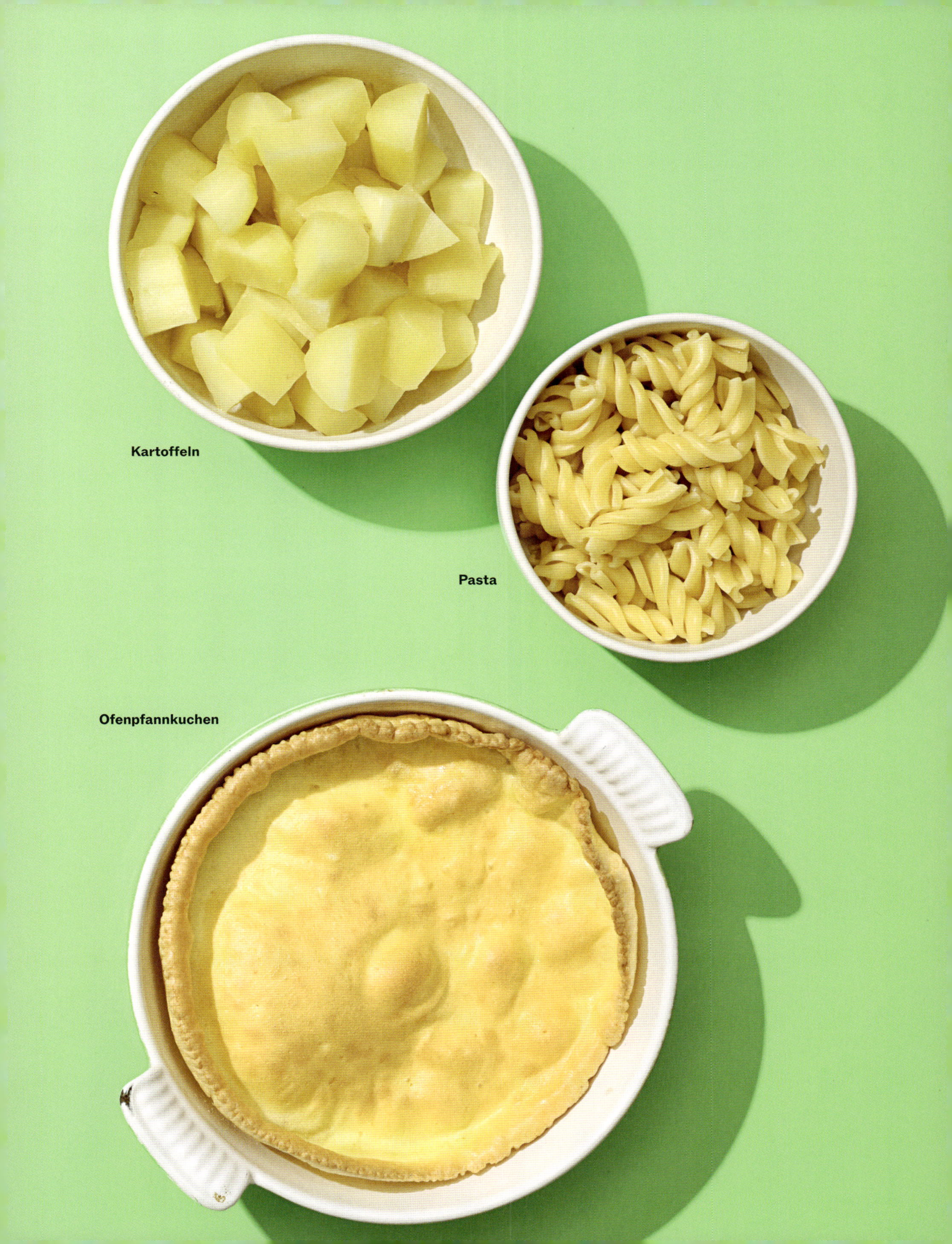
Kartoffeln
Pasta
Ofenpfannkuchen

Create your Meat

Vielfalt und Qualität – das stand ganz zuoberst auf unserer Mission List, als wir mit diesem Buch begonnen haben. Gerade beim Fleisch finden wir das wichtig. Eine tiergerechte Aufzucht trägt immer zu besserer Fleischqualität bei. Darum lieber Qualität statt Quantität – also nicht »Filet every day«. Mit diesen Garmethoden kannst du Second Cuts wunderbar zubereiten. Frag deinen Metzger/ deine Metzgerin, da kannst du was lernen!

Für je 2 Portionen

Rinderragout

400 g	**Ragout vom Rind (etwa 3 cm große Würfel)**
½ TL	**Salz, Pfeffer**
1 TL	**edelsüßes Paprikapulver**
1 EL	**Mehl**
1 EL	**Öl**
2	**Zwiebeln, in Streifen**
2	**Knoblauchzehen, fein gehackt**
1 EL	**Tomatenmark**
100 ml	**trockener Rotwein**
300 ml	**Fleischbrühe**

Fleisch in einer Schüssel mit Salz, Pfeffer, Paprikapulver und Mehl vermischen. Öl in einer beschichteten Pfanne erhitzen und Fleisch darin anbraten. Zwiebeln und Knoblauch in die Pfanne geben und mitbraten. Tomatenmark und Rotwein zugeben und aufkochen lassen. Dann die Brühe dazugießen. Rinderragout 60–70 Minuten zugedeckt schmoren.

Zubereitungszeit etwa 15 Minuten
Schmoren 60–70 Minuten
Nährwert pro Portion (½)
361 kcal | 8 g F | 19 g KH | 46 g E

Siedfleisch (Suppenfleisch)

1	**Zwiebel**
1	**Lorbeerblatt**
2	**Gewürznelken**
1 l	**Fleischbrühe**
1	**Rosmarinzweig**
400 g	**Siedfleisch (Suppenfleisch) vom Kalb oder Rind**

Zwiebel mit Lorbeerblatt und Nelken spicken. Fleischbrühe mit gespickter Zwiebel und Rosmarinzweig in einem Topf aufkochen lassen. Fleisch zugeben und zugedeckt bei schwächster Hitze 60–70 Minuten sieden lassen. Die Brühe darf dabei nicht kochen. Fleisch in Tranchen schneiden. Siedfleisch kalt oder warm servieren.

! Tipps:
- Anstelle von Siedfleisch Hähnchenbrustfilets verwenden und 12–14 Minuten knapp unter dem Siedepunkt garen. Das Fleisch kann anschließend zerzupft und mariniert werden.
- Das sehr dünn aufgeschnittene Fleisch für Vitello Tonnato verwenden.
- Brühe für einen Risotto oder eine Suppe verwenden.

Zubereitungszeit etwa 10 Minuten
Sieden 60–70 Minuten
Nährwert pro Portion (½)
291 kcal | 11 g F | 4 g KH | 43 g E

Saltimbocca mit Hähnchenbrust

2	**Hähnchenbrustfilets à etwa 150 g**
	Salz, Pfeffer
4	**Salbeiblätter**
4	**Scheiben Rohschinken**
2 EL	**Olivenöl**

Hähnchenbrustfilets von allen Seiten mit Salz und Pfeffer würzen. Je 2 Salbeiblätter darauflegen und die Filets mit dem Schinken umwickeln. Öl in einer beschichteten Pfanne erhitzen. Hähnchenbrustfilets rundherum 12–14 Minuten braten.

Zubereitungszeit etwa 20 Minuten
Nährwert pro Portion (½)
299 kcal | 14 g F | 1 g KH | 43 g E

Gegrilltes Hochrippensteak

1	**Oreganostängel, fein gehackt**
1	**Knoblauchzehe, fein gehackt**
1 EL	**Öl**
2	**Hochrippensteaks vom Rind à 160 g**
	Salz, Pfeffer

Oregano und Knoblauch mit dem Öl mischen. Steaks damit bestreichen. Eine Grillpfanne erhitzen. Steaks beidseitig 3–4 Minuten darin grillen. Mit Salz und Pfeffer würzen.

Zubereitungszeit etwa 15 Minuten
Nährwert pro Portion (½)
310 kcal | 19 g F | 1 g KH | 34 g E

Lammrückenfilet mit Currybutter

1 EL	**Öl zum Braten**
2	**Lammrückenfilets à 150 g**
	Salz, Pfeffer
50 g	**weiche Butter**
1 TL	**Madras-Curry**
1 TL	**frisch gepresster Limettensaft**
½ EL	**Cranberrys, fein gehackt**

Backofen auf 80 °C (Ober- und Unterhitze) vorheizen. Öl in einer beschichteten Pfanne erhitzen. Lammrückenfilets auf jeder Seite je 2 Minuten anbraten. Mit Salz und Pfeffer würzen. Fleisch in eine ofenfeste Form legen und etwa 45 Minuten garen, bis die Kerntemperatur von 58 °C erreicht ist. Butter, 2 Prisen Salz und Curry mit einer Gabel gut mischen. Limettensaft und Cranberrys gut daruntermischen. Butter zu den Lammrückenfilets servieren.

Zubereitungszeit etwa 10 Minuten
Garen etwa 45 Minuten
Nährwert pro Portion (½)
413 kcal | 30 g F | 4 g KH | 31 g E

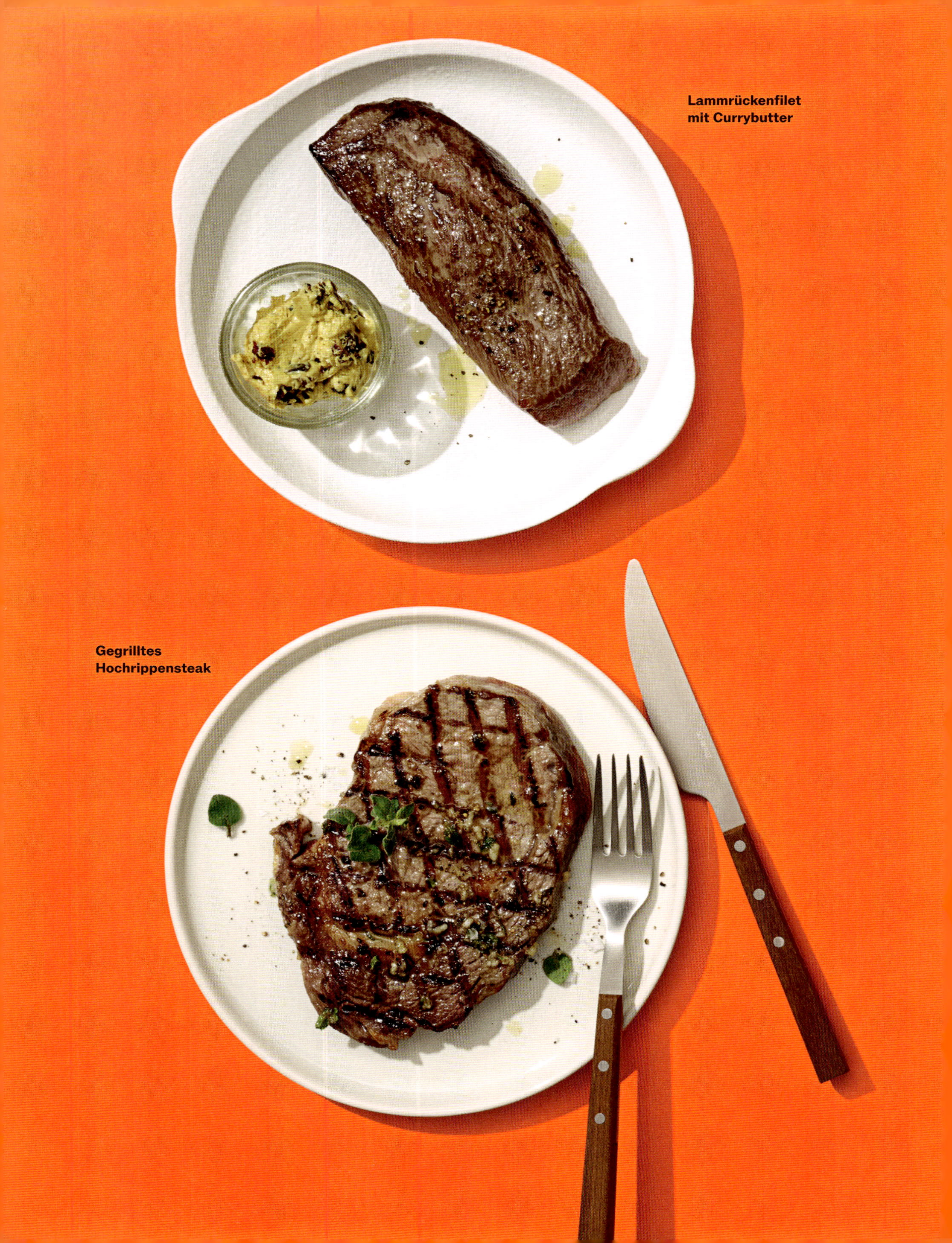

Lammrückenfilet
mit Currybutter

Gegrilltes
Hochrippensteak

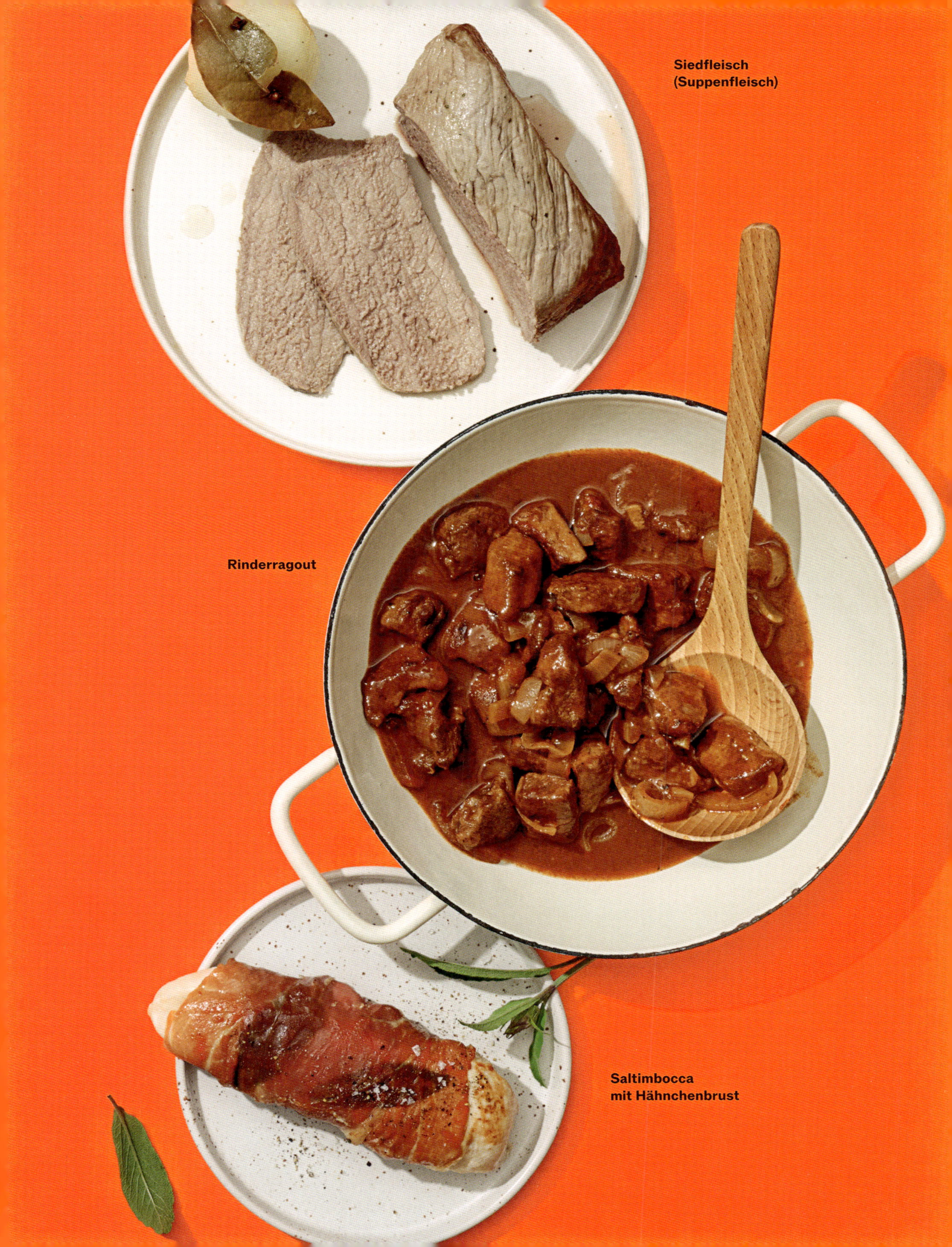
Siedfleisch
(Suppenfleisch)
Rinderragout
Saltimbocca
mit Hähnchenbrust

Create your Fish & Seafood

Die Welt der Fische bietet eine faszinierende Vielfalt und bestes Protein. Selbst die hochgelobten fetten Meeresfische (bitte aus Wildfang statt Zucht kaufen) sind noch verhältnismäßig mager und Meeresfrüchte sind in Sachen Fett sowieso ein Hauch von Nichts. Hier findest du raffinierte Zubereitungsmethoden, die dich zum Champion of the Sea machen.

Für je 2 Portionen

Gebratene Lachsforelle

340 g	**Lachsforellenfilets, mit Haut, ohne Gräten**
	Salz, Pfeffer
2 EL	**Mehl**
2 EL	**Butter zum Braten**
2	**Bio-Orangen-, -Zitronen- oder -Limettenschnitze**

Fischfilets mit Salz und Pfeffer würzen und mit Mehl bestäuben. Butter in einer beschichteten Pfanne erhitzen. Fischfilets beidseitig jeweils etwa 2 Minuten braten. Mit Zitrusschnitzen garnieren.

! Tipp:
Anstelle von Lachsforellenfilets andere Fischfilets, Garnelen, Tintenfischringe oder Jakobsmuscheln verwenden.

Zubereitungszeit etwa 10 Minuten
Nährwert pro Portion (½)
349 kcal | 20 g F | 12 g KH | 29 g E

Garnelen in Honig-Senf-Sauce

150 g	**Sahne**
50 ml	**Gemüsebrühe**
2 EL	**grober Senf**
½ EL	**flüssiger Honig**
¾ TL	**Salz, Pfeffer**
340 g	**rohe küchenfertige Garnelen**

Sahne, Gemüsebrühe, Senf und Honig in einem kleinen Topf zusammen aufkochen. Mit Salz und Pfeffer abschmecken. Garnelen in die Sauce geben, etwa 5 Minuten bei schwacher Hitze ziehen lassen, sodass sie innen noch etwas glasig sind.

! Tipp:
Anstelle von Garnelen Lachsfilets ohne Haut und Gräten in Stücken oder Jakobsmuscheln verwenden.

Zubereitungszeit etwa 10 Minuten
Nährwert pro Portion (½)
308 kcal | 20 g F | 9 g KH | 22 g E

Gebackener Kabeljau

340 g	**Kabeljaufilets**
½ TL	**Salz, Pfeffer**
6 EL	**gemahlene Mandeln**
1	**Knoblauchzehe**
1 Bund	**gemischte Kräuter, z. B. Petersilie, Basilikum, Dill**
2 EL	**Olivenöl**

Backofen auf 220 °C (Ober- und Unterhitze) vorheizen. Fischfilets salzen und pfeffern. Auf ein mit Backpapier belegtes Blech legen. Mandeln in eine kleine Schüssel geben, Knoblauch dazupressen. Fein gehackte Kräuter und Öl zugeben. Mit ½ TL Salz und Pfeffer würzen und verrühren. Nuss-Kräuter-Masse auf den Filets verteilen. Filets im Ofen (Mitte) 10–15 Minuten backen.

Zubereitungszeit etwa 10 Minuten, Backen 10–15 Minuten
Nährwert pro Portion (½)
458 kcal | 30 g F | 4 g KH | 43 g E

Zanderfiletpäckchen

½	**Salatgurke**
1	**Knoblauchzehe, fein gehackt**
4 Stängel	**Dill, gezupft**
2	**Zanderfilets à 170 g, ohne Haut und Gräten**
	Salz, Pfeffer
2 EL	**Olivenöl**
2 Scheiben	**Bio-Zitrone**

Geschälte und entkerne Gurke fein hobeln. Backofen auf 200 °C (Ober- und Unterhitze) vorheizen. Gurke mit Knoblauch und Dill mischen. In der Mitte von 2 Backpapierbögen verteilen. Fischfilets salzen, pfeffern und auf die Gurken legen. Das Öl darüberträufeln und die Zitronenscheiben auf die Fischfilets legen. Papier zu Päckchen einschlagen und den Fisch im Ofen (Mitte) 10–15 Minuten backen.

! Tipp:
Anstelle von Zanderfilets andere Fischfilets, Garnelen oder Jakobsmuscheln verwenden.

Zubereitungszeit etwa 15 Minuten, Backen 10–15 Minuten
Nährwert pro Portion (½)
275 kcal | 11 g F | 15 g KH | 35 g E

Jakobsmuschel-Ceviche

340 g	**sehr frische Jakobsmuscheln**
6 EL	**frisch gepresster Limettensaft**
	Salz, Pfeffer
2 EL	**Olivenöl**
1 TL	**Rohrohrzucker**
2	**Radieschen, in feinen Scheibchen**
½	**Frühlingszwiebel, in feinen Ringen**
4	**Kerbelstängel**

Jakobsmuscheln quer dritteln. Limettensaft mit Salz und Pfeffer in einer Schüssel verrühren. Mit den Jakobsmuscheln vermischen und 10–15 Minuten marinieren. Flüssigkeit abgießen. 3 EL davon mit Öl und Zucker gut verrühren. Jakobsmuscheln auf Tellern auslegen. Radieschen und Frühlingszwiebel darauf anrichten. Sauce darüberträufeln. Kerbelblättchen abzupfen darauf verteilen.

! Tipp:
Anstelle der Jakobsmuscheln sehr frische Lachsforellen-, Saibling- oder Zanderfilets, ohne Haut und Gräten, oder Garnelen verwenden. In Würfel oder Streifen schneiden.

Zubereitungszeit etwa 10 Minuten
Marinieren 10–15 Minuten
Nährwert pro Portion (½)
263 kcal | 14 g F | 12 g KH | 20 g E

Gebratene
Lachsforelle

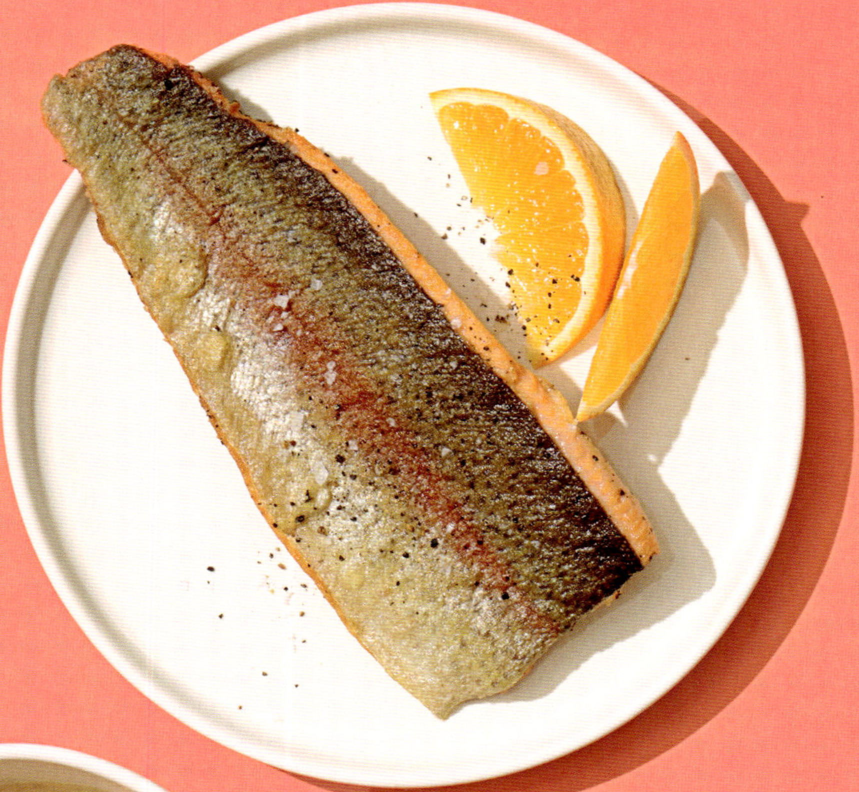

Garnelen in
Honig-Senf-Sauce

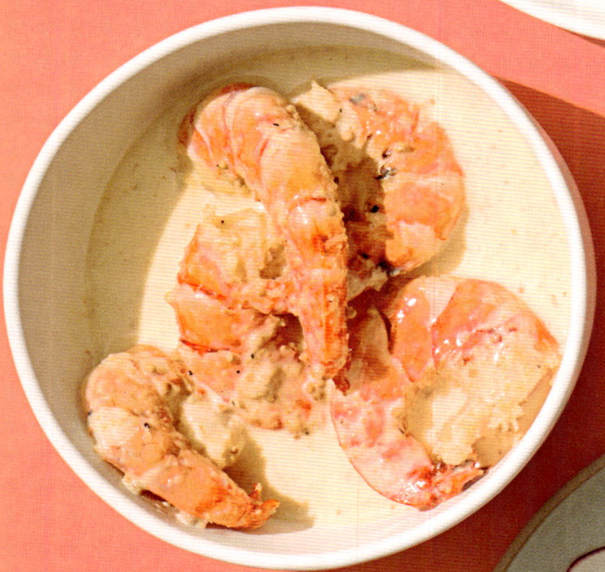

Jakobsmuschel-Ceviche

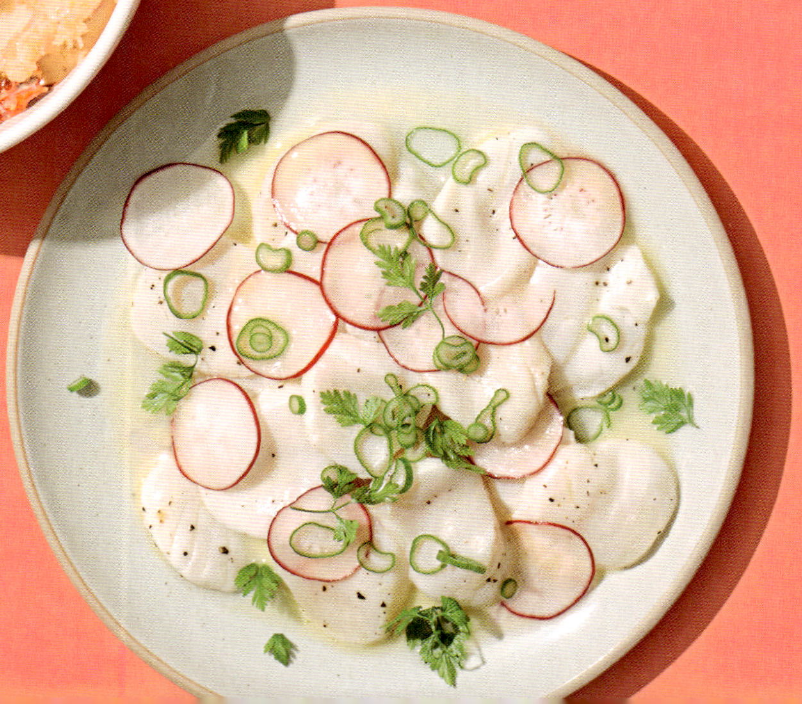

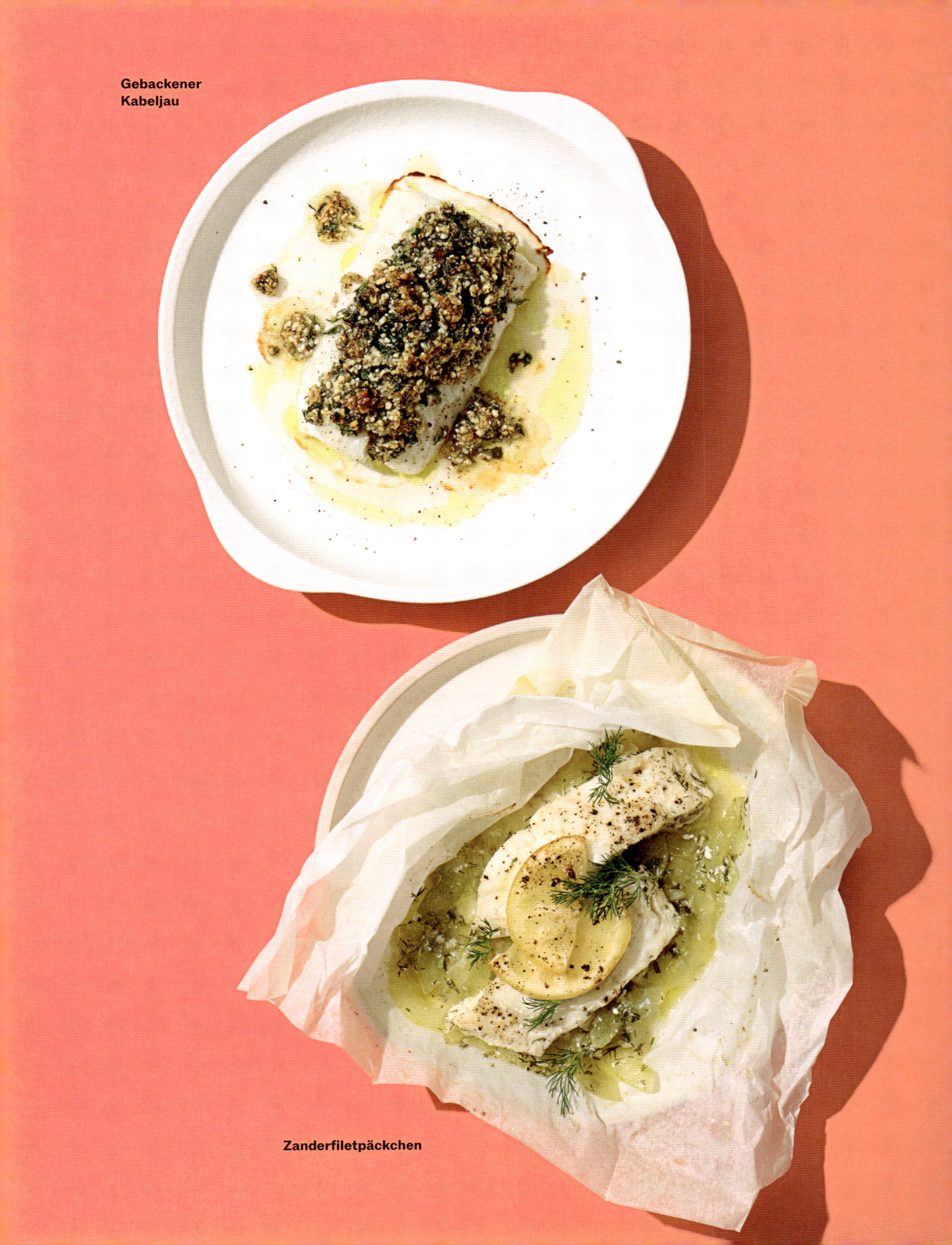

Gebackener Kabeljau

Zanderfiletpäckchen

Create your Eggs

Man könnte Eier getrost als Superfood bezeichnen. Proppenvoll mit wichtigen Mikronährstoffen, liefern sie dir insbesondere Eiweiß und Fett und sind eine Steilvorlage für deine Kreativität. Diese Varianten kannst du mit Gemüse bzw. Stärkebeilage ergänzen, sodass du deinen Appetit und Nährstoffbedarf sauber abdecken kannst. Übrigens: Das Cholesterinmärchen kannst du vergessen – dass dir Eier in Sachen Cholesterinspiegel schlecht mitspielen, stimmt einfach nicht. Schau aber gerne aufs Tierwohl und wertvolle Standards – das freut das Huhn und verbessert auch das Nährstoffprofil des Eis.

Für je 2 Portionen

Rührei | Omelett

	Butter zum Braten
4	**frische Eier**
100 ml	**Milch**
¼ TL	**Salz, Pfeffer**
2 EL	**Schnittlauchröllchen**

RÜHREI
Butter in einer beschichteten Pfanne erhitzen. Eier, Milch, Salz und Pfeffer in einer Schüssel gut verrühren und in die Pfanne gießen. Sobald die Eier zu stocken beginnen, mit dem Pfannenwender sanft auf dem Pfannenboden hin und her schieben, bis die Masse leicht flockig, aber noch feucht ist. Rührei auf Tellern mit Schnittlauch anrichten.

OMELETT
Butter in einer beschichteten Pfanne erhitzen. Eier, Milch, Salz und Pfeffer in einer Schüssel gut verrühren und die Hälfte davon in die Pfanne gießen. Sobald die Eier zu stocken beginnen, mit dem Pfannenwender 15–30 Sekunden hin und her schieben, bis die Masse leicht flockig ist (wie Rührei). Danach ohne zu rühren zu einem Omelett backen. Die Oberfläche soll feucht bleiben. Omelett überschlagen, auf Tellern anrichten, mit Schnittlauch garnieren. Mit der restlichen Eiermasse ebenso verfahren.

Zubereitungszeit etwa 10 Minuten
Nährwert pro Portion (½)
238 kcal | 18 g F | 3 g KH | 16 g E

Eingelegte Eier

4	**frische Eier**
25 g	**Ingwer, fein gehackt**
2	**Knoblauchzehen, fein gehackt**
1	**Frühlingszwiebel, fein gehackt**
1	**Zitronengrasstängel, Inneres fein gehackt**
1	**rote Peperoncini, fein gehackt**
100 ml	**Sojasauce**
50 g	**flüssiger Honig**
100 ml	**Wasser**

Eier wie Frühstückseier 7–10 Minuten kochen, sofort in Eiswasser auskühlen lassen und pellen. Ingwer, Knoblauch, Frühlingszwiebel, Zitronengras und Peperoncini in eine kleine Form geben. Mit Sojasauce, Honig und Wasser mischen. Eier in die Marinade legen, sodass sie vollständig bedeckt sind. Zugedeckt mindestens 6 Stunden oder über Nacht kühl stellen bzw. marinieren.

Zubereitungszeit etwa 15 Minuten
Marinieren etwa 6 Stunden
Nährwert pro Portion (½)
369 kcal | 39 g F | 56 g KH | 41 g E

Pochierte Eier

1 l	**Wasser**
60 ml	**Essig**
¼ TL	**Salz**
4	**frische Eier**

Wasser mit Essig und Salz aufkochen, dann Hitze reduzieren und knapp unter dem Siedepunkt köcheln lassen. Eier nacheinander einzeln in ein Teesieb aufschlagen, flüssiges Eiweiß etwas abtropfen lassen. Das Ei vorsichtig ins Wasser gleiten lassen. Mit den restlichen Eiern nacheinander ebenso verfahren. Eier knapp unter dem Siedepunkt 3–4 Minuten ziehen lassen. Mit einem Schaumlöffel vorsichtig aus dem Wasser heben und abtropfen lassen.

Zubereitungszeit etwa 10 Minuten
Nährwert pro Portion (½)
173 kcal | 12 g F | 2 g KH | 14 g E

Onsen-Eier

2 l	**Wasser**
4	**frische Eier**
	Fleur de sel

Wasser in einer Pfanne mit einem Thermometer, in einem Sous-Vide- oder Dampfgarer auf 70 °C erhitzen. Eier mit der Schale ins Wasser oder auf eine Garschale geben und 15 Minuten garen. Eier herausnehmen, aufschlagen, anrichten und salzen.

Zubereitungszeit etwa 20 Minuten
Nährwert pro Portion (½)
173 kcal | 12 g F | 2 g KH | 14 g E

Spiegeleier – klassisch | upside down

	Butter oder Öl zum Braten
4	**frische Eier**
	Salz, Pfeffer

KLASSISCH
Wenig Butter oder Öl in einer beschichteten Pfanne erhitzen. Eier aufschlagen und hineingeben. Hitze reduzieren und die Eier braten, bis das Eiweiß gestockt ist und das Eigelb eine wachsweiche Konsistenz angenommen hat. Mit Salz und Pfeffer würzen.

UPSIDE DOWN
Eier wie beim klassischen Spiegelei braten, wenden und kurz fertig braten.

! Tipp:
Eier mit Currymischungen, Ras el Hanout oder Za'tar würzen.

Zubereitungszeit etwa 10 Minuten
Nährwert pro Portion (½)
246 kcal | 20 g F | 2 g KH | 14 g E

Frühstückseier

4	**frische Eier**
	Wasser

Wasser in eine kleine Pfanne geben, bis der Boden etwa 2 cm hoch damit bedeckt ist. Vor dem Garen Eier mit einer Stecknadel vorsichtig einstechen. Eier zugeben. Wasser vorsichtig aufkochen. Wenn das Wasser kocht, Hitze auf kleine Stufe reduzieren. Eier nach Belieben 4–10 Minuten wachsweich bis hart kochen, herausnehmen. Kurz mit kaltem Wasser abschrecken, damit sie nicht weitergaren.

Zubereitungszeit etwa 10 Minuten
Nährwert pro Portion (½)
173 kcal | 12 g F | 2 g KH | 14 g E

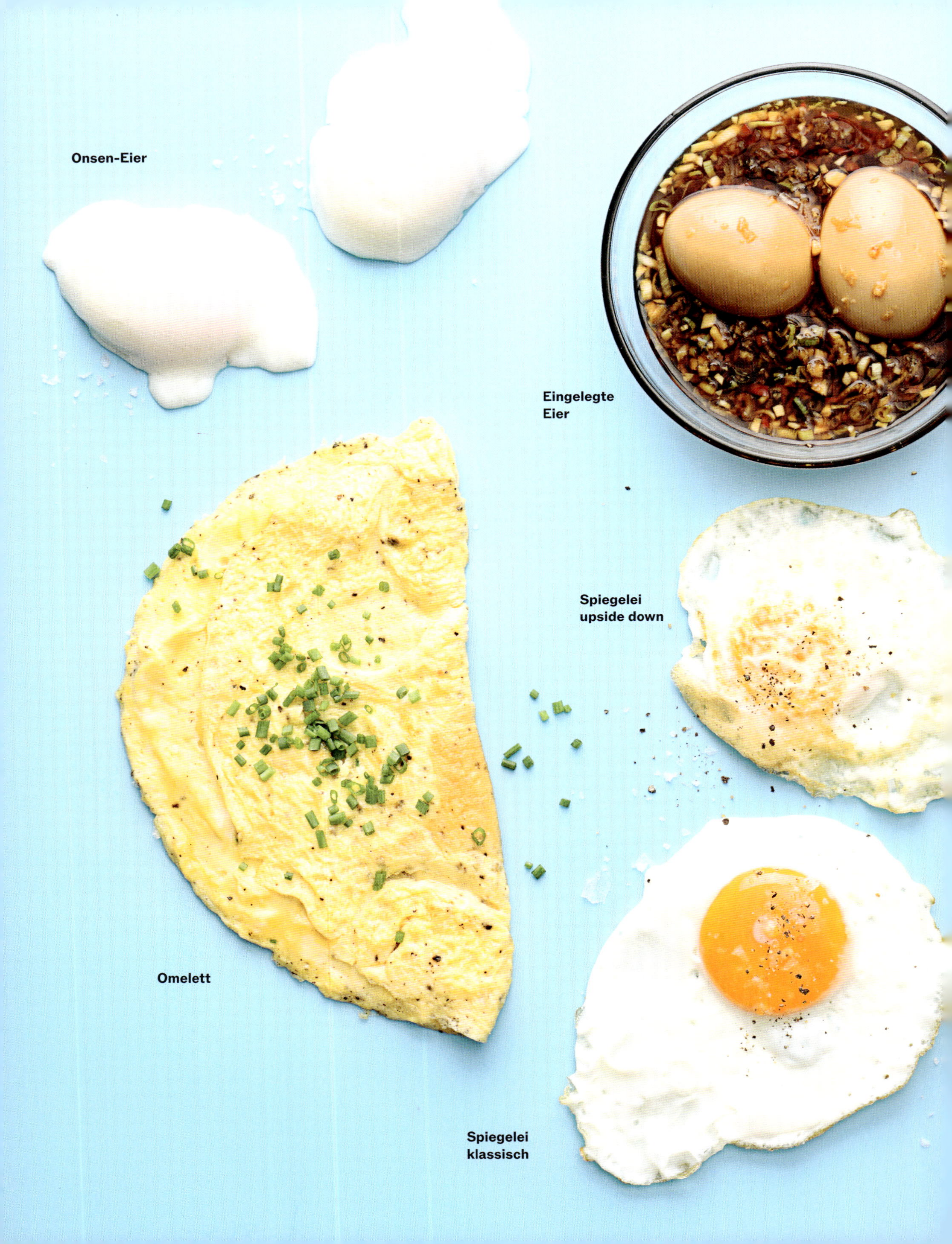
Onsen-Eier
Eingelegte Eier
Spiegelei upside down
Omelett
Spiegelei klassisch

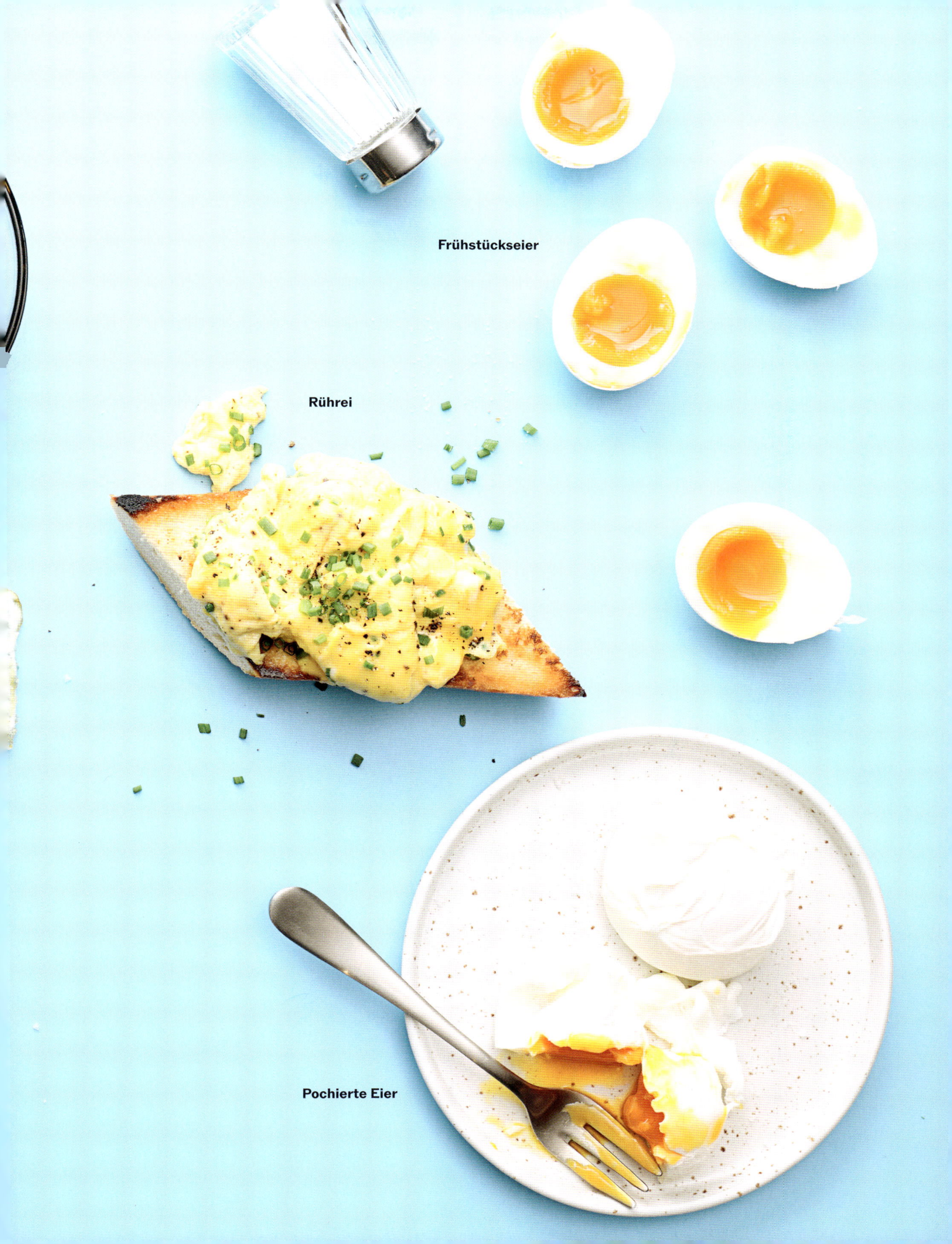
Frühstückseier
Rührei
Pochierte Eier

Create your Tofu & Co.

*Für Veganer*innen sind diese »Proteinkonzentrate« elementar, um ihren Aminosäurenbedarf zu decken. Auch hier gilt: je geringer die Verarbeitung eines Rohstoffs, desto wertvoller. Mache darum gerne einen Bogen um Vegan-Burger, -Würste und Co. Die in der Regel stark verarbeiteten Produkte schaden deiner Gesundheit. Back to the roots, aber lecker – das ist die Devise und damit eroberst du auch alle nicht-veganen Mägen!*

Für je 2 Portionen

Glasierter Tofu

3 EL	**Sojasauce**
2 EL	**Ahornsirup**
2 EL	**Wasser**
½ EL	**frisch gepresster Limettensaft**
1 TL	**Maisstärke**
1 EL	**geröstetes Sesamöl**
300 g	**geräucherter Tofu, in 5 mm dicken Scheiben**
	Schnittlauchröllchen zum Garnieren

Sojasauce, Ahornsirup, Wasser, Limettensaft und Maisstärke in einer Schüssel verrühren. Öl in einer beschichteten Pfanne erhitzen. Tofu beidseitig kurz darin anbraten. Sauce zugeben und so lange köcheln lassen, bis sie eingedickt ist. Tofu und Sauce anrichten und mit Schnittlauchröllchen garnieren.

Zubereitungszeit etwa 15 Minuten
Nährwert pro Portion (½)
286 kcal | 13 g F | 14 g KH | 15 g E

Seitangeschnetzeltes

	Erdnussöl zum Braten
250 g	**Seitangeschnetzeltes**
1	**Zitronengrasstängel, leicht gequetscht**
2	**Kaffir-Limettenblätter, leicht gequetscht**
1	**rote Chilischote, ohne Samen, in Ringen**
150 ml	**Kokosmilch**
2 EL	**Sojasauce**
1 EL	**Limettensaft**
½ TL	**Rohrohrzucker**
1	**Frühlingszwiebel, in feinen Ringen**

Öl in einer beschichteten Pfanne erhitzen und Seitan darin anbraten. Zitronengrasstängel, Limettenblätter und Chili zum Seitan geben und mitdünsten. Kokosmilch, Sojasauce, Limettensaft und Zucker zugeben, alles 5 Minuten köcheln lassen. Vor dem Servieren Zitronengras, Limettenblätter und Chili entfernen. Frühlingszwiebel daruntermischen.

Zubereitungszeit etwa 15 Minuten
Nährwert pro Portion (½)
365 kcal | 20 g F | 8 g KH | 35 g E

Gebackener Tofu

300 g	**Tofu, in Scheiben**
	Salz, Pfeffer
2 EL	**Thymian oder andere Kräuter, fein gehackt**
1	**Knoblauchzehe, gepresst**
30 g	**Panko (grobes Paniermehl)**
½	**Bio-Zitrone, abgeriebene Schale**
2 EL	**Olivenöl**

Tofu in eine ofenfeste Form legen. Mit Salz und Pfeffer würzen. Kräuter und Knoblauch mit Panko, Zitronenabrieb, ½ TL Salz und Pfeffer in einer Schüssel mischen. Öl darübergeben und vermischen. Auf den Tofuscheiben verteilen. Tofu in den kalten Ofen (Mitte) schieben und bei 220 °C (Ober- und Unterhitze) etwa 12 Minuten backen.

Zubereitungszeit etwa 10 Minuten
Backen etwa 12 Minuten
Nährwert pro Portion (½)
261 kcal | 17 g F | 11 g KH | 15 g E

Gebackene Austernpilze

450 g	**Austernpilze, in Stücke gezupft**
1	**Knoblauchzehe, fein gehackt**
12	**Salbeiblätter, fein geschnitten**
1 EL	**Olivenöl**
2 EL	**Sojasauce**
2 EL	**Wasser**
1½ EL	**Akazienhonig**
1½ EL	**Reisessig**

Backofen auf 220 °C (Umluft) vorheizen. Austernpilze und alle Zutaten bis auf den Reisessig in einer Schüssel mischen. Pilze auf ein mit Backpapier belegtes Blech geben und 18–20 Minuten backen. Nach der Hälfte der Backzeit wenden und fertig backen. Pilze herausnehmen, mit dem Reisessig mischen, servieren.

Zubereitungszeit etwa 10 Minuten, Backen 18–20 Minuten
Nährwert pro Portion (½)
186 kcal | 12 F | 14 KH | 6 E

Tofuhack mit Champignons

300 g	**Räuchertofu, grob gerieben**
1 TL	**edelsüßes Paprikapulver**
	Pfeffer
1 EL	**Mehl**
	Öl zum Braten
1	**Zwiebel, fein gehackt**
1	**Knoblauchzehe, fein gehackt**
200 g	**Champignons, in Scheiben**
300 ml	**Gemüsebrühe**
100 g	**Sahne**
¼ Bund	**Petersilie, gehackt**

Tofu mit Gewürzen und Mehl in einer Schüssel gut vermischen. Öl in einer Pfanne erhitzen und Zwiebeln, Knoblauch und Champignons darin andünsten. Tofu zugeben und mitbraten. Nach etwa 5 Minuten Gemüsebrühe dazugießen. Alles aufkochen und 5 Minuten köcheln lassen. Sahne zugeben, erhitzen und Petersilie daruntermischen.

Zubereitungszeit etwa 15 Minuten
Nährwert pro Portion (½)
362 kcal | 26 g F | 5 g KH | 18 g E

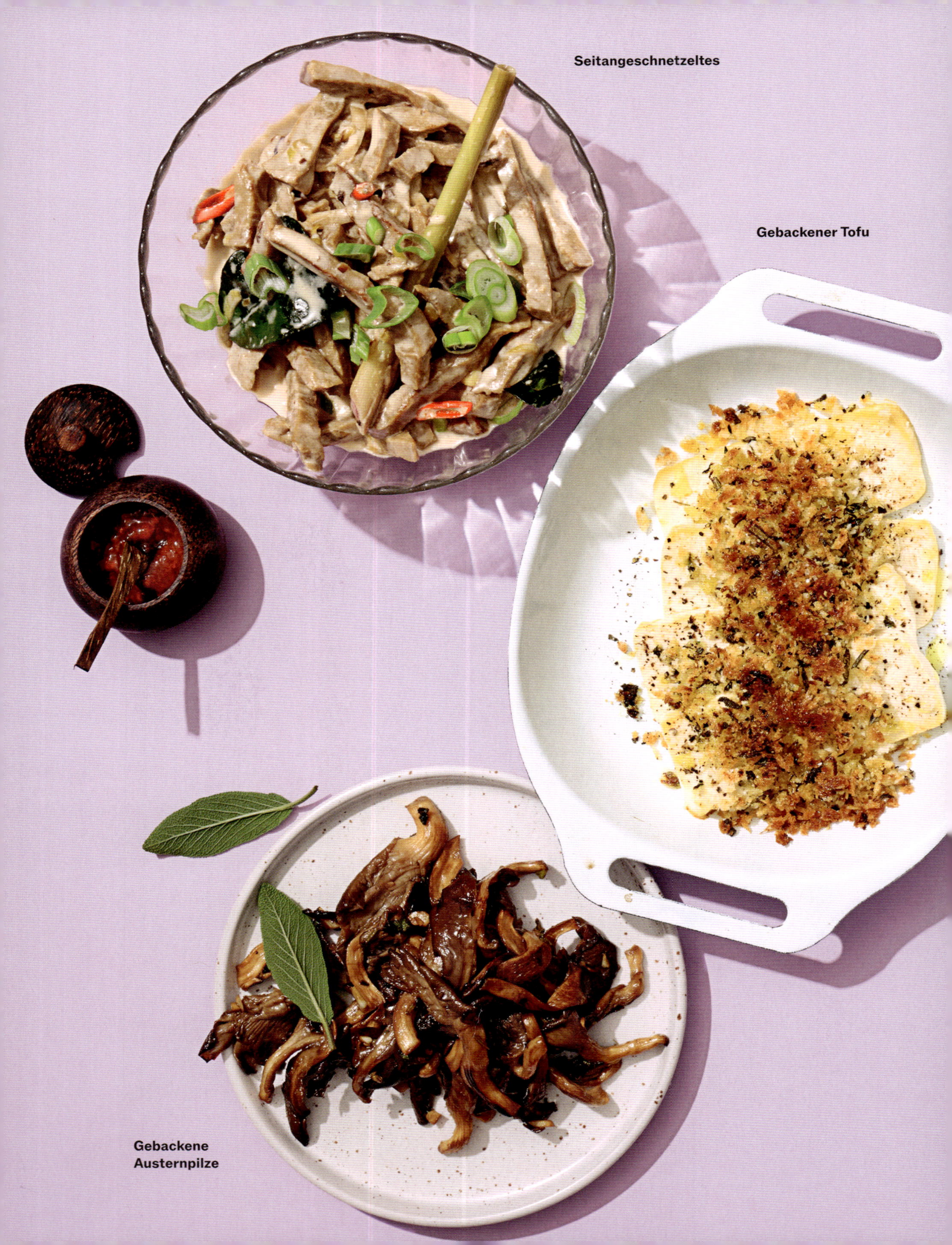
Seitangeschnetzeltes
Gebackener Tofu
Gebackene
Austernpilze

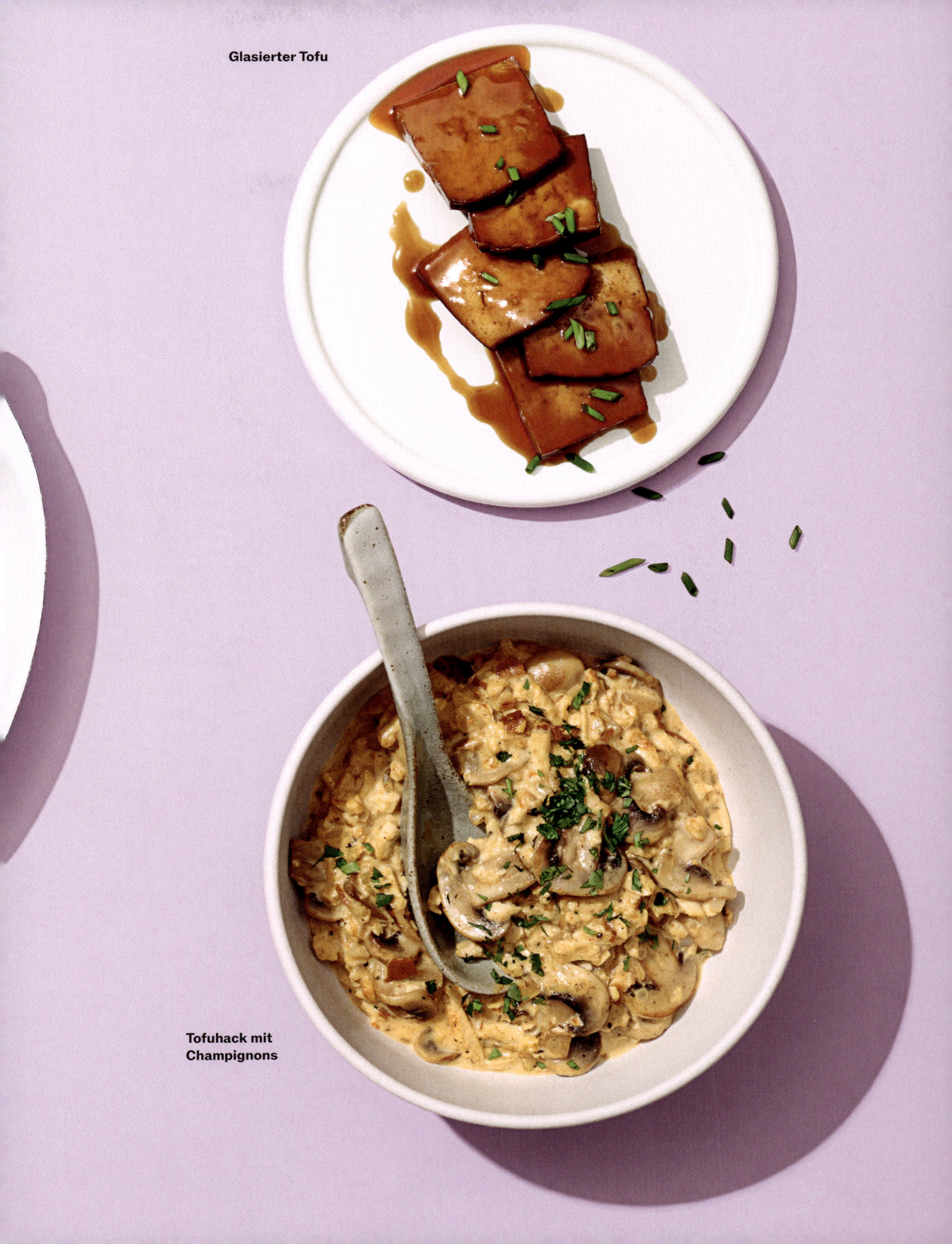

Glasierter Tofu

Tofuhack mit Champignons

Create your Veggies

Eat the rainbow – so einfach kannst du deine Ernährung verbessern: Immer schön bunte Teller mit farbigem Gemüse (und natürlich auch Früchten), am besten das, was gerade Saison hat. Um fünf faustgroße Portionen am Tag abzudecken,zeigen wir dir hier eine Vielfalt an Zubereitungsarten. Da haben Langeweile und Dosengemüse keinen Platz mehr!

Für je 2 Portionen

Gemüse aus dem Dämpfkörbchen

500–600 g	**Gemüse nach Belieben (es eignet sich fast alles, außer Spinat), in Stücken**
2 EL	**Olivenöl**
1 EL	**Kräuter, fein gehackt**
½	**Bio-Zitrone, abgeriebene Schale**
½ TL	**Salz, Pfeffer**

Dämpfkörbchen in eine Pfanne geben und so viel Wasser einfüllen, dass es knapp unter den Körbchenboden reicht. Gemüse im Körbchen verteilen und die Pfanne mit einem Deckel schließen. Das Wasser aufkochen lassen. Gemüse weich dämpfen, die Dauer ist abhängig von der Sorte. Inzwischen Öl, Kräuter, Zitronenabrieb, Salz und Pfeffer vermischen. Gemüse in eine Schüssel geben. Öl über das Gemüse träufeln und vorsichtig mischen.

Zubereitungszeit 15–20 Minuten
Nährwert pro Portion (½)
197 kcal | 10 g F | 17 g KH | 15 g E

Pfannengerührtes Gemüse

2 EL	**Olivenöl oder geröstetes Sesamöl**
500–600 g	**Gemüse (geputzt gewogen, z. B. Frühlingszwiebeln, Karotten, Lauch, Edamame, Paprika, Bohnen, Zuckerschoten, Mungbohnensprossen), fein geschnitten**
3 EL	**Sojasauce**
1 EL	**frisch gepresster Limettensaft**
1 TL	**Rohrohrzucker**
1 EL	**gerösteter Sesam**

Öl in einer großen beschichteten Pfanne erhitzen. Gemüse zugeben, unter Rühren braten, bis es bissfest ist. Sojasauce, Limettensaft, Zucker und Sesam daruntermischen.

Zubereitungszeit etwa 20 Minuten
Nährwert pro Portion (½)
315 kcal | 19 g F | 24 g KH | 10 g E

Gedämpftes Gemüse

1 EL	Butter
1 kleine	Zwiebel, fein gehackt
500–600 g	Gemüse nach Belieben (z. B. Karotten, Zucchini, Paprika, Tomaten, Blumenkohl, Spinat, Kohlrabi), in Stücken oder Stiften
½ TL	Salz, Pfeffer
½ Bund	Basilikum, fein geschnitten

Butter in einer Pfanne zerlassen. Zwiebel darin glasig dünsten. Gemüse zugeben, bei mittlerer Hitze mitdünsten. Mit Salz und Pfeffer würzen. Pfanne zudecken und das Gemüse im eigenen Saft 10 Minuten bei schwacher Hitze dünsten. Wenn nötig, noch 1–2 EL Wasser zugeben. Basilikum daruntermischen.

Zubereitungszeit etwa 20 Minuten
Nährwert pro Portion (½)
203 kcal | 8 g F | 24 g KH | 10 g E

Ofengemüse

600 g	gemischtes Wintergemüse (z. B. Pastinaken, Karotten, Rosenkohl, Rote Bete, Lauch, Sellerie), in Stücken
1 EL	Öl
je 1 Stängel	Rosmarin, Thymian und Salbei, fein gehackt
½ TL	Salz, Pfeffer

Gemüse in eine ofenfeste Form geben. Öl darüberträufeln und Kräuter darüberstreuen. Mit Salz und Pfeffer würzen. Alles gut mischen. Gemüse in den kalten Ofen (Mitte) schieben und bei 220 °C (Ober- und Unterhitze) 30–35 Minuten backen. Gemüse nach der Hälfte der Backzeit wenden.

Zubereitungszeit etwa 15 Minuten
Backen 30–35 Minuten
Nährwert pro Portion (½)
135 kcal | 6 g F | 15 g KH | 5 g E

Pochiertes Gemüse

800 ml	Gemüsebrühe
500–600 g	Gemüse nach Belieben, in feinen Stücken oder Stiften
100 ml	Kokosmilch oder Sahne
	Chili-Würzmischung, nach Belieben
¼ Bund	Koriander oder glatte Petersilie, fein gehackt
	Salz, Pfeffer

Brühe erhitzen, Gemüse hineingeben und knapp unter dem Siedepunkt ziehen lassen, bis es bissfest gegart ist. Brühe in einen Messbecher gießen und beiseitestellen. Kokosmilch zum Gemüse gießen, Chilimischung unterrühren und kurz erwärmen. Koriander oder Petersilie daruntermischen. Mit Salz und Pfeffer abschmecken.

! Tipp:
Brühe für einen Risotto oder eine Suppe verwenden.

Zubereitungszeit etwa 15 Minuten
Nährwert pro Portion (½)
132 kcal | 3 g F | 18 g KH | 8 g E

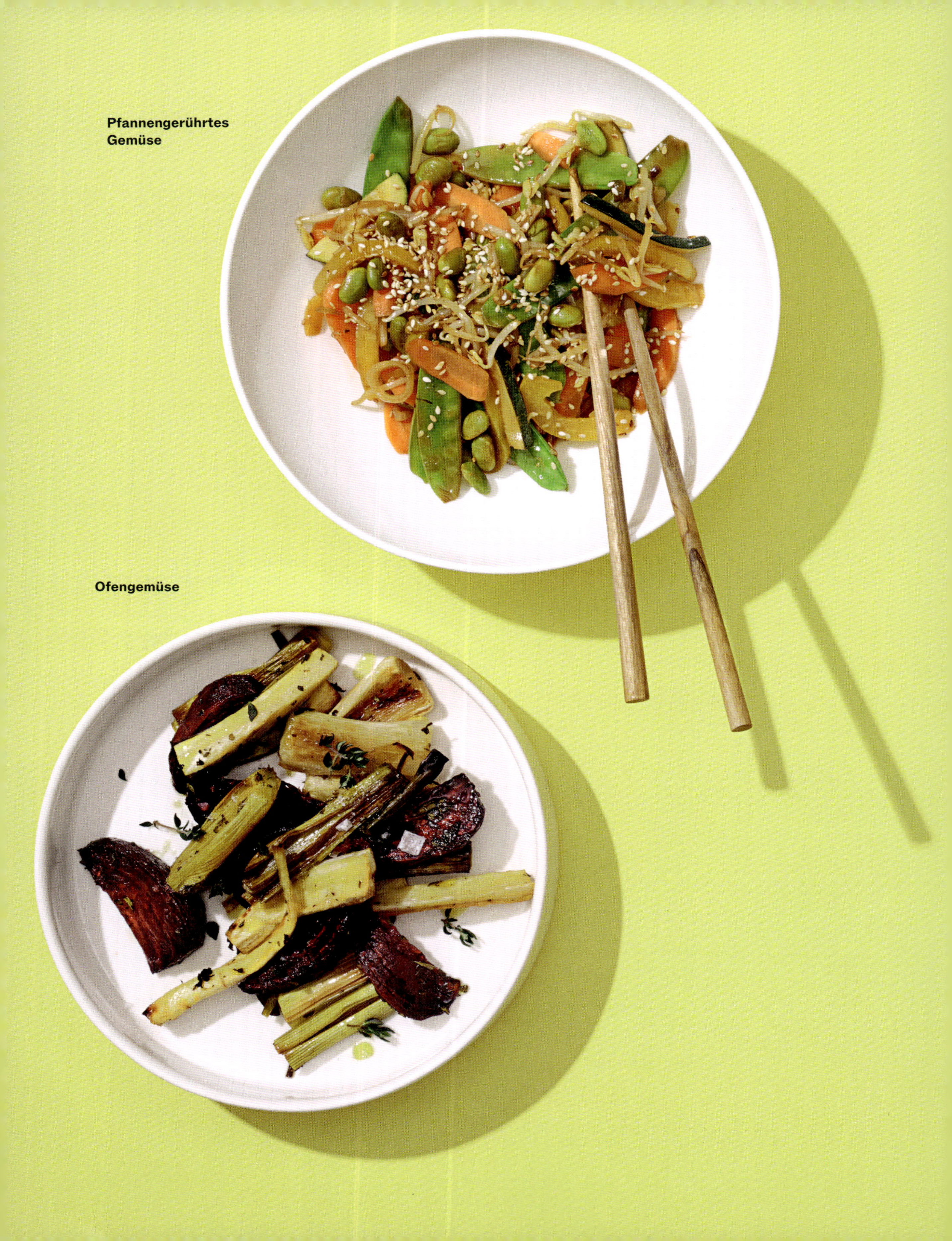

Pfannengerührtes
Gemüse

Ofengemüse

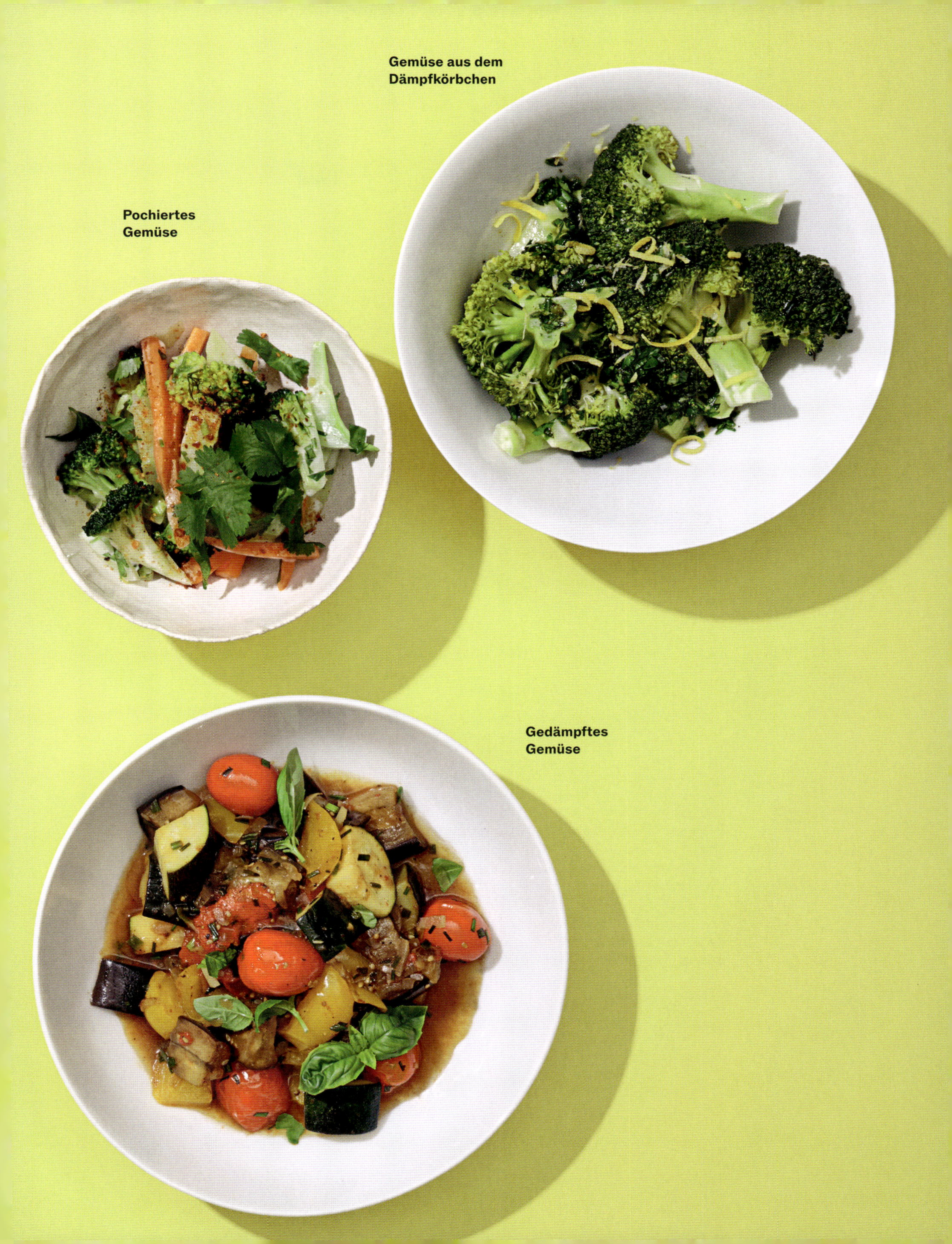
Gemüse aus dem Dämpfkörbchen
Pochiertes Gemüse
Gedämpftes Gemüse

Create your Salad Sauce

*Einen leckeren Saucenvorrat zu Hause zu haben, ist das beste Mittel gegen Langeweile auf dem Teller. Ob du damit einem frischen Salat das i-Tüpfelchen verleihst oder aus Resten (Carbs, Veggies, Protein) innerhalb einer Minute eine Bowl in deine Lunchbox zauberst – du wirst sie lieben. Fürchte dich ja nicht vor dem Fett oder dem Gerücht, Saucen seien nichts für Sportler. Wenn jemand mehr Energie braucht, dann sind das wir Sportler*innen. Und da wir gesunde, unverarbeitete Fette verwenden, liegst du damit goldrichtig.*

Für je etwa 550 ml

French Dressing

250 ml	**kräftige Gemüsebrühe**
1 EL	**Maisstärke**
100 ml	**Rapsöl**
75 ml	**Apfelessig**
1 EL	**Senf**
100 g	**griechischer Joghurt**
½ Bund	**Petersilie, Basilikum oder Dill**
	Salz, Pfeffer

Brühe und Maisstärke mit dem Schneebesen in einer Pfanne gut verrühren. Aufkochen lassen und bei mittlerer Hitze kochen, bis die Sauce eindickt. In einen Messbecher geben und auskühlen lassen. Öl, Apfelessig, Senf und Joghurt zugeben, mit dem Pürierstab fein pürieren. Fein gehackte Kräuter zugeben. Sauce mit Salz und Pfeffer abschmecken. In eine Flasche abfüllen und verschließen.

Zubereitungszeit etwa 15 Minuten
Nährwert pro Portion (55 ml)
107 kcal | 11 g F | 2 g KH | 1 g E

Ingwer-Miso-Sauce

3	**Medjool-Datteln, in Stücken**
2 EL	**Misopaste**
200 ml	**Wasser**
25 g	**Ingwer, gerieben**
100 ml	**mildes Öl**
50 ml	**geröstetes Sesamöl**
4 EL	**Sojasauce**
75 ml	**Reisessig**
	Salz nach Bedarf
2 EL	**gerösteter Sesam**

Datteln mit Miso und Wasser aufkochen. Etwa 5 Minuten köcheln lassen. In einen Messbecher geben und auskühlen lassen. Ingwer mit Öl, Sojasauce und Reisessig zugeben. Mit dem Pürierstab fein pürieren. Nach Bedarf mit Salz abschmecken. Sesam daruntermischen. In eine Flasche abfüllen und verschließen.

Zubereitungszeit etwa 15 Minuten
Nährwert pro Portion (40 ml)
147 kcal | 14 g F | 3 g KH | 2 g E

Balsamicosauce

250 ml	kräftige Gemüsebrühe
½ EL	Maisstärke
1 EL	Tomatenmark
150 ml	Olivenöl
150 ml	Aceto Balsamico
1 EL	flüssiger Honig
	Salz, Pfeffer

Brühe, Maisstärke und Tomatenmark mit dem Schneebesen in einer Pfanne gut verrühren, aufkochen lassen und bei mittlerer Hitze kochen, bis die Sauce eindickt. In einen Messbecher geben und auskühlen lassen. Öl, Balsamico und Honig zugeben und mit einem Pürierstab fein pürieren. Sauce mit Salz und Pfeffer abschmecken. In eine Flasche abfüllen und verschließen.

Zubereitungszeit etwa 15 Minuten
Nährwert pro Portion (45 ml)
135 kcal | 13 g F | 5 g KH | 1 g E

Wasabisauce

250 ml	kräftige Gemüsebrühe
1 EL	Maisstärke
100 ml	Rapsöl
100 ml	Balsamico bianco
1–2 EL	Wasabipaste
100 g	Crème fraîche
	Salz

Brühe und Maisstärke in einer Pfanne gut verrühren, aufkochen lassen und bei schwacher Hitze etwa 5 Minuten köcheln lassen. In einen Messbecher geben und auskühlen lassen. Restliche Zutaten zugeben und mit einem Pürierstab fein pürieren. Nach Bedarf mit Salz abschmecken. In eine Flasche abfüllen und verschließen.

Zubereitungszeit etwa 15 Minuten
Nährwert pro Portion (55 ml)
137 kcal | 14 g F | 3 g KH | 1 g E

Haltbarkeit aller Saucen:
im Kühlschrank 3 Wochen.

Tipps für alle Saucen:

- Die Saucen eignen sich für verschiedenste Salate. Lass deiner Fantasie freien Lauf!
- Mit der Mix & Match-Tabelle (siehe S. 98) kannst du dir deine Bowl nach Belieben zusammenstellen.

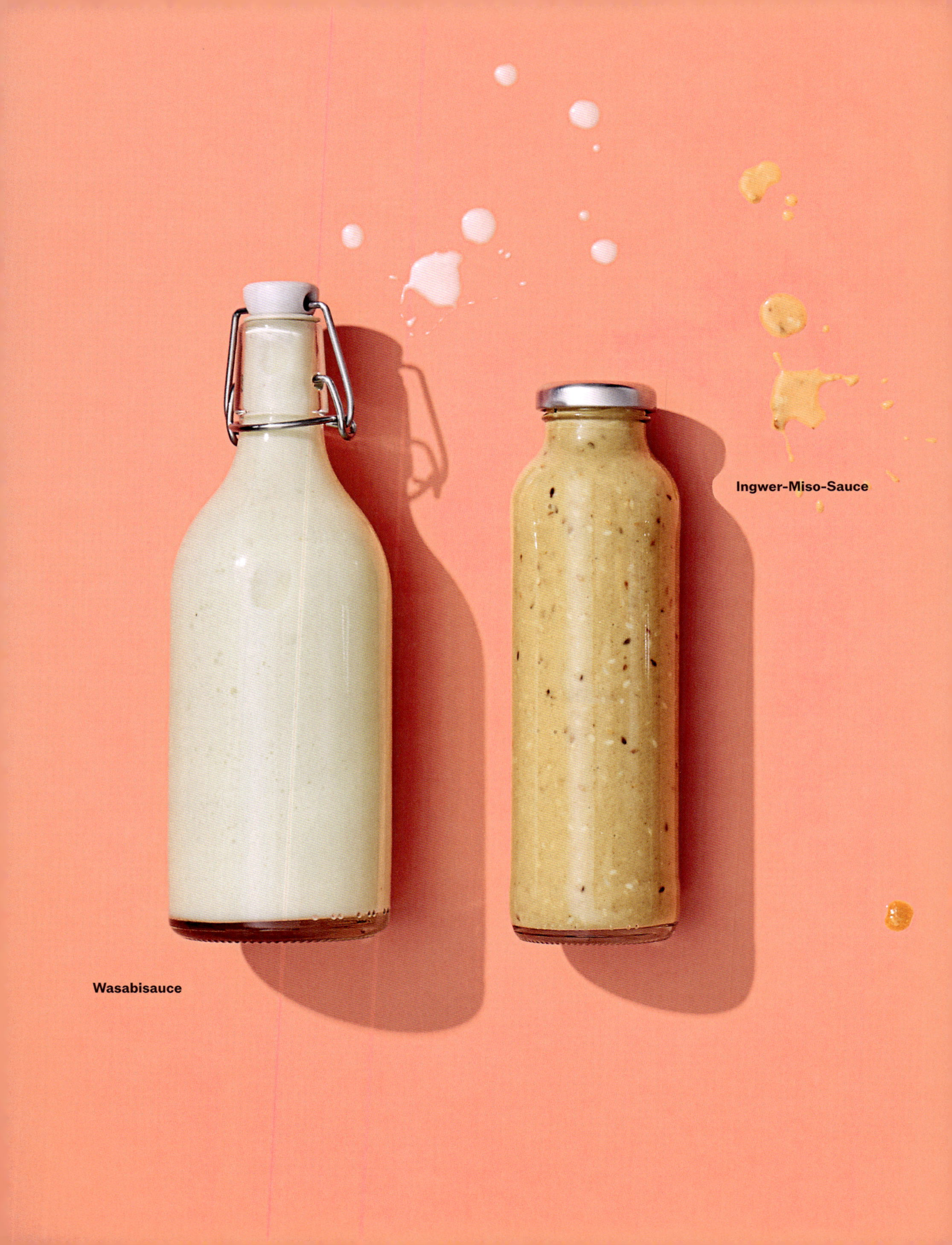
Ingwer-Miso-Sauce
Wasabisauce

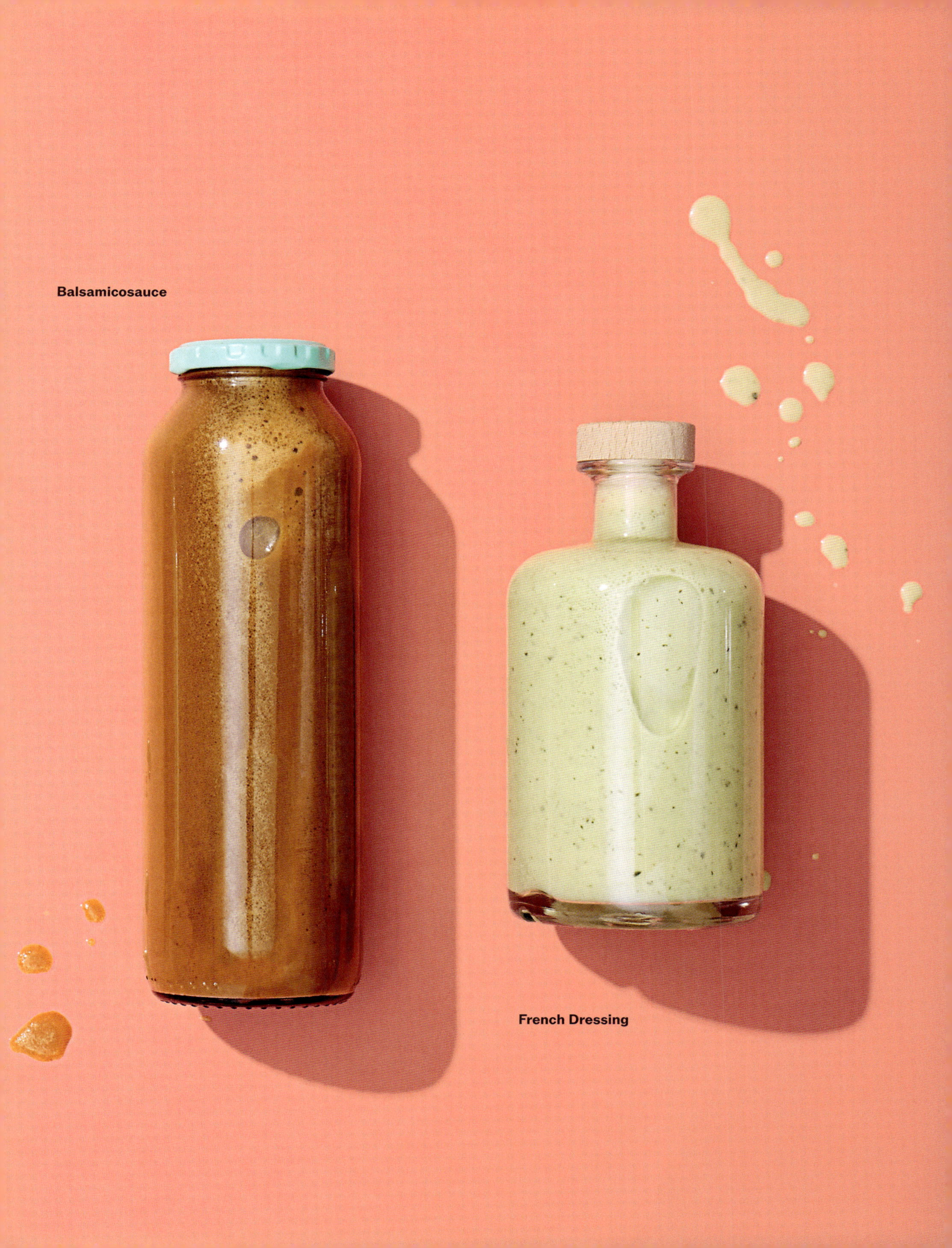

Balsamicosauce

French Dressing

Create your Sauce

Bei der Auswahl unserer »Baukasten-Saucen« war uns wichtig, dass du einfache Rezepte bekommst, bei denen du nicht stundenlang einkochen musst. Der französischen Haute-Cuisine-Legende Paul Bocuse wird die Aussage zugeschrieben, dass im Zweifelsfall einfach noch Butter fehlt, wenn eine Sauce noch nicht so ganz schmeckt. Nun ja, sounds pretty 80s, darum findest du hier vielseitige raffinierte Versionen, die sich hervorragend auf den unterschiedlichsten »Unterlagen« machen. Vor allem aber ist uns wichtig: Hände weg von Tütensaucen (gilt auch für -suppen)! Was in deiner Studizeit vielleicht noch praktisch und unbeschwert war, ist heute längst als ultra-processed food gebrandmarkt – zu Recht!

Erdnusssauce

100 ml	**Kokosmilch**
50 g	**Erdnussbutter, crunchy oder cremig**
2 EL	**Sojasauce**
1 EL	**frisch gepresster Limettensaft**
1 EL	**Srirachasauce**
1	**Knoblauchzehe, gepresst**
1	**Frühlingszwiebel, in feinen Ringen**
6 Stängel	**Koriander nach Belieben, fein gehackt**

Kokosmilch, Erdnussbutter, Sojasauce, Limettensaft, Srirachasauce und Knoblauch in eine Pfanne geben, mit einem Schneebesen verrühren. Aufkochen und kurz köcheln lassen. Frühlingszwiebel und Koriander in die Sauce rühren.

Zubereitungszeit etwa 10 Minuten
Für etwa 200 ml
Nährwert pro Portion (½)
309 kcal | 25 g F | 13 g KH | 8 g E

Kräuter-Sahne-Sauce

150 ml	**Gemüsebrühe**
100 g	**Sahne**
1 EL	**Maisstärke**
1	**Knoblauchzehe, gepresst**
2 EL	**geriebener Parmesan**
1 Bund	**gemischte Kräuter, fein gehackt**
	Salz, Pfeffer

Brühe, Sahne, Maisstärke, Knoblauch und Parmesan in einem Topf mit dem Schneebesen gut verrühren, aufkochen lassen. Kräuter zugeben und kurz köcheln lassen. Sauce mit Salz und Pfeffer abschmecken.

! Tipp:
Kräuter durch 1 EL Tomatenmark oder weitere 4 EL geriebenen Parmesan ersetzen.

Zubereitungszeit etwa 10 Minuten
Für etwa 250 ml
Nährwert pro Portion (½)
181 kcal | 15 g F | 6 g KH | 6 g E

Basilikum-Cashew-Pesto

40 g	**Basilikum**
4	**Knoblauchzehen**
100 g	**geröstete, gesalzene Cashewkerne**
100 g	**Parmesan, in Stücken**
200 ml	**Olivenöl**
½ TL	**Salz, Pfeffer**

Basilikumblätter, Knoblauch, Cashewkerne und Parmesan in den Foodprozessor geben. Hacken, bis die gewünschte Konsistenz erreicht ist. Öl, Salz und Pfeffer zugeben, vermischen und in Gläschen abfüllen.

Mit wenig Öl bedeckt im Kühlschrank etwa 2 Wochen, tiefgekühlt 6 Monate.

Zubereitungszeit etwa 10 Minuten
Für 2 Gläser à etwa 220 g
Nährwert pro Portion (40 g)
260 kcal | 25 g F | 4 g KH | 5 g E

Miso-Pilz-Sauce

1 EL	**geröstetes Sesamöl**
200 g	**Champignons, in Scheiben**
1	**Knoblauchzehe, gepresst**
1 EL	**Misopaste**
1 TL	**Maisstärke**
150 ml	**Wasser**
1 EL	**Ahornsirup**
	Pfeffer
1 EL	**gerösteter Sesam**

Öl in eine beschichtete Pfanne geben. Pilze und Knoblauch darin andünsten. Misopaste zugeben, kurz mitdünsten. Maisstärke mit Wasser und Ahornsirup verrühren, zugeben und mit Pfeffer würzen. Sauce etwa 10 Minuten köcheln lassen. Sesam unterrühren.

Zubereitungszeit etwa 15 Minuten
Für etwa 250 g
Nährwert pro Portion (½)
162 kcal | 10 g F | 13 g KH | 5 g E

Ajvar

4	**rote Paprikaschoten**
6	**große Knoblauchzehen**
175 g	**Lauch**
1–2 EL	**Harissa nach Belieben**
1 TL	**gemahlener Kreuzkümmel**
1 TL	**Salz**
50 ml	**Olivenöl**
25 ml	**Kräuteressig**

Paprika, Knoblauch und Lauch ungeschält und im Ganzen auf ein mit Backpapier belegtes Blech legen. Gemüse in den kalten Ofen (Mitte) schieben und bei 225 °C (Ober- und Unterhitze) etwa 45 Minuten backen. Knoblauch nach 20 Minuten herausnehmen. Restliches Gemüse weiterbacken, anschließend im geschlossenen Ofen 10 Minuten ruhen lassen. Haut und Samen der Paprika entfernen. Äußerste Schicht des Lauchs entfernen, Lauch grob hacken. Knoblauch schälen. Alles ausgekühlt in einen Foodprozessor geben. Restliche Zutaten zugeben und zu einer Paste verarbeiten. Sauce in 3 Gläschen mit Schraubdeckel füllen und gut verschließen

Im Kühlschrank etwa 2 Wochen, tiefgekühlt 6 Monate.

Zubereitungszeit etwa 20 Minuten
Backen etwa 45 Minuten
Für 3 Gläser à etwa 200 g
Nährwert pro Portion (20 g)
73 kcal | 5 g F | 5 g KH | 1 g E

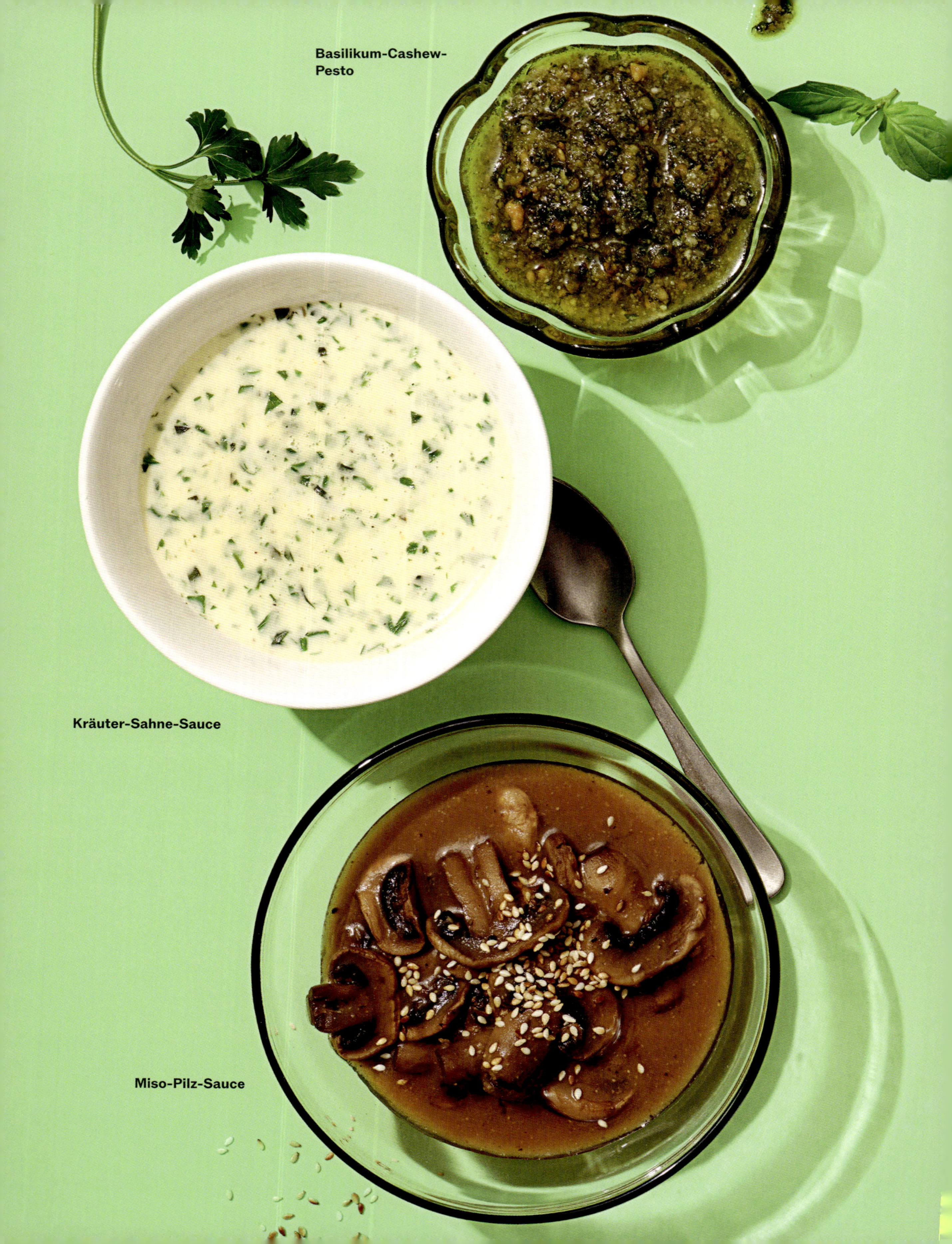
Basilikum-Cashew-
Pesto
Kräuter-Sahne-Sauce
Miso-Pilz-Sauce

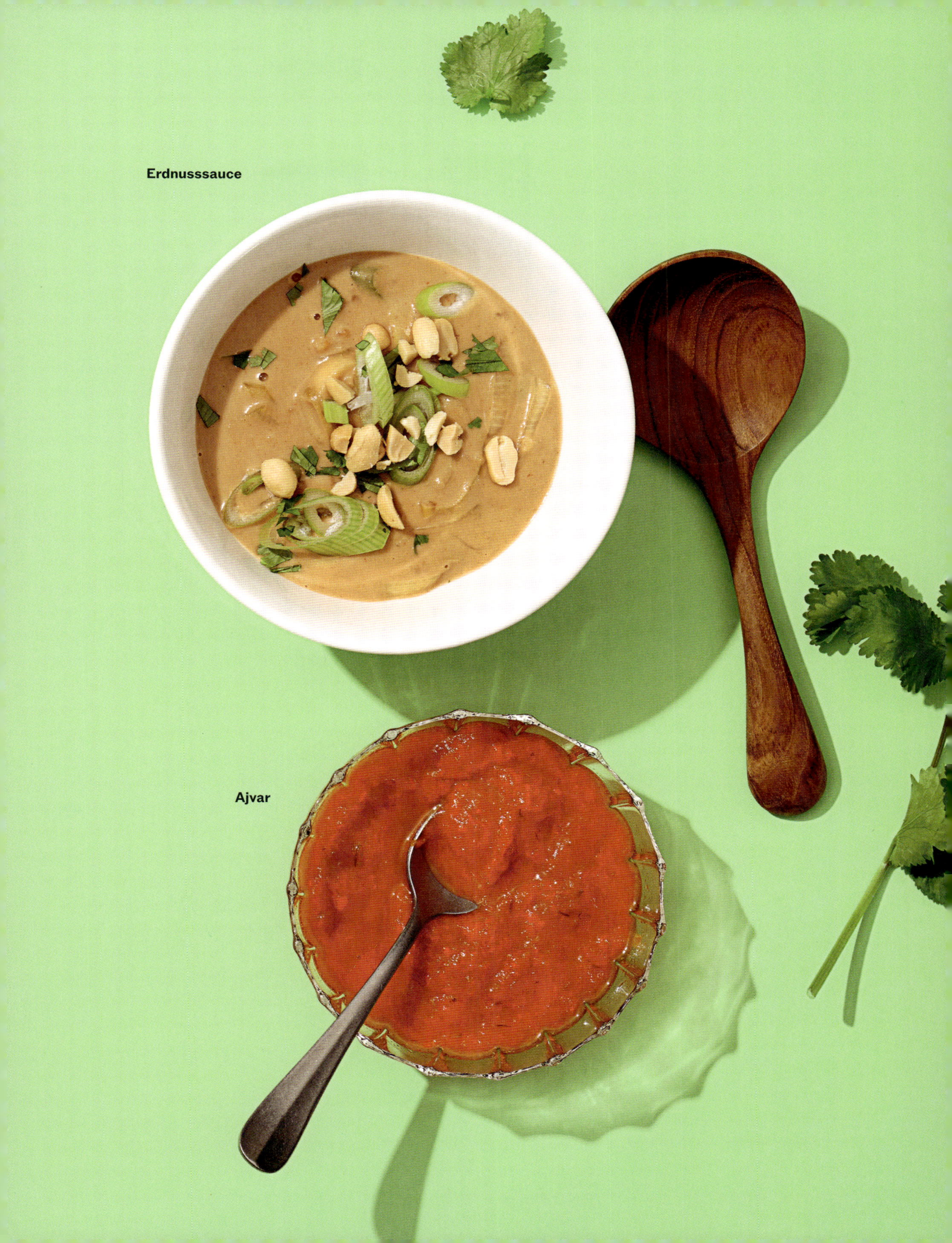
Erdnusssauce
Ajvar

Früh-stück

Langweilig frühstücken ist was für Schönwettersportler*innen. Unsere Rezepte für die kompromisslose Ultra-Trail-Heldin und den ambitionierten Gravel-Wolf geben dir den Kickstart in den Tag. Performance-Füchse, die ihren Nährstoffbedürfnissen noch genauer gerecht werden wollen, lernen im Kapitel »Winning Habits« (ab S. 64), die Rezepte für das Performance-Plus anzupassen.

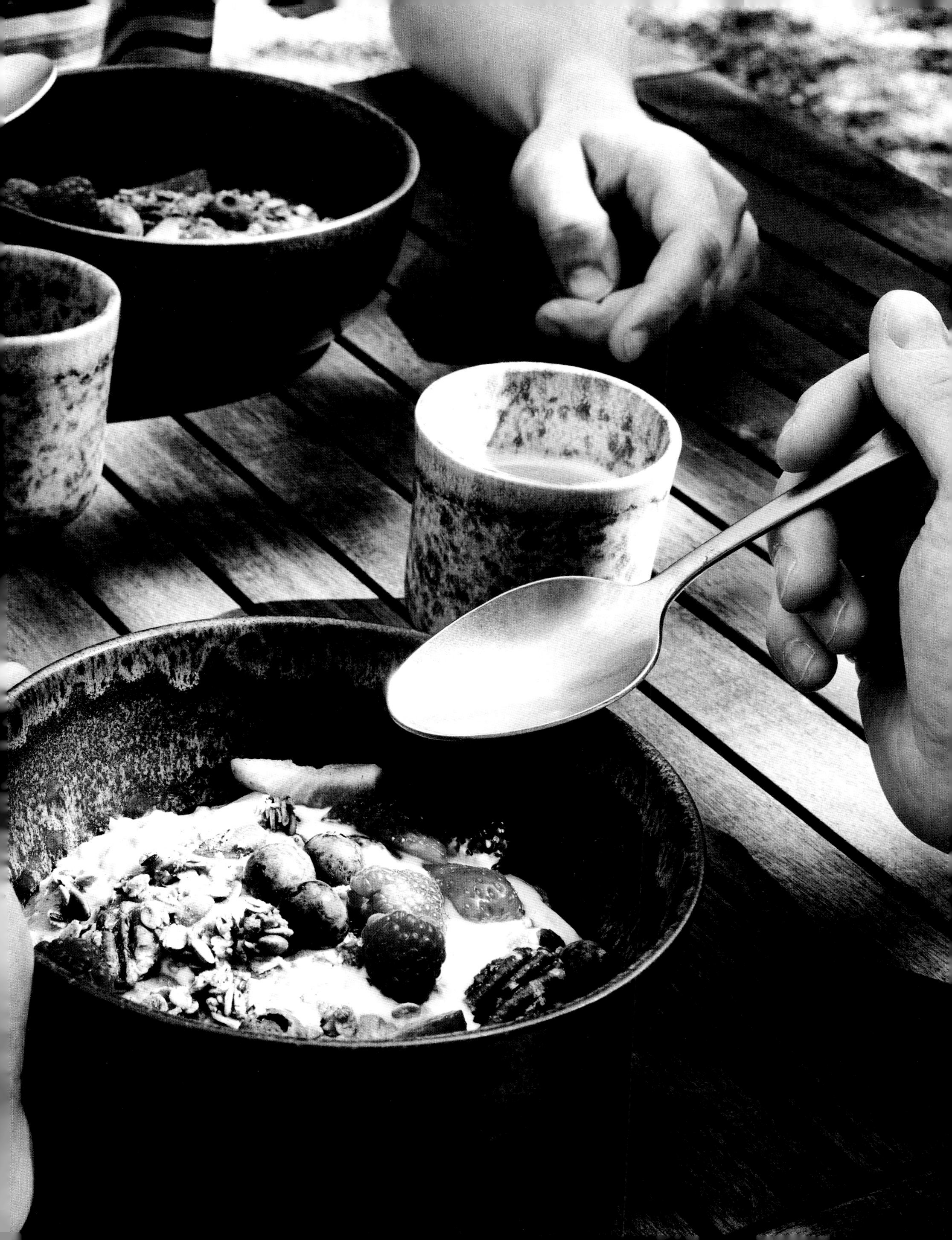

Pancakes mit Beeren

*Dieses Rezept gehörte zu den Favoriten-Frühstücken in den Trainingslagern, die wir kulinarisch begleiten durften. Braucht etwas Zeit und Kochgeschick, aber wenn du keinen ausgewiesenen Koch dabei hast, dann mach doch eine kleine Challenge daraus. Der oder die letzte der Gruppe wird zum Küchendienst am nächsten Morgen verdonnert. Es gibt nichts Schöneres in puncto Teambuilding, als wenn du für deine Kolleg*innen sorgen kannst.*

Für 2 Portionen (oder 6 Pfannkuchen à etwa 40 g), Zubereitungszeit etwa 20 Minuten

1

125 g	**Vollkornreismehl oder anderes Mehl**
25 g	**Zucker**
¼ TL	**Salz**
¼ TL	**Natron**
35 g	**Rapsöl plus wenig Öl zum Ausbacken**
1	**Ei**
75 ml	**Milch**

Mehl, Zucker, Salz und Natron in einer Schüssel mischen. Öl, Ei und Milch in einem Messbecher gut verrühren. Zu den trockenen Zutaten gießen und mit dem Schneebesen gut verrühren, bis ein homogener Teig entsteht. Teig 15 Minuten zugedeckt stehen lassen.

Wenig Öl in einer beschichteten Pfanne erhitzen. Hitze reduzieren. Pro Pancake etwa 2 EL Teig in die Pfanne geben. Pancakes bei mittlerer bis schwacher Hitze ausbacken. Pancakes erst wenden, wenn der Teig an der Oberfläche trocken wird, nur kurz fertig backen. Restliche Pancakes ebenso zubereiten.

Hinweis: Wenn du ein Waffeleisen besitzt, kannst du den Teig als Waffeln ausbacken. Ergibt etwa 4 Waffeln.

2

BELAG	
100 g	**Speisequark (20 % Fett) oder griechischer Joghurt**
250 g	**Beeren oder andere Früchte**
2 EL	**Ahornsirup**
	wenig Zimt

Je 3 Pancakes auf einen Teller legen. Quark oder griechischen Joghurt auf den Pancakes verteilen und Beeren daraufgeben. Ahornsirup darüberträufeln. Mit etwas Zimt bestäuben.

! Tipp:
Doppelte Menge Pancaketeig zubereiten und alle Pancakes backen. Die Hälfte der Pancakes direkt nach dem Auskühlen in einen Gefrierbeutel verpacken, gut verschließen und sofort einfrieren. Pancakes portionenweise herausnehmen und im Toaster auftauen lassen.

614 kcal · 24 g · 79 g · 20 g — Nährwert pro Portion (½)

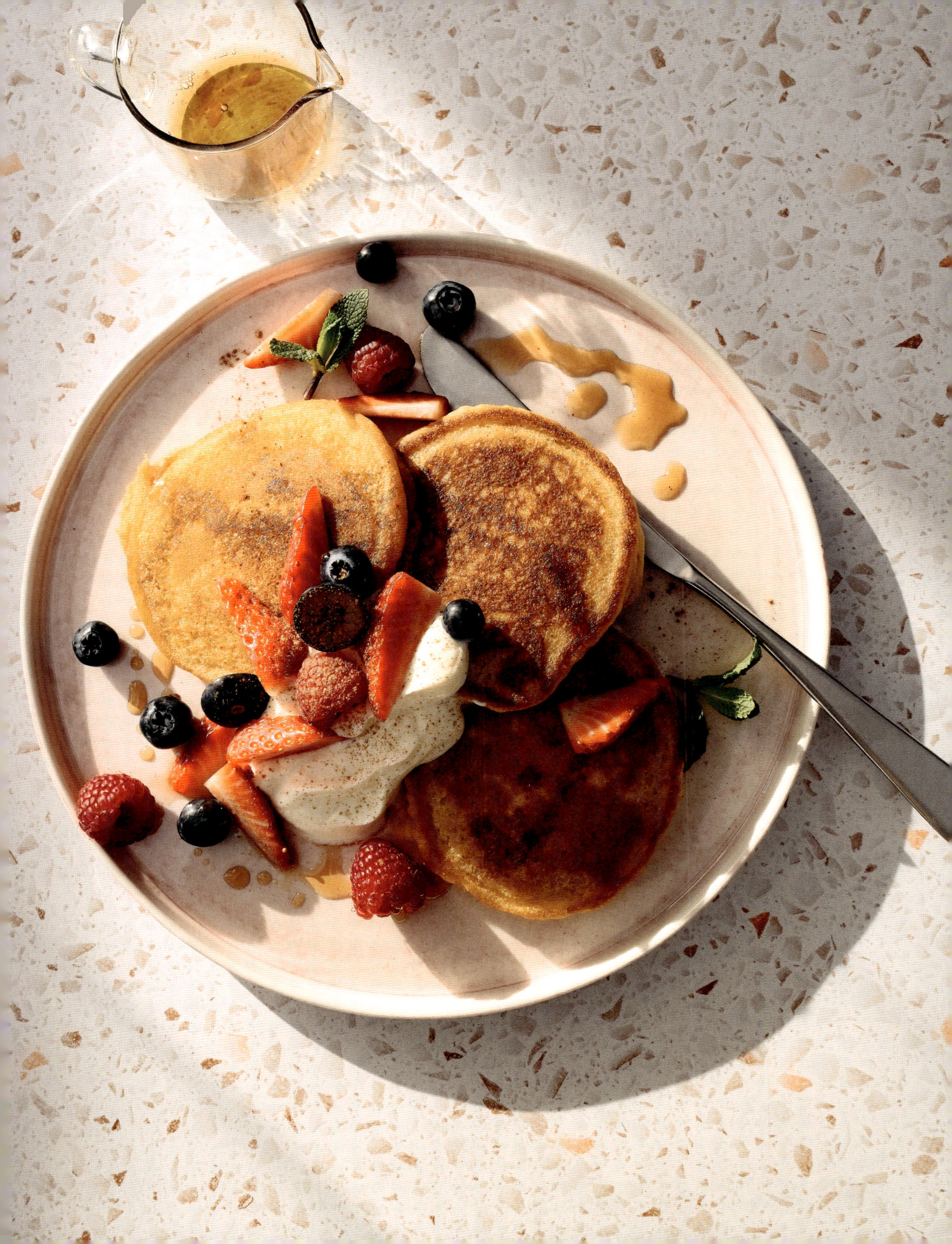

Avocadobrote mit geräucherten Fischfilets

Du fühlst dich direkt in deinen letzten Urlaub zurückversetzt. »Avo Toast« hat die Welt über die Hipster-Cafés von Berlin und London bis Sydney erobert. Wir wissen auch, wieso: Wenn's nicht gleich am Morgen sportlich zur Sache geht, hast du ein sättigendes Frühstück mit hochwertigem Fett, einer schönen Portion Eiweiß und wertvollen Mikronährstoffen. Und das Beste: im Handumdrehen ready! Um den Flat White musst du dich aber selbst kümmern …

Für 2 Portionen, Zubereitungszeit etwa 15 Minuten

1

2 Scheiben	**Brot à 75 g**

Brotscheiben toasten.

2

1	**Avocado**
1 EL	**frisch gepresster Limettensaft**
	Salz, Pfeffer
50 g	**Speisequark (20 % Fett)**
50 g	**Microgreens oder Rucola**

Avocado halbieren, Stein entfernen, Fruchtfleisch aus der Schale herauslösen und auf einem Teller mit einer Gabel zerdrücken. Limettensaft zugeben. Mit Salz und Pfeffer würzen. Quark und Avocado auf den Broten verteilen. Microgreens oder Rucola daraufgeben.

3

200 g **2**	**geräucherte Fischfilets (z. B. Forelle, Lachs) oder Eier nach Wahl (siehe S. 112–113)**
3 EL	**Salatsauce nach Belieben (siehe S. 124–125)**
2 EL	**knuspriger Nuss-Samen-Mix (siehe S. 163)**

Fischfilets oder Eier darauflegen. Salatsauce darüberträufeln. Mit Nuss-Samen-Mix garnieren.

697 kcal | 41 g | 40 g | 38 g

Nährwert pro Portion (½)

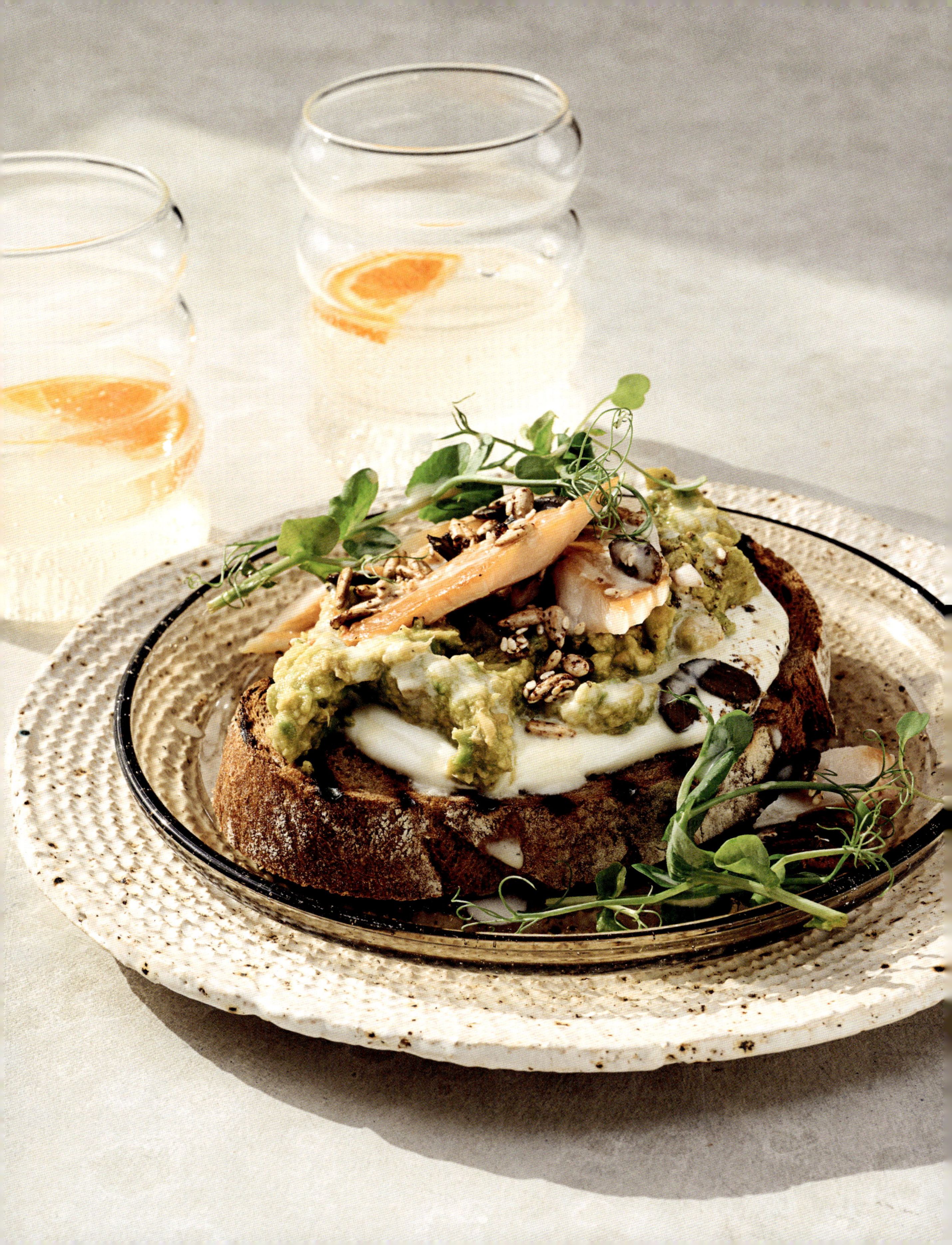

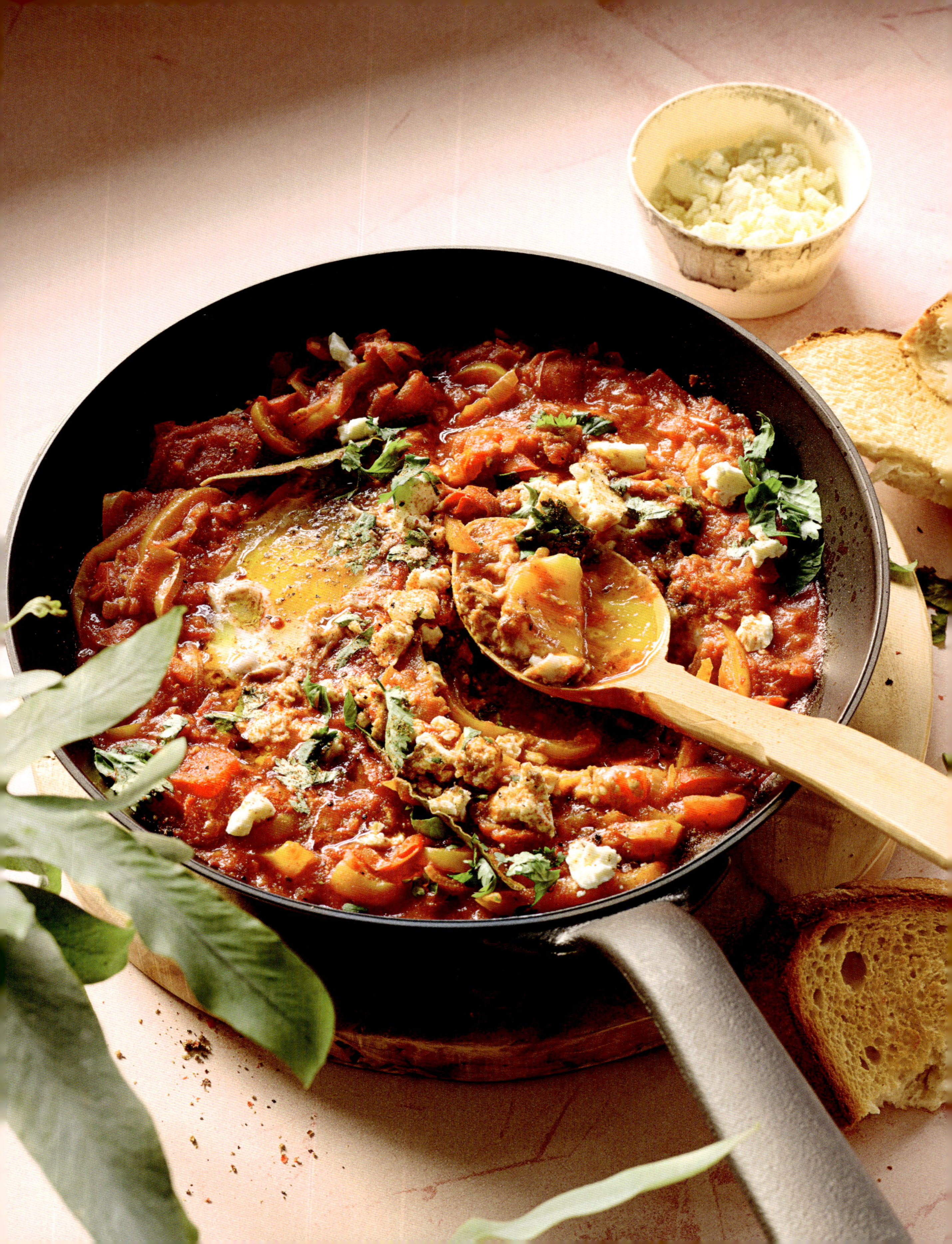

Shakshuka mit Ei und Feta

Frühstück mal orientalisch pikant. Damit holst du locker gerade mal zwei bis drei Portionen Gemüse rein – Bam! Ein Gericht, das nicht nur gigantisch lecker, sondern an einem eher lockeren Tag, an dem du nicht so viele Carbs brauchst, deine perfekte Startrampe ist.

Für 2 Portionen, Zubereitungszeit etwa 30 Minuten

1

1	**Zwiebel**
2	**Knoblauchzehen**
1	**gelbe Paprikaschote**
1 EL	**Olivenöl**
1½ TL	**gemahlener Kreuzkümmel**
1 TL	**geräuchertes Paprikapulver**
1 TL	**Rohrohrzucker**
2 Prisen	**Cayennepfeffer**
400 g	**Strauchtomaten**
2 EL	**Tomatenmark**
200 ml	**Wasser**
	Salz, Pfeffer

Zwiebel und Knoblauch fein hacken. Paprikaschote in feine Streifen schneiden. Öl in einer beschichteten Pfanne erhitzen. Zwiebeln und Knoblauch darin andünsten. Paprika und Gewürze zugeben und kurz mitdünsten.

Tomaten in Würfelchen schneiden. Mit dem Tomatenmark zugeben. Dann Wasser dazugießen und ohne Deckel etwa 15 Minuten einköcheln lassen, bis die Flüssigkeit verdampft ist. Sauce mit Salz und Pfeffer abschmecken.

2

2	**Eier**

Mit einem Esslöffel 2 Mulden in die Sauce drücken. Je ein Ei vorsichtig hineingeben. Eier etwa 5 Minuten bei schwacher Hitze stocken lassen. Bei Bedarf die Pfanne mit einem Deckel schließen.

3

2 Scheiben	**Brot à 70 g, nach Belieben**

Brotscheiben toasten.

4

100 g	**Feta**
¼ Bund	**Koriander oder glatte Petersilie**

Feta mit einer Gabel grob zerdrücken und darüber verteilen. Koriander grob hacken, darüberstreuen. Shakshuka mit den gerösteten Brotscheiben servieren.

Waffeln, Tomaten und Burrata

Ein pikantes Frühstück ist eine willkommene Abwechslung zu den mehrheitlich süßen Sport-Energielieferanten. Diese himmlisch fluffigen Waffeln kannst du süß oder pikant zubereiten. Die Waffel an sich ist relativ leicht und taugt auch für harte Tage. Zusammen mit dem Gemüsebelag ist sie eher etwas für deinen Ruhetag nach anspruchsvollem Training. Probier's aus, schmecken werden sie immer!

Für 2 Portionen (oder 8 Stück à etwa 60 g), Zubereitungszeit etwa 25 Minuten

1

100 g	**Buchweizenmehl oder anderes Mehl**
¼ TL	**Salz**
¼ TL	**Natron**
35 g	**Rapsöl**
1	**Ei**
75 ml	**Buttermilch**
wenig	**Öl zum Ausbacken**

Mehl, Salz und Natron in einer Schüssel mischen. Öl, Ei und Buttermilch in einem Messbecher gut verrühren. Flüssigkeit dazugießen und mit dem Schneebesen gut verrühren, bis ein homogener Teig entsteht. Teig 15 Minuten zugedeckt stehen lassen.

Waffeleisen aufheizen und die Backflächen mit wenig Öl bestreichen. Je nach Größe des Waffeleisens je etwa ein Achtel der Teigmenge auf das Waffeleisen geben. Waffeln nach und nach jeweils etwa 3 Minuten backen.

Hinweis: Wenn du kein Waffeleisen besitzt, kannst du den Teig als Pancakes in einer großen beschichteten Pfanne mit wenig Öl bei mittlerer bis schwacher Hitze ausbacken. Teig dabei in 6 Portionen backen. Pancakes erst wenden, wenn der Teig an der Oberfläche trocken wird. Nur kurz fertig backen.

2

BELAG	
3 EL	**Basilikum-Cashew-Pesto (siehe S. 129) oder anderes Pesto**
2 EL	**Balsamico bianco**
250 g	**Kirschtomaten**
50 g	**Rucola**
1	**Burrata (125 g Abtropfgewicht)**
	Salz, Pfeffer

Pesto und Balsamico in einer Schüssel verrühren. Tomaten vierteln, daruntermischen.

Je 2 Waffeln auf Teller geben. Rucola auf den Waffeln verteilen und Tomatensalat darauf anrichten. Burrata zerzupfen und darauf verteilen. Mit Salz und Pfeffer würzen.

! Tipp:
Doppelte Menge Waffelteig zubereiten und alle Waffeln backen. Die Hälfte der Waffeln direkt nach dem Auskühlen in einen Gefrierbeutel verpacken, gut verschließen und sofort einfrieren. Waffeln portionenweise herausnehmen und im Toaster auftauen lassen.

 686 kcal | 47 g | 39 g | 25 g   Nährwert pro Portion (½)

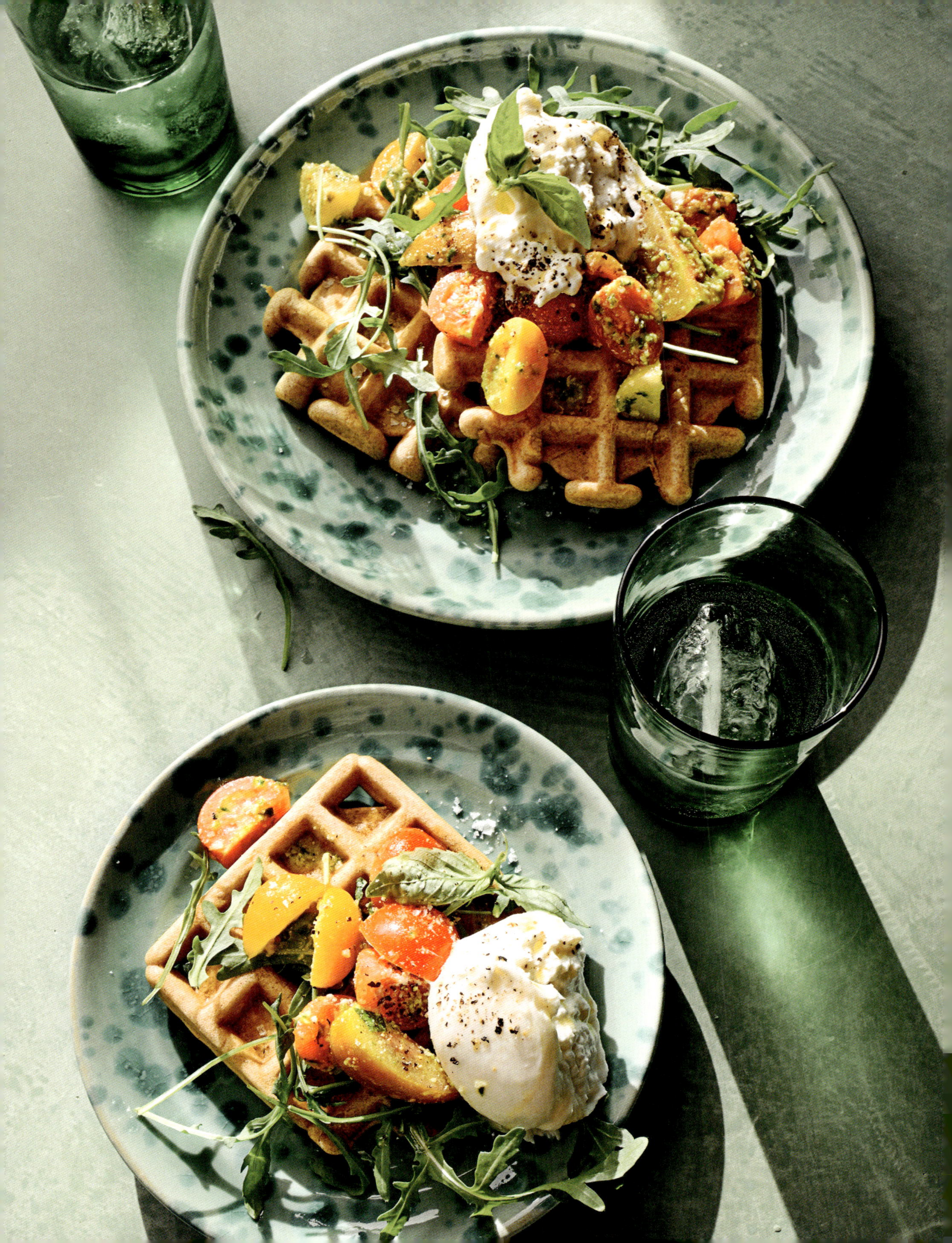

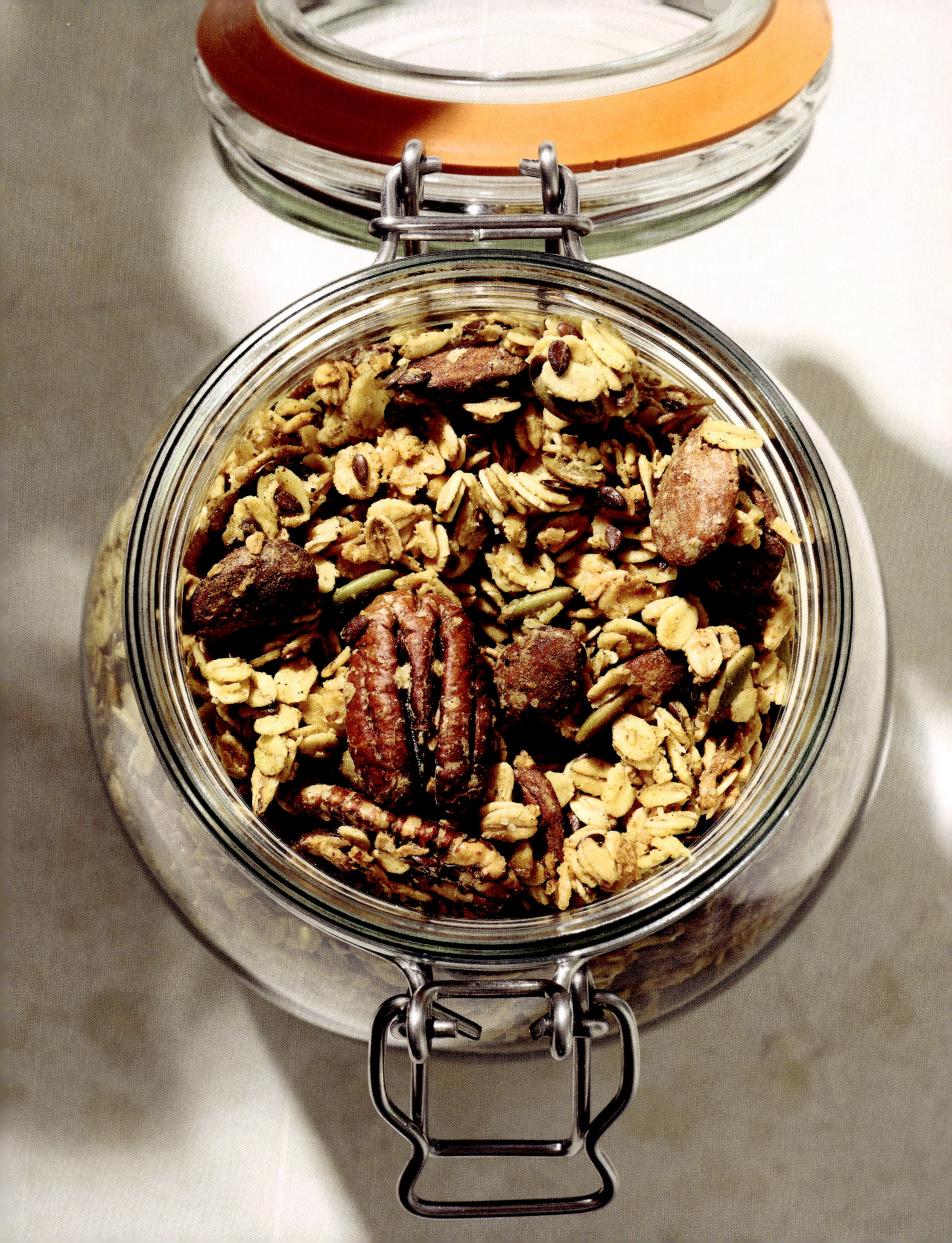

Hausgemachtes Granola

Entwickelt 1863 durch einen New Yorker Gesundheitsapostel, gehört Granola heute weltweit zu den Frühstücksfavoriten. Wenn man genau hinschaut, sind die meisten Granola-Mischungen sehr zuckerhaltig und enthalten oft billiges Fett. Sie sind damit kein Ersatz für unverarbeitete Getreideflocken. Probier's mal hiermit und kombiniere dein Granola mit Milch, Quark, Joghurt und frischen Früchten – und dein schnelles, nahrhaftes Frühstück ist bereit.

Für etwa 950 g, Zubereitungszeit etwa 15 Minuten, Backen 40–45 Minuten

1

75 g	**Ahornsirup**
100 g	**Rohrohrzucker**
50 g	**Rapsöl**
½ EL	**Zimt**
½ EL	**gemahlener Kardamom**
1 TL	**gemahlene Kurkuma**
2 Prisen	**Salz**
50 g	**heißes Wasser**

Alle Zutaten gut verrühren, bis sich der Zucker aufgelöst hat.

2

400 g	**grobe Haferflocken**
100 g	**Mandeln**
100 g	**Pekannusskerne**
50 g	**Kürbiskerne oder Pepitas (geschälte Kürbiskerne)**
50 g	**Leinsamen**
50 g	**Kokosraspel**
2 EL	**Mehl (Weizen oder Dinkel)**

Alle Zutaten zu der Zucker-Öl-Gewürz-Mischung geben und gut durchmischen. Masse auf einem mit Backpapier belegten Blech verteilen. Blech in den kalten Ofen (Mitte) schieben. Granola bei 160 °C (Umluft) 20 Minuten backen, dabei den Ofen mit einem Kochlöffelstiel einen Spaltbreit geöffnet halten.

Granola wenden und weitere 20–25 Minuten backen. Ofen ausschalten. Granola im leicht geöffneten Ofen auskühlen lassen. In einem gut verschlossenen Glas aufbewahren.

In einem gut verschlossenen Glas etwa 2 Monate.

Nährwert pro Portion (60 g) 286 kcal 15 g 30 g 9 g

Dunkle Brötchen

Das Geheimnis guten Brotes liegt in der Zeit. Eine lange Teigführung lässt Hefen und Bakterien für uns arbeiten, was für eine viel bessere Verdaulichkeit des Brotes sorgt. Brot ist genial, weil du es als Haupt- oder Zwischenmahlzeit vielseitig einbauen und kombinieren kannst. Und wenn du mal auf den Geschmack gekommen bist, kehrst du dem Supermarktbrot eh den Rücken!

Für 8 Brötchen à ca. 80 g, Zubereitungszeit etwa 30 Minuten, Gehzeit etwa 90 Minuten, Backen 18–20 Minuten

1

VORTEIG	
100 g	Mehl (Type 1050)
1 TL	Rohrohrzucker
6 g	frische Hefe
100 ml	lauwarmes Wasser

Alle Zutaten in eine große Schüssel geben. Mit einem Esslöffel gut mischen. Teig zugedeckt 1 Stunde bei Zimmertemperatur gehen lassen.

2

HAUPTTEIG	
400 g	Mehl (Type 1050) plus etwas zum Verarbeiten
13 g	Salz
220–250 ml	lauwarmes Wasser

Alle Zutaten zum Vorteig geben und zu einem elastischen, geschmeidigen Teig kneten. Teig zugedeckt 2 Stunden bei Zimmertemperatur gehen lassen.

Wenig Mehl auf die Arbeitsfläche geben. Teig daraufgeben und wenig Mehl darüberstäuben. Teig zu einem Rechteck von etwa 18 × 22 cm flach drücken und in 8 Stücke teilen. Zu Brötchen formen. Brötchen auf ein mit Backpapier belegtes Blech legen, mit einem Tuch zudecken und 30 Minuten gehen lassen. Den Ofen auf 220 °C (Ober- und Unterhitze) vorheizen.

Blech in den Ofen (Mitte) schieben und Brötchen 18–20 Minuten backen. Dann herausnehmen und auf einem Abkühlgitter auskühlen lassen.

*****

VARIANTE
DÖRROBST-NUSS-BRÖTCHEN

2 EL ungesüßtes Kakaopulver und 1 EL Rohrohrzucker in 2 EL heißem Wasser auflösen und im Hauptteig mitverarbeiten. 100 g gemischtes Dörrobst und 50 g Nüsse beim Kneten zugeben.

Nährwert pro Brötchen (⅛)
261 kcal | 5 g F | 45 g KH | 8 g E

*****

VARIANTE
BURGER-BRÖTCHEN
(FÜR BOHNEN-BURGER, S. 170)

Teig anstelle von Wasser und Mehl Type 1050 mit Milch und Mehl Type 405 oder 550 zubereiten und 2 EL Rapsöl im Hauptteig mitverarbeiten. 8 runde Brötchen formen, nach dem Gehenlassen mit Ei bestreichen und mit Sesam bestreuen.

Nährwert pro Brötchen (⅛)
307 kcal | 9 g F | 47 g KH | 10 g E

!

Tipps:

- Die Brötchen nach dem Auskühlen in einen Gefrierbeutel geben und einfrieren. Portionenweise herausnehmen und auftauen lassen.
- Das angegebene Mehl durch eine andere Mehlsorte ersetzen.
- Ein großes Brot backen (40–45 Minuten Backzeit). Nach dem Auskühlen in Scheiben geschnitten einfrieren.

143 kcal | 1 g | 29 g | 6 g — Nährwert pro Brötchen (⅛)

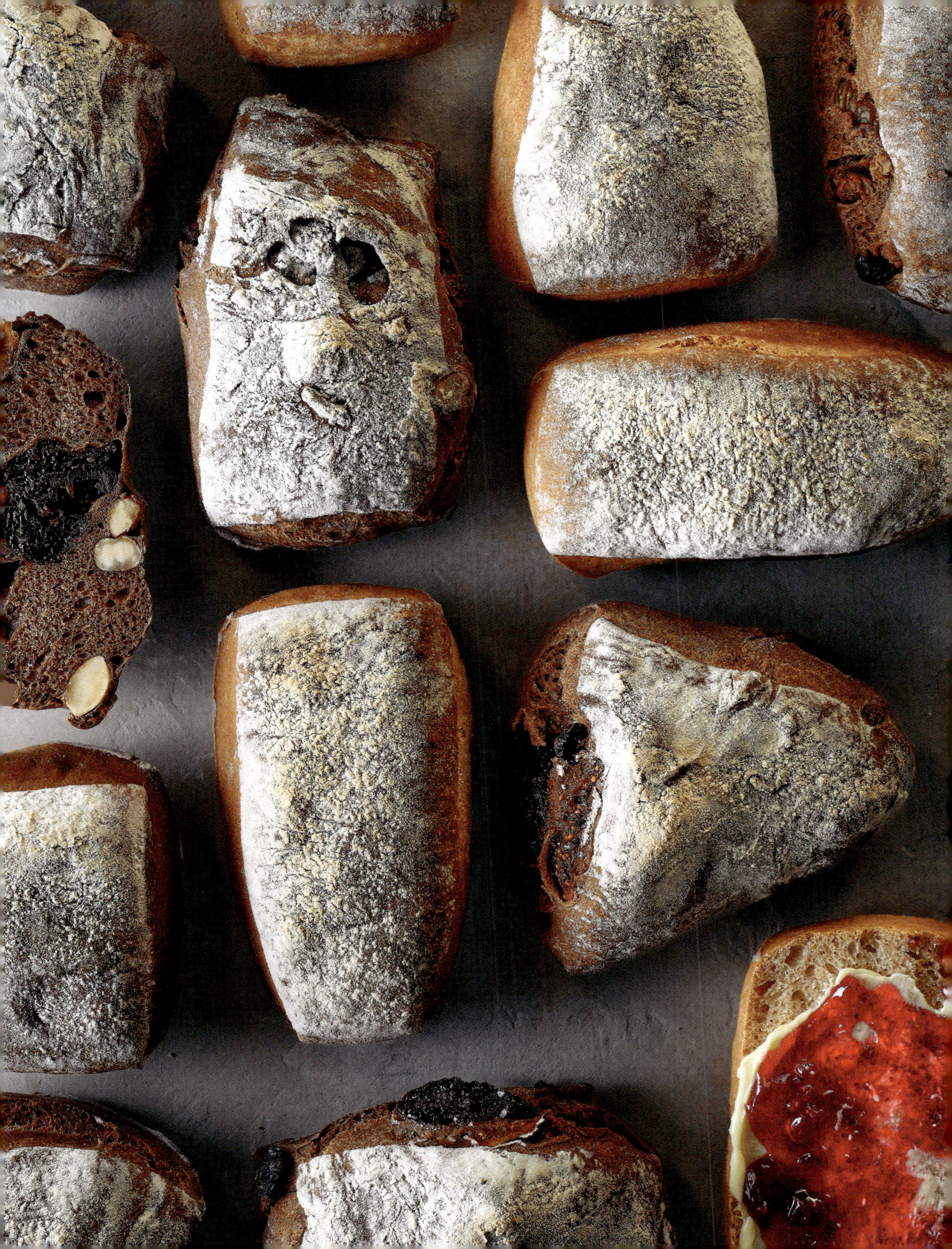

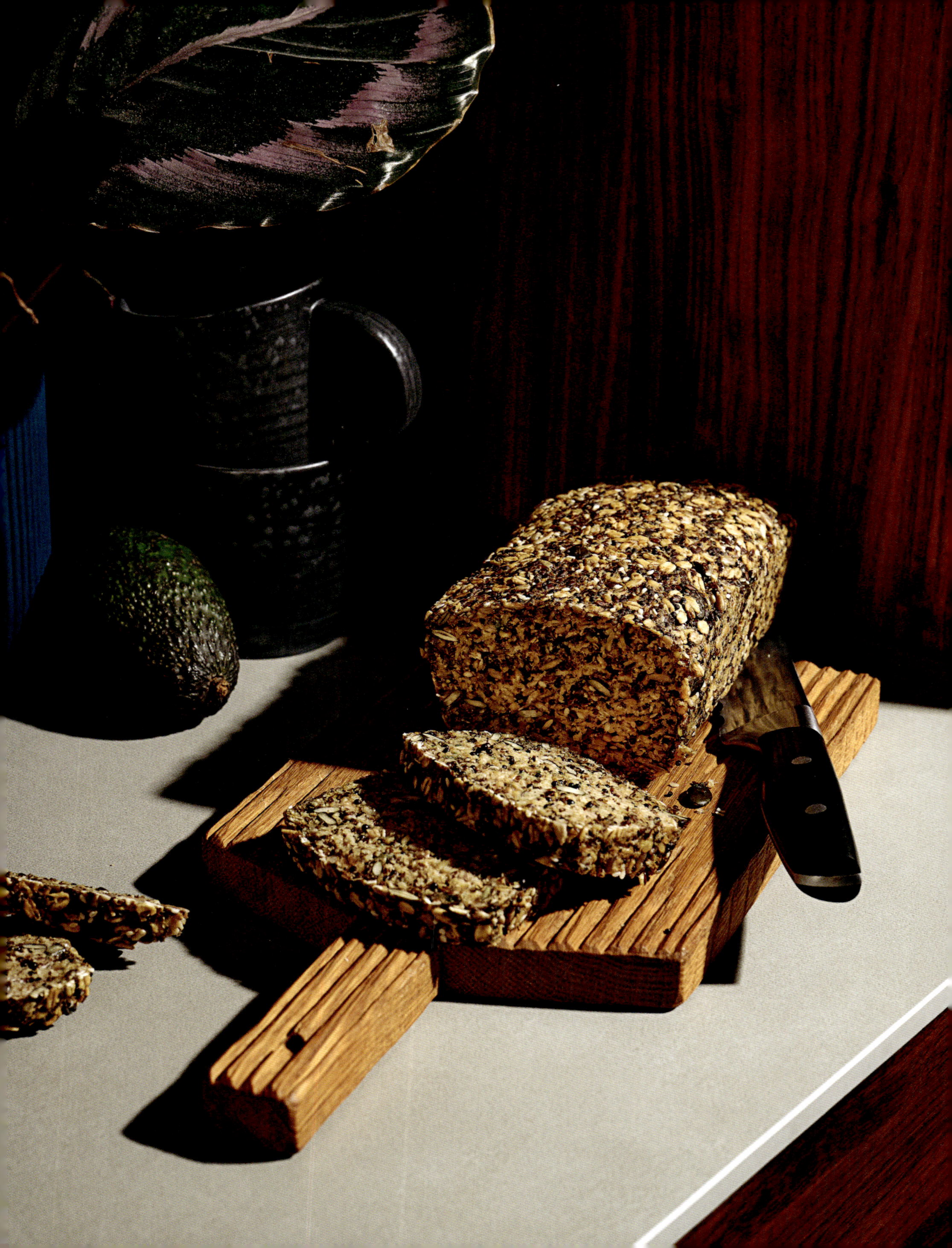

Saatenbrot

Viele wertvolle Pflanzenfette und Nahrungsfasern machen dieses Brot reichhaltig und lange sättigend. Ideal als Beilage zu Salaten oder Eierspeisen, als Snack mit Hummus oder Hüttenkäse oder einfach mal als Alternative im Brotkasten.

Für 1 Kastenbrot (24 × 10 cm; 15 Scheiben à etwa 70 g), Zubereitungszeit etwa 10 Minuten, Gehen 2 Stunden, Backen 1¼ Stunden

1

250 g	**grobe Haferflocken**
90 g	**geschrotete Leinsamen**
60 g	**Kürbiskerne**
60 g	**Sonnenblumenkerne**
60 g	**Hanfsamen**
25 g	**Sesam**
20 g	**Chiasamen**
30 g	**Flohsamenschalen**
1 TL	**Salz**

Alle Zutaten in einer Schüssel mischen.

2

10 g	**frische Hefe**
600 ml	**lauwarmes Wasser**
25 g	**Olivenöl**

Hefe im Wasser auflösen, mit dem Olivenöl zu den trockenen Zutaten gießen, alles mit einem Gummispatel sehr gut mischen. Eine Kastenform mit Backpapier auskleiden. Den Teig in der Form verteilen und zugedeckt mindestens 2 Stunden bei Zimmertemperatur gehen lassen.

Brot im kalten Ofen (Mitte) bei 180 °C (Ober- und Unterhitze) 1¼ Stunden backen. Herausnehmen und auf einem Abkühlgitter auskühlen lassen.

In einem Gefrierbeutel verpackt etwa 4 Tage.

Tipps:
- Nach dem Auskühlen in Scheiben geschnitten einfrieren. Bei Zimmertemperatur oder im Toaster auftauen.
- Statt Hanfsamen auch mal Rapskerne verwenden.

Nährwert pro Brotscheibe — 203 kcal, 12 g, 15 g, 8 g

Dinkel-Zimt-Porridge

Porridge aka Oatmeal – klingt halt schon sexier als Haferschleim, oder? Wir legen zum traditionellen »Breakfast of Champions« noch eins drauf, denn 08/15 ist nicht so unser Ding … Hier mal eine Variante mit Dinkelflocken – die enthalten etwas mehr Carbs und Eiweiß, dafür weniger Fett.

Für 2 Portionen, Zubereitungszeit etwa 15 Minuten

1

250 ml	**Milch oder pflanzliche Milchalternative**
250 ml	**Wasser**
100 g	**zarte Dinkelflocken**
1½ EL	**Rohrohrzucker**
1 TL	**Zimt**
2 Prisen	**Salz**

Alle Zutaten in eine Pfanne geben und unter Rühren aufkochen. Hitze reduzieren und Porridge unter gelegentlichem Rühren 6–8 Minuten köcheln lassen. Er sollte beim Umfüllen noch dickflüssig sein.

2

200 g	**Früchte nach Belieben (z. B. Beeren, Bananen, Äpfel, Mandarinen, Kiwis)**
4 EL	**griechischer Joghurt oder pflanzliche Joghurtalternative**
2 EL	**Granola (siehe S. 143)**

Früchte nach Belieben in Stücke schneiden. Porridge in Schälchen verteilen. Joghurt, Früchte und Granola darauf anrichten.

! Tipps:

- Wenn du die Früchte lieber gekocht magst, dann gib sie gleich zu Beginn mit in die Pfanne und koche sie mit.
- Anstelle von frischen Früchten Fruchtkompott verwenden.

448 kcal · 9 g · 76 g · 16 g — Nährwert pro Portion (½)

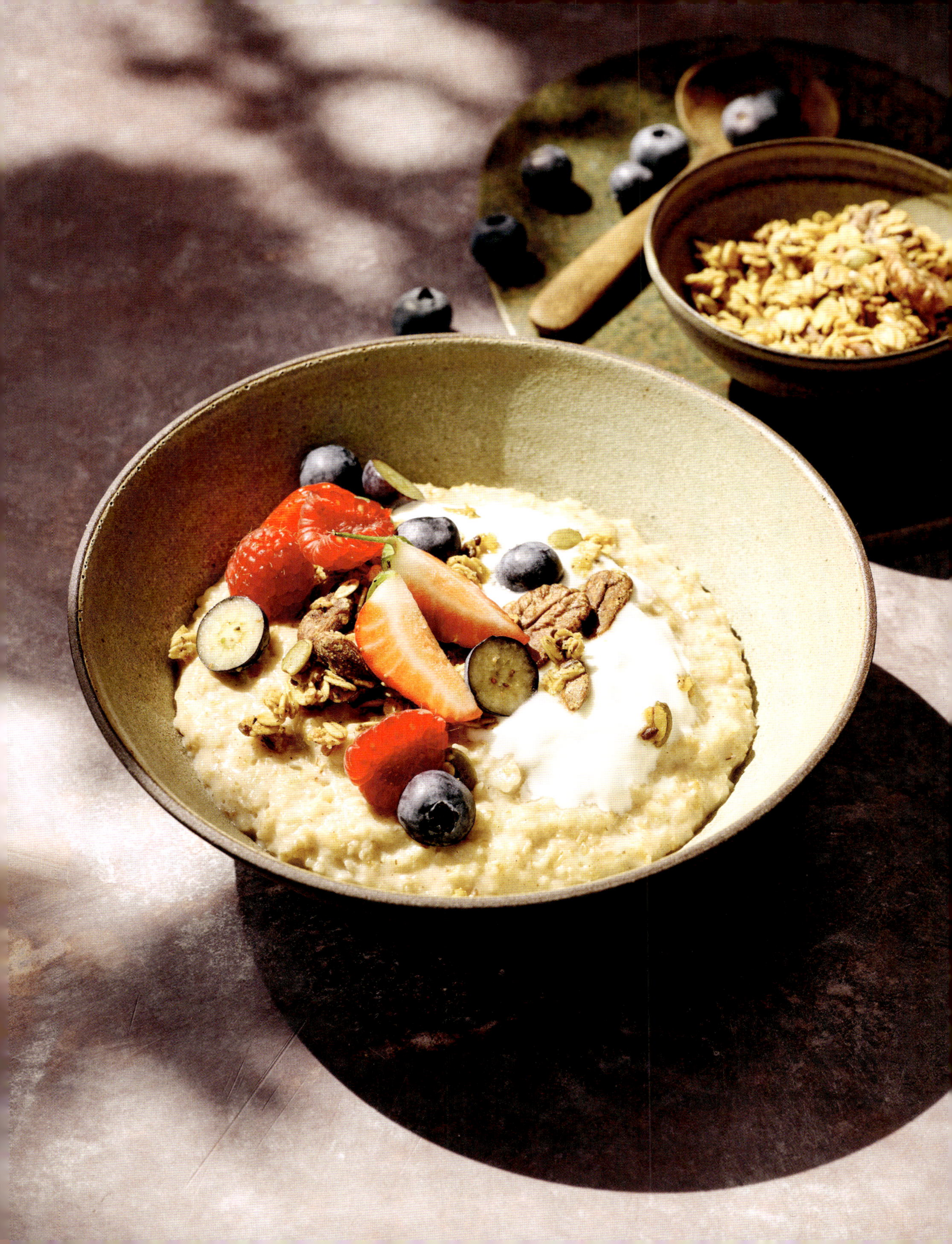

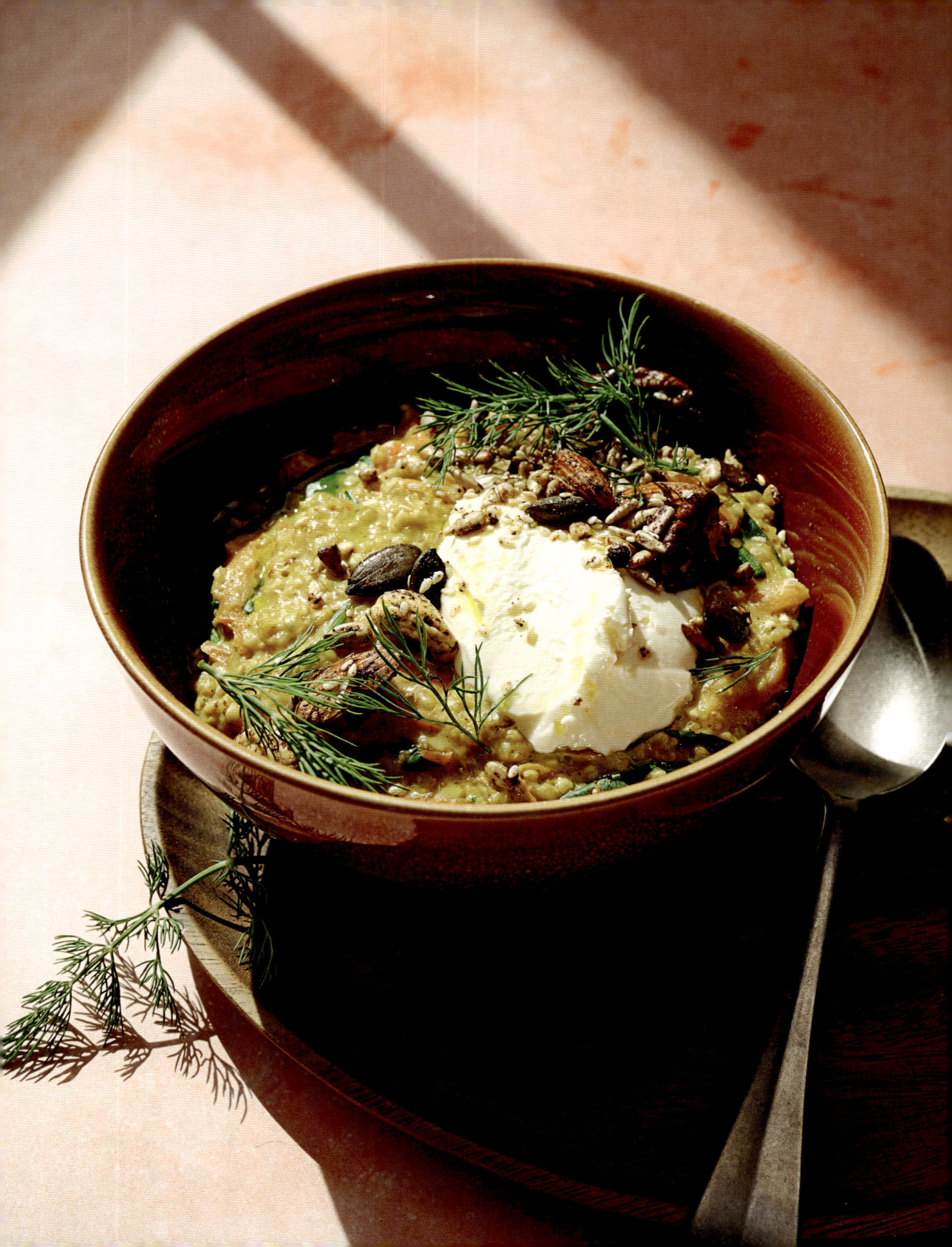

Buchweizen-porridge mit Karotten und Spinat

Wer sagt denn, dass Frühstück immer süß sein muss? Wir fusionieren querbeet durch die Rezepte und powern dir mal so richtig was in die Frühstücksschüssel. Damit beginnt dein Tag ausgewogen und mit einer guten Proteinbasis.

Für 2 Portionen, Zubereitungszeit etwa 15 Minuten

1

100 g	**Buchweizen**

Buchweizen in einem Sieb unter fließendem kaltem Wasser gut abspülen, bis das Wasser klar ist. Abtropfen lassen.

2

250 ml	**Wasser**
250 ml	**Milch oder pflanzliche Milchalternative**
50 g	**feine Haferflocken**
je ¼ TL	**Salz, Pfeffer**
2 TL	**Curry**
1 große	**Karotte**
1	**Knoblauchzehe**

Buchweizen mit Wasser, Milch, Haferflocken, Salz, Pfeffer und Curry in eine Pfanne geben. Karotte grob dazureiben. Knoblauch dazupressen. Alles unter Rühren aufkochen.

Porridge unter gelegentlichem Rühren bei schwacher Hitze 10–15 Minuten köcheln lassen. Es soll noch dickflüssig sein.

3

50 g	**Babyspinat**

Spinat unterheben.

4

100 g **4** **125 g**	**Frischkäse,** **pochierte Eier (siehe S. 113) oder** **Räucherlachs**
4	**Dillstängel oder andere Kräuter**
2 EL	**knuspriger Nuss-Samen-Mix (siehe S. 163) oder geröstete Nüsse**
1 TL	**Leinöl oder Olivenöl**

Porridge auf Schälchen verteilen. Frischkäse, pochierte Eier oder Lachs darauf anrichten. Dill darüberzupfen. Nüsse grob hacken und darüberstreuen. Öl darüberträufeln.

! Tipp:
Wenn du mehr Carbs brauchst, nimm doch noch ein Brötchen dazu (siehe S. 144).

Nährwert pro Portion (½): 597 kcal · 23 g · 67 g · 29 g

Gemüse-Frittata mit Scones

Dieses »Low-carb«-Frühstück eignet sich besonders für Tage, an denen nicht viel los ist. Wenn's also nicht lange und/oder hart wird und du einfach mal was Herzhaftes möchtest. Je nach Combo – wie hier mit den Scones – lässt sich die Frittata dann ja nach Belieben aufmotzen.

Für 2 Portionen Frittata (2 ofenfeste Formen à 300 ml) und 8 Scones, Zubereitungszeit etwa 20 Minuten, Backen 25 Minuten

1

1	Frühlingszwiebel
½	rote Paprikaschote
200 g	Brokkoli
2 EL	Öl
75 g	TK-Erbsen
4	Eier
100 ml	Milch
½ Bund	Schnittlauch
½ TL	Salz, Pfeffer
	Sprossen zum Garnieren

Frühlingszwiebel und Paprika in feine Ringe bzw. Streifen schneiden. Brokkoli in Röschen teilen. Öl in einer Pfanne erhitzen. Frühlingszwiebeln, Paprika, Brokkoli und Erbsen zugeben, 10 Minuten unter Rühren dünsten. Gemüse in die ofenfesten Formen verteilen.

Eier in eine Schüssel aufschlagen, Milch dazugießen. Schnittlauch in feine Röllchen schneiden und zugeben. Mit Salz und Pfeffer würzen, alles gut verrühren. Eimasse über das Gemüse gießen. Formen in den kalten Ofen (Mitte) schieben und bei 200 °C (Ober- und Unterhitze) 25 Minuten backen. Mit Sprossen garnieren. Frittata mit je einem Scone servieren.

2

SCONES	
250 g	Mehl (Type 812 oder Type 405) oder Dinkelmehl (Type 630)
100 g	kalte Butter
1 TL	Zucker
1 TL	Natron
½ TL	Backpulver
½ TL	Salz
140 ml	Buttermilch plus etwas zum Bestreichen

Mehl, Butter in Stücken, Zucker, Natron, Backpulver und Salz in einer Schüssel mit den Fingerspitzen zu einer krümeligen Masse verreiben. Buttermilch zugeben und zu einem Teig zusammenfügen, dabei aber nicht kneten. Teig auf Backpapier zu einem Kreis von etwa 20 cm Ø formen, mit Buttermilch bestreichen und mit einem Messer in 8 Stücke teilen, Stücke etwas auseinanderschieben.

Scones in den kalten Ofen (Mitte) schieben, bei 220 °C (Ober- und Unterhitze) etwa 20 Minuten backen. Scones herausnehmen, auf einem Abkühlgitter auskühlen lassen.

Für 8 Stück à etwa 50 g
Zubereitungszeit etwa 10 Minuten
Backen 20 Minuten
Nährwert pro Portion (⅛)
205 kcal | 11 g F | 23 g KH | 4 g E

331 kcal 23 g 12 g 18 g Nährwert pro Portion (½)

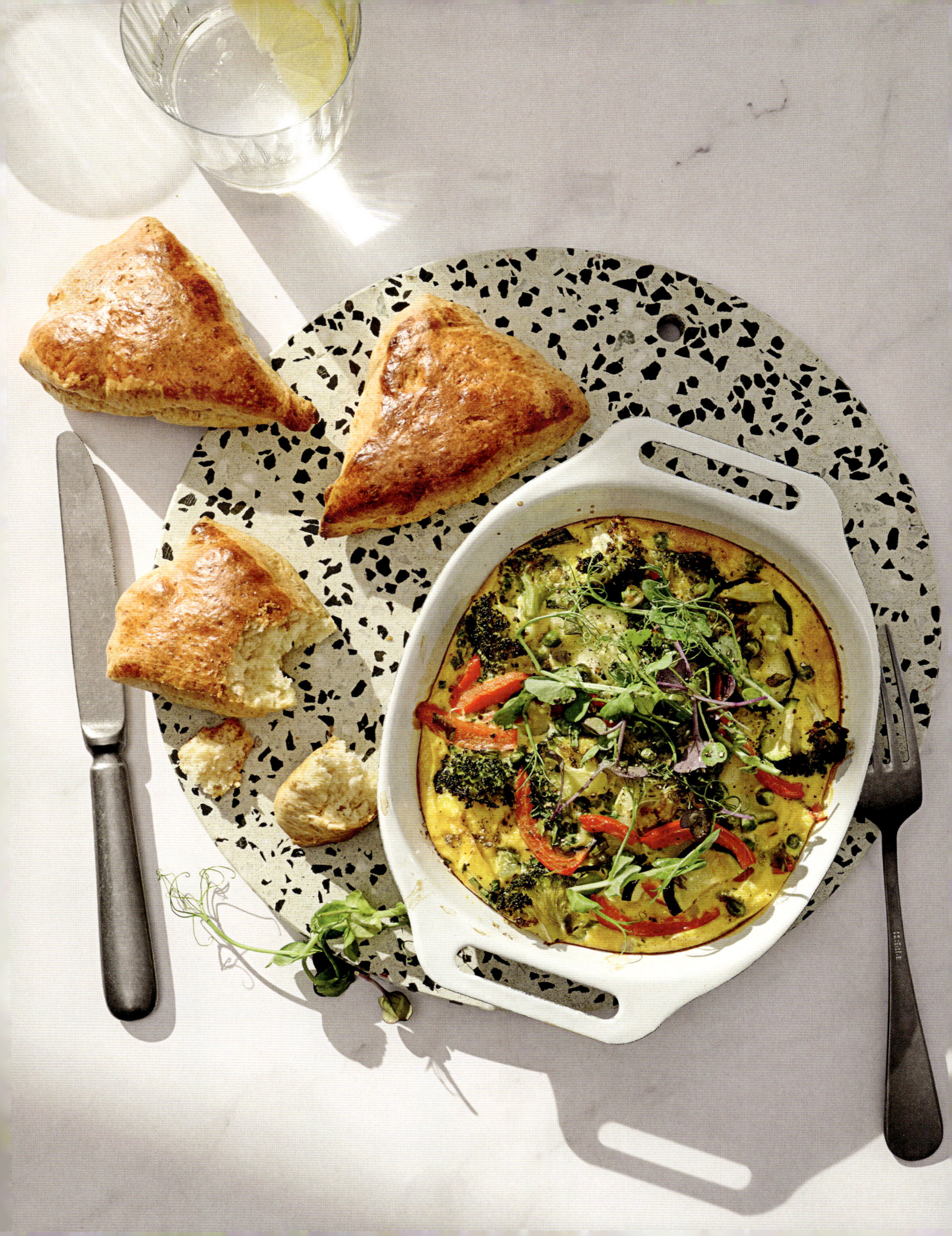

Grab a Snack

Nachtisch, Spätmahlzeit, Snack für in die Sporttasche – egal, wo du etwas Extra-Energie benötigst, wir geben sie dir in lecker. All die Riegel, Getränke, Gels – funktionieren! Gelegentlich etwas Süßes oder Herzhaftes aus der eigenen Küche ist aber wie Stretching und Massage: Ein wenig mehr Aufwand, aber soooo wertvoll!

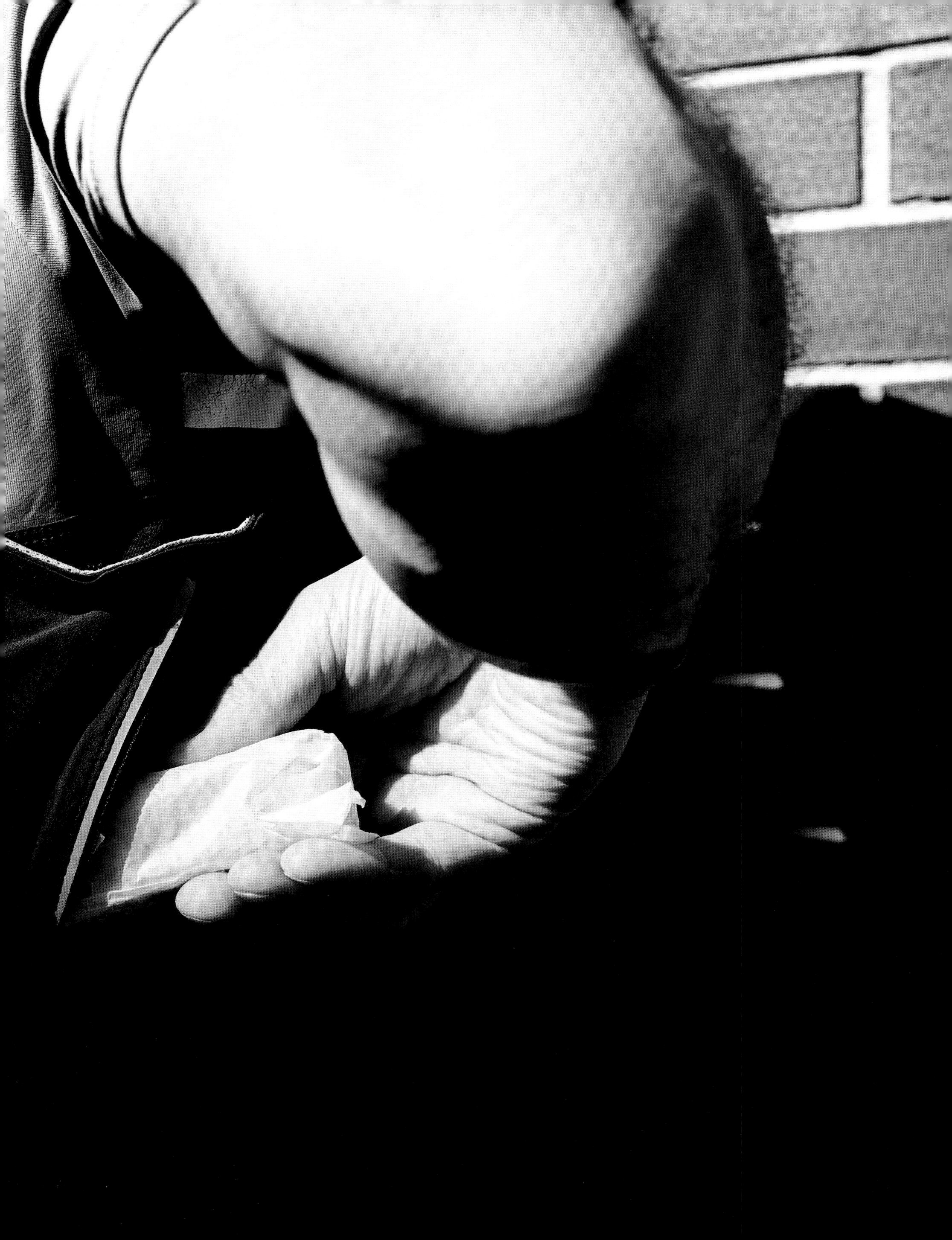

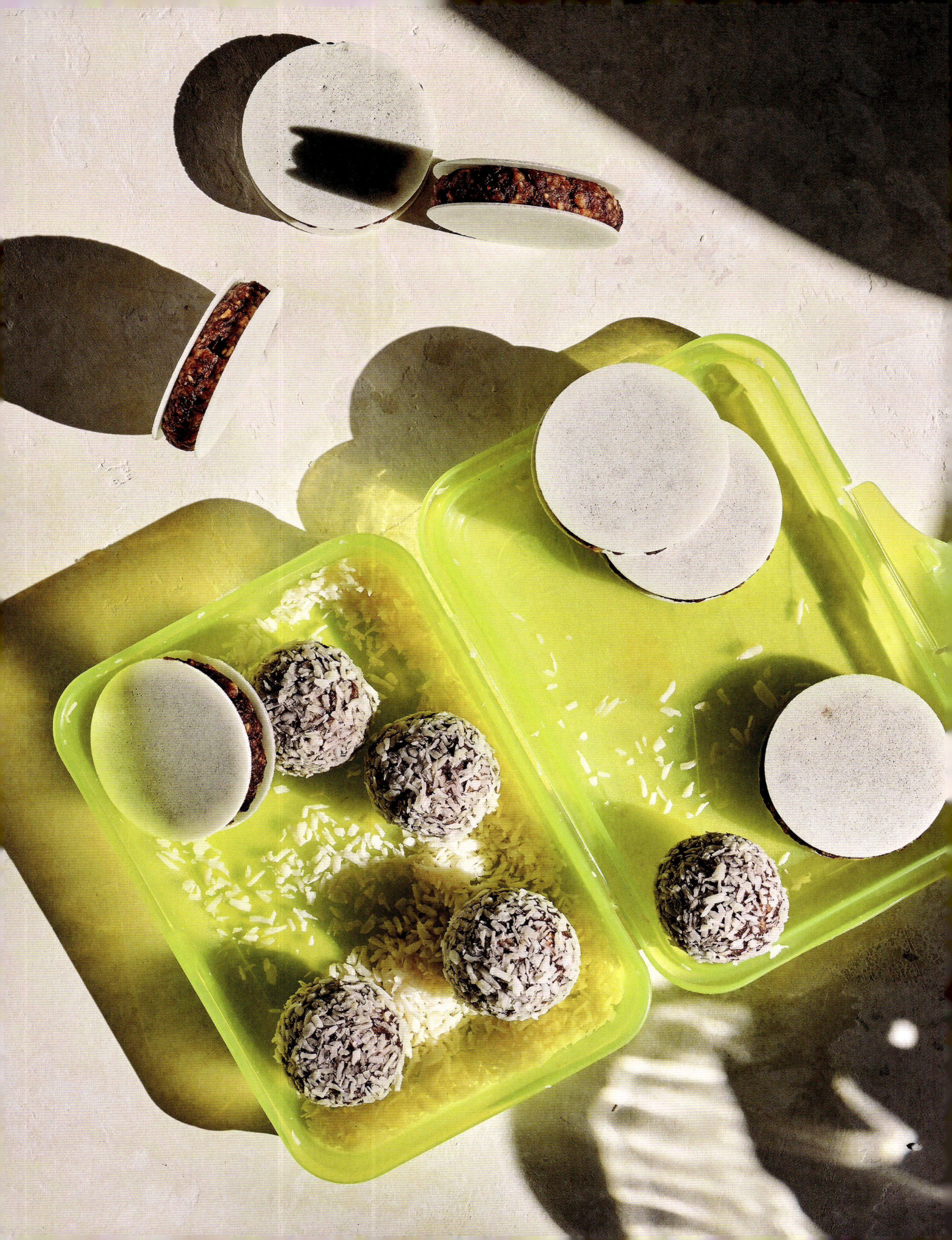

Dörrobsttaler

Der Diesel unter den Riegeln. Wenn's am Morgen früh losgeht und du auf der Anfahrt zu deinem Abenteuer noch etwas Zusatzenergie brauchst oder wenn dich bei der Arbeit der Hunger packt, schlägst du damit erfolgreich zurück.

Für 20 Taler à 25 g, Zubereitungszeit etwa 15 Minuten

1

120 g	**getrocknete Datteln**
150 g	**getrocknete Cranberrys**
15 g	**gefriergetrocknete Beeren (z. B. Erdbeeren, Himbeeren)**
60 g	**geröstete Cashewkerne**
60 g	**geröstete Mandeln**
60 g	**feine Haferflocken**
2 Prisen	**Salz**
100 g	**Cashewmus**
40	**Backoblaten (Ø 5 cm)**

Datteln entsteinen und mit allen Zutaten bis auf die Backoblaten in einen Foodprozessor geben. Zu einer homogenen Masse zerkleinern.

Masse in 20 Portionen teilen und zu Kugeln formen. Jede Kugel auf eine Oblate geben, eine zweite Oblate darauflegen und bis an den Rand flach- und festdrücken.

In einer gut verschlossenen Dose im Kühlschrank etwa zwei bis drei Wochen, tiefgekühlt drei Monate.

Tipp:
Wenn du keine Oblaten hast, forme aus der Masse einfach Kugeln und wende sie in Kokosraspeln.

Nährwert pro Portion (2 Stück) 243 kcal 12 g 29 g 8 g

Hafer-Erdnuss-Schokoladen-Riegel

Spätestens bei diesem Rezept werden manche denken: Seid ihr noch zu retten? Klingt so gar nicht nach Performance und schnell – oder doch? Oh ja, es gibt sie, die Projekte oder Phasen, wo du einfach nicht nachkommst mit dem Decken deines Energiebedarfs – dann kommt dieser breitschultrige Energiepuncher wie gerufen.

Für 12 Riegel, Zubereitungszeit etwa 20 Minuten, Kühlen 1 Stunde

1 RIEGEL

150 g	**getrocknete Datteln**
75 g	**Erdnussbutter**
50 g	**Rohrohrzucker**
25 g	**Kokosöl**
etwa 100 ml	**Wasser**
¼ TL	**Salz**
50 g	**gesalzene, geröstete Erdnüsse**
200 g	**feine Haferflocken**

Datteln entsteinen, mit Erdnussbutter, Zucker, Kokosöl, Wasser und Salz in einen Messbecher geben. Mit dem Pürierstab zu einer Paste pürieren. Masse in eine Schüssel geben. Erdnüsse grob hacken, mit den Haferflocken zur Dattelmasse geben, gut mischen.

Masse in 12 Portionen teilen, mit feuchten Handflächen zu Riegeln formen und gut festdrücken. Mindestens 1 Stunde kühl stellen.

2 TOPPING

150 g	**Zartbitter-Kuvertüre oder dunkle Schokolade (64 % Kakaoanteil)**
1 TL	**Kokosöl**
50 g	**gesalzene, geröstete Erdnüsse**

Kuvertüre fein hacken und zusammen mit dem Kokosöl in einer Schüssel über einem Wasserbad unter Rühren langsam schmelzen. Dann etwas abkühlen lassen.

Erdnüsse grob hacken. Riegel auf ein Auskühlgitter legen. Kuvertüre darauf verteilen und Erdnüsse darüberstreuen. Auf dem Gitter trocknen.

In einer gut verschlossenen Dose im Kühlschrank etwa zwei Wochen, tiefgekühlt zwei Monate.

Tipps:
- Du möchtest kleinere Portionen? Teile die Masse in 20 Portionen und forme sie zu Kugeln. In der Kuvertüre wenden, Erdnüsse darüberstreuen und trocknen lassen.
- Unterwegs an warmen Tagen? Nimm die Riegel gut verpackt und tiefgefroren mit.

VARIANTE ZUM MITNEHMEN

Kuvertüre und Erdnüsse für das Topping hacken, direkt in die Riegelmasse einarbeiten. Das Kokosöl aus dem Topping kannst du ganz weglassen.

289 kcal | 7 g | 31 g | 15 g — Nährwert pro Riegel (1⁄12)

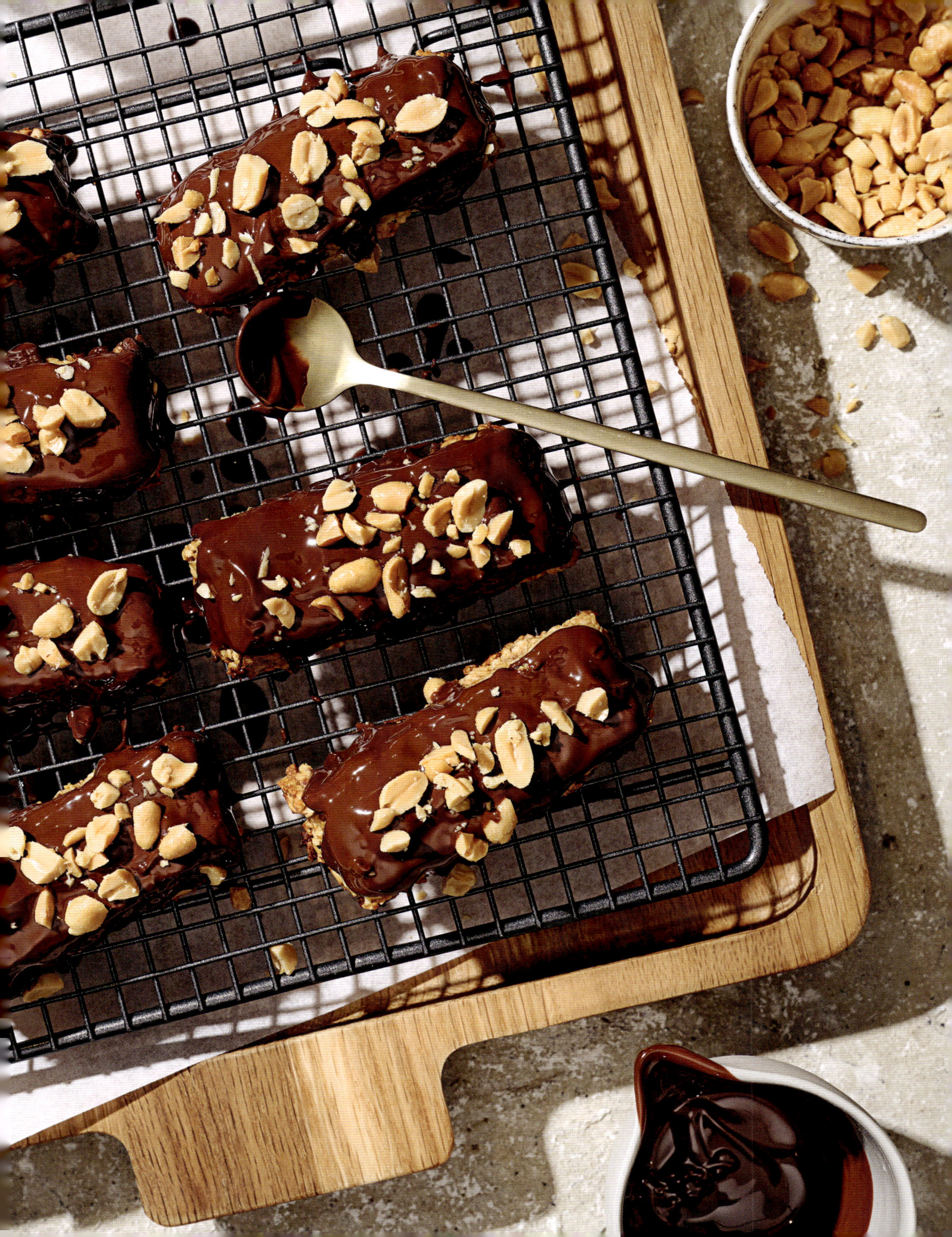

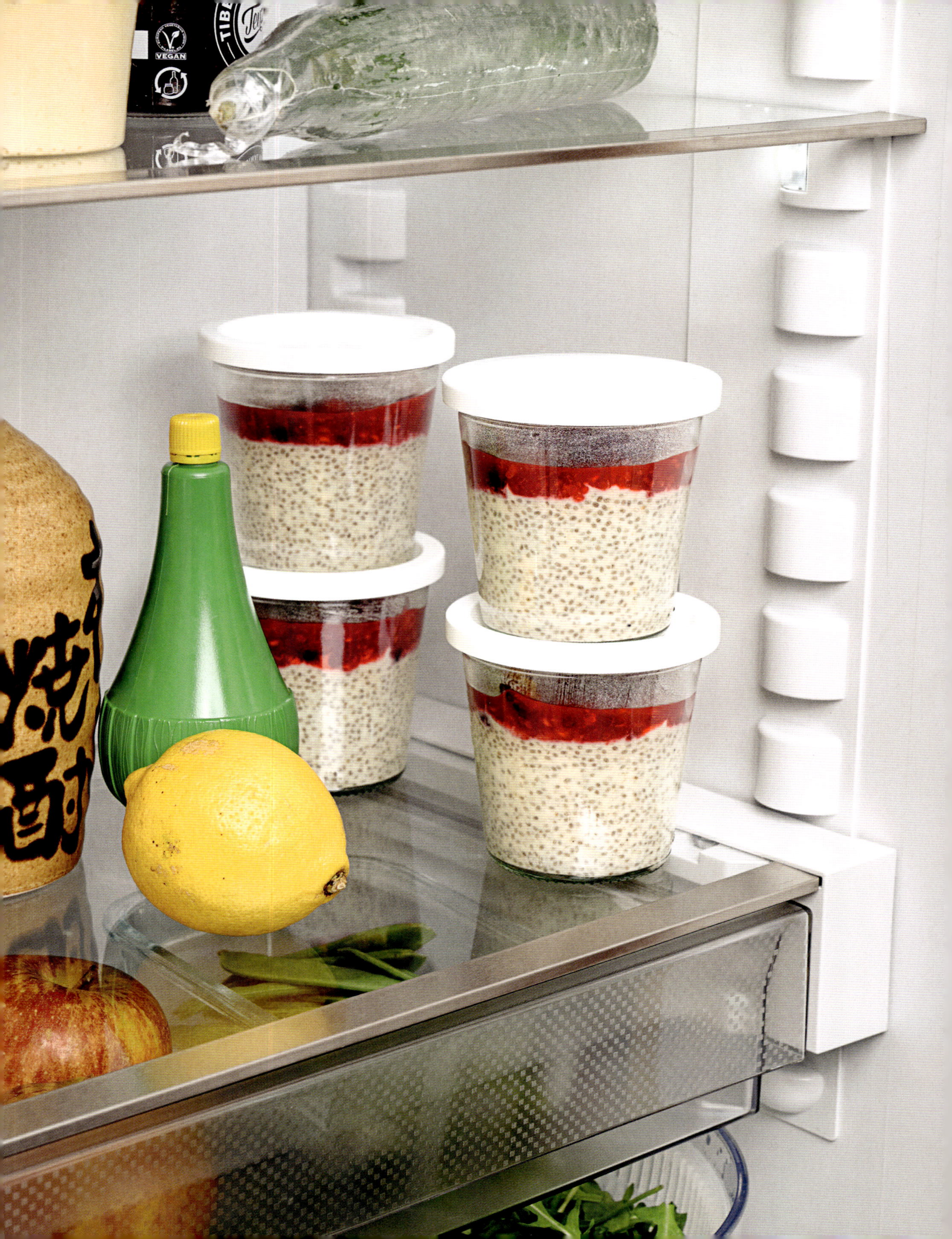
VEGAN

Chiapudding mit Fruchtsauce

Du kennst das: Das Training (oder meinetwegen dein Meeting im Büro) war wieder mal anstrengender als geplant und irgendwie grummelt dein Magen auch nach dem Essen noch so rum – das ist der Moment, an dem dieser Chiapudding punktet – zwischendurch, als Nachtisch oder als Teil deines Frühstücks. Wir kriegen nie genug davon.

Für 4 Portionen (4 Gläser à 300 ml) , Zubereitungszeit etwa 25 Minuten

1

1	**Zitrone**
2	**reife Bananen**
300 ml	**Haferdrink**
75 g	**Chiasamen**

Zitrone auspressen, Bananen in Stücke brechen. Banane mit der Hälfte des Zitronensafts und Haferdrink in einem Messbecher mit dem Pürierstab pürieren. Chiasamen unterrühren. Zugedeckt 15 Minuten stehen lassen. Auf vier Gläser verteilen und zudecken.

2

250 g	**Früchte nach Belieben (z. B. Beeren, Äpfel, Aprikosen, Kakis, Kiwis, Mangos, Zwetschgen)**
25 g	**Rohrohrzucker**
1 TL	**Maisstärke**

Früchte in Stücke schneiden und in eine Pfanne geben. Restlichen Zitronensaft mit Zucker und Maisstärke unter die Früchte rühren. Früchte aufkochen.

Sauce etwa 5 Minuten köcheln, dann auskühlen lassen. Fruchtsauce auf dem Chiapudding verteilen, zudecken und kühl stellen.

Im Kühlschrank etwa drei Tage.

Hinweis: Chiapudding lässt sich nur mit Pflanzendrink zubereiten. Milch würde durch die Säure der Zitrone gerinnen.

***** VARIANTE
GRIESS MIT FRUCHTSAUCE

600 ml Milch mit 2 EL Rohrohrzucker, 1 Prise Salz und etwas abgeriebener Bio-Zitronenschale in einer Pfanne aufkochen. 90 g Hartweizengrieß einrühren und unter gelegentlichem Rühren etwa 5 Minuten bei schwächster Hitze köcheln lassen, anschließend auf vier Gläser mit Deckel verteilen und auskühlen lassen. Sauce wie beim Chiapudding zubereiten, darauf verteilen, zudecken und kühl stellen.

Für 4 Portionen,
Zubereitungszeit etwa 25 Minuten
Nährwert pro Portion (¼)
232 kcal | 5 g F | 39 g KH | 8 g E

Nährwert pro Portion (¼) 261 kcal 8 g 42 g 6 g

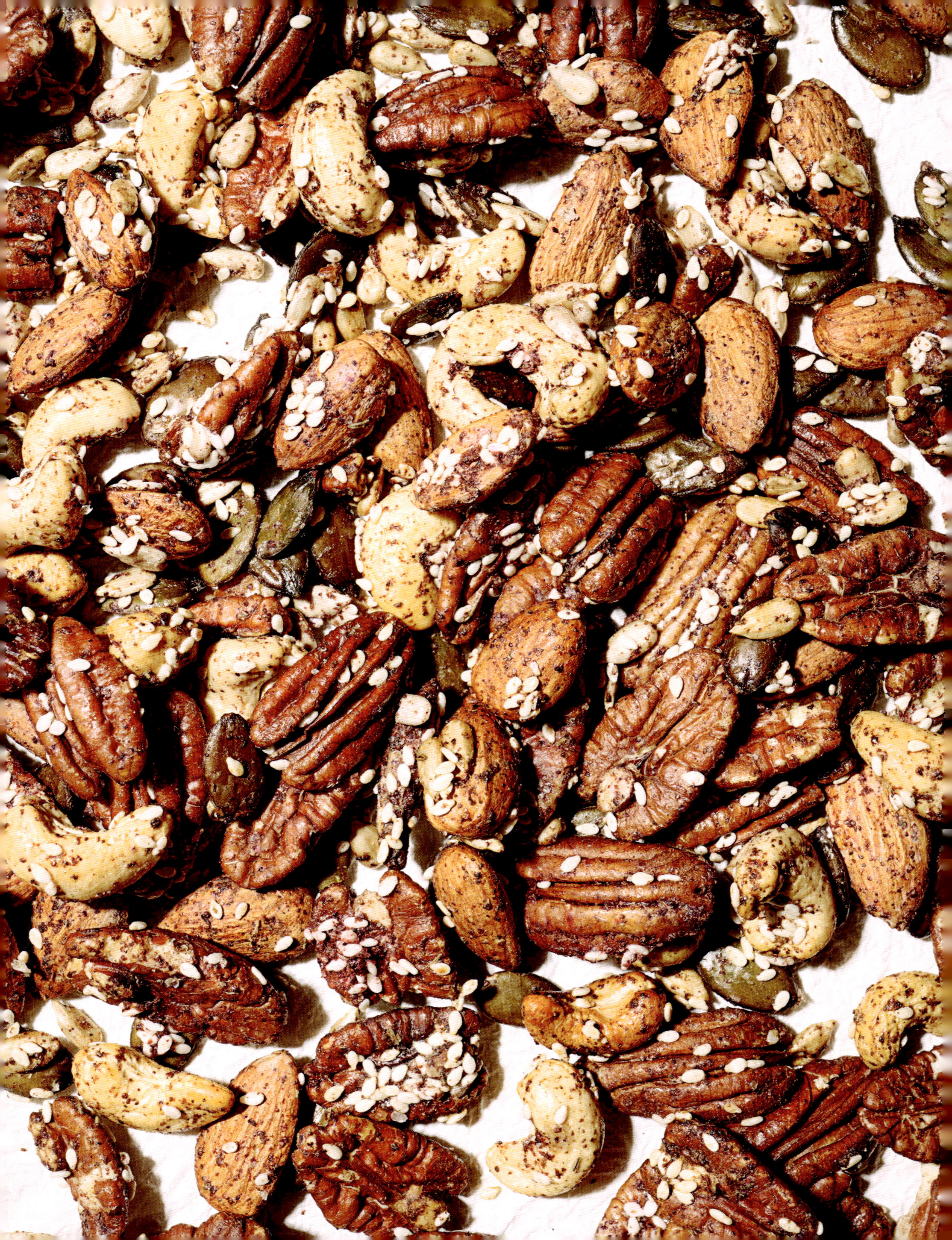

Knuspriger Nuss-Samen-Mix

Sporternährung muss nicht langweilig sein! Im Gegenteil, der Mehrbedarf an Energie und Nährstoffen öffnet der kreativen Anreicherung von Speisen Tür und Tor. Pimpe mit diesem Mix deinen Salat, tische ihn als Knabberei auf oder greif einfach mal rein, wenn du etwas Brainfood benötigst.

Für etwa 450 g, Zubereitungszeit etwa 10 Minuten, Backen 20 Minuten

1

1	**Eiweiß**
1 EL	**Rohrohrzucker**
1 EL	**Würzmischung nach Belieben (z. B. Café de Paris, Curry, Za'atar, Ras el Hanout, geräuchertes Paprikapulver)**
1 TL	**Salz**

Alle Zutaten mit einer Gabel in einer Schüssel etwas verquirlen.

Hinweis: Eigelb für ein Omelett oder im Rührei (siehe S. 112) verwenden.

2

150 g	**Pekannusskerne**
100 g	**Mandeln**
100 g	**Cashewkerne**
50 g	**Kürbiskerne**
50 g	**Sonnenblumenkerne**
25 g	**Sesam**

Nüsse und Samen zur Eiweiß-Masse geben, gut mischen und auf einem mit Backpapier belegten Blech verteilen. Blech in den kalten Ofen (Mitte) schieben und bei 160 °C (Umluft) etwa 10 Minuten backen. Nüsse wenden und weitere 10 Minuten backen. Ofen ausschalten, Tür mithilfe eines Kochlöffelstiels einen Spaltbreit geöffnet halten. Nüsse im Ofen auskühlen lassen.

In einer gut verschlossenen Dose etwa ein Monat.

Tipps:

- 45 g Nuss-Samen-Mix als Zwischenmahlzeit genießen.
- Nuss-Samen-Mix grob hacken und über Salat oder pikante Bowls verteilen (1 Portion = 25 g, etwa 2 EL).

Nährwert pro Portion (25 g): 165 kcal · 14 g · 5 g · 7 g

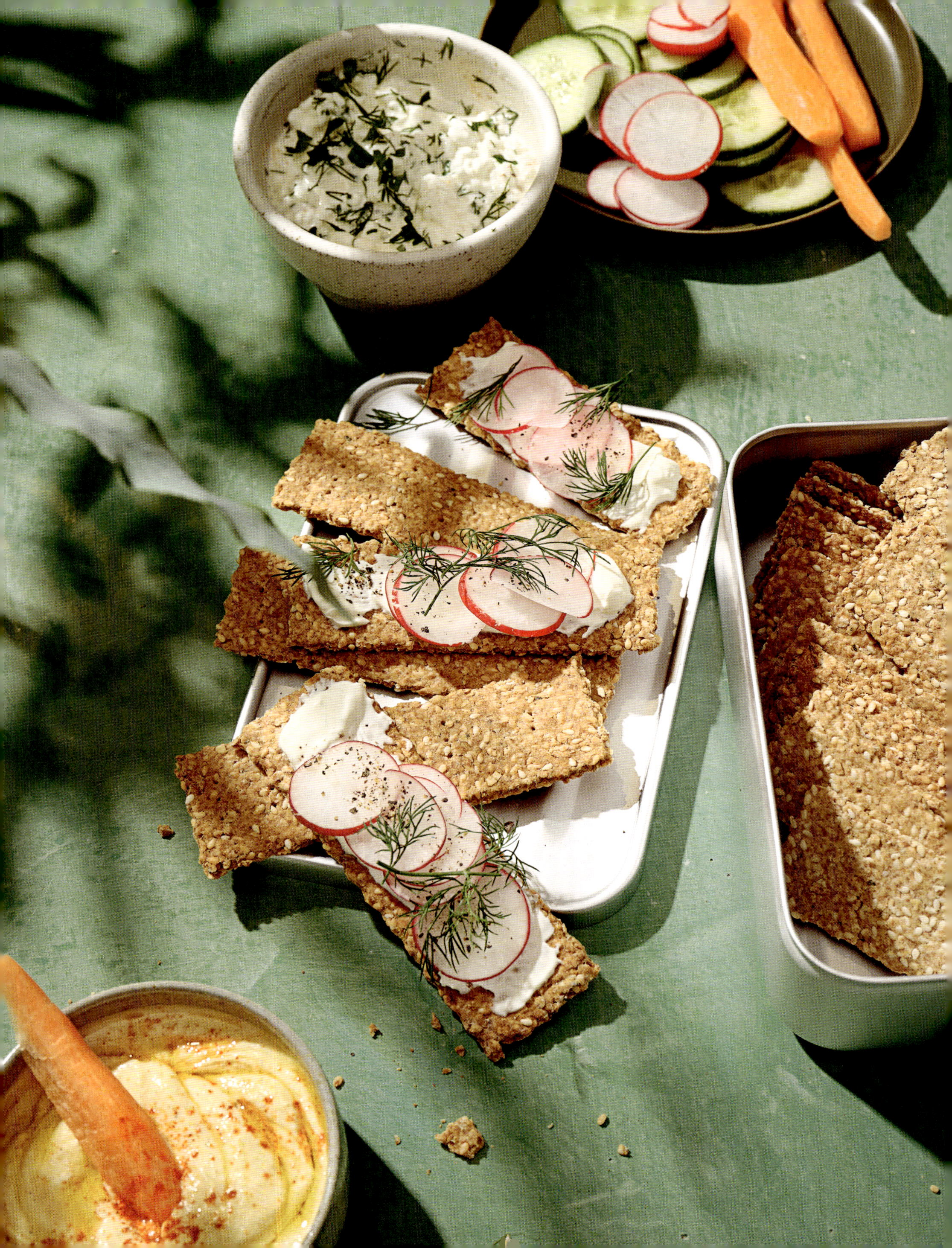

Vollkorn-Sesam-Cracker

*Ob zum Knabbern oder zwischendurch, diese nahrhaften Cracker freuen hungrige Sportler*innen. Die wertvollen Zutaten machen aus potenziellem Junkfood einen ausgewogenen Bissen. Servier dazu Hummus oder Hüttenkäse zum Dippen, und dem ersten Hunger ist Einhalt geboten.*

Für etwa 40 Stück, Zubereitungszeit etwa 20 Minuten, Backen 25–30 Minuten

1

100 g	**feine Haferflocken**
1	**Rosmarinzweig**
200 ml	**lauwarmes Wasser**

Haferflocken in eine Schüssel geben. Rosmarinnadeln abstreifen, fein hacken und zugeben. Lauwarmes Wasser zugeben und gut vermischen.

2

200 g	**Mehl, (z. B. Dinkel-Vollkornmehl) plus etwas für die Arbeitsfläche**
100 g	**Sesam**
1 TL	**Trockenhefe**
1 TL	**Rohrohrzucker**
1 TL	**Salz**
25 g	**Olivenöl**

Alle Zutaten zu den Haferflocken geben, gut mischen. Teig zugedeckt 30 Minuten gehen lassen.

Dann auf wenig Mehl 2 mm dünn ausrollen, in Rechtecke von 4 × 12 cm Größe schneiden und auf mit Backpapier belegten Blechen verteilen. In den kalten Ofen (Mitte) schieben und Cracker bei 175 °C (Umluft) 25–30 Minuten backen. Ofen ausschalten, Tür mithilfe eines Kochlöffelstiels einen Spaltbreit geöffnet halten. Cracker im Ofen auskühlen lassen.

In einer gut verschlossenen Dose etwa ein Monat.

Tipps:
- Für die Cracker kann Mehl nach Belieben verwendet werden.
- Cracker mit Frischkäse, Radieschen-scheiben und Dill garnieren.
- Mit Hummus und Hüttenkäse servieren.

Nährwert pro Portion (4 Stück) 192 kcal 9 g 23 g 6 g

Reisriegel mit Tofu und Aprikosen

Dieser Snack ist super, weil er so vielseitig einsetzbar und lecker ist. Die ausgewogene Zusammensetzung sättigt lange, liefert dir aber auch rasch Energie. So kannst du diese Riegel sowohl zum lockeren Training essen als auch für deine nächste Expedition einplanen.

Für 10 Stück à etwa 60 g, Zubereitungszeit etwa 30 Minuten

1

110 g	**Jasminreis**
180 ml	**Wasser**
1 Prise	**Salz**

Alles in eine Pfanne geben und ohne Deckel aufkochen. Dann Deckel aufsetzen und den Reis bei schwacher Hitze etwa 10 Minuten köcheln lassen. Herd ausschalten, Reis weiter quellen lassen.

2

125 g	**Räuchertofu**
1 EL	**Öl**
1	**Ei**

Tofu grob reiben. Öl in einer beschichteten Pfanne erhitzen und Tofu darin unter gelegentlichem Rühren anbraten.

Ei aufschlagen, zugeben und mitbraten, bis die Eimasse gestockt, aber noch leicht feucht ist.

3

75 g	**Soft-Aprikosen**
1 EL	**Rohrohrzucker**
1 EL	**gerösteter Sesam**
2 EL	**Sojasauce**

Aprikosen in Würfelchen schneiden und in eine Schüssel geben. Reis-Tofu-Mischung sowie Zucker, Sesam und Sojasauce zugeben. Alles gut mischen. Masse in 10 Portionen teilen und mit kalt abgespülten Händen zu Riegeln formen. Riegel einzeln in Butterbrotpapierstreifen wickeln.

In einer gut verschlossenen Dose im Kühlschrank etwa drei Tage, tiefgekühlt zwei Monate.

Tipp:
Riegel bei Bedarf tiefgekühlt ins Sportgepäck oder deine Trikottasche packen. Nach etwa einer Stunde ist er aufgetaut und genussbereit.

 196 kcal 6 g 28 g 6 g Nährwert pro Portion (2 Stück)

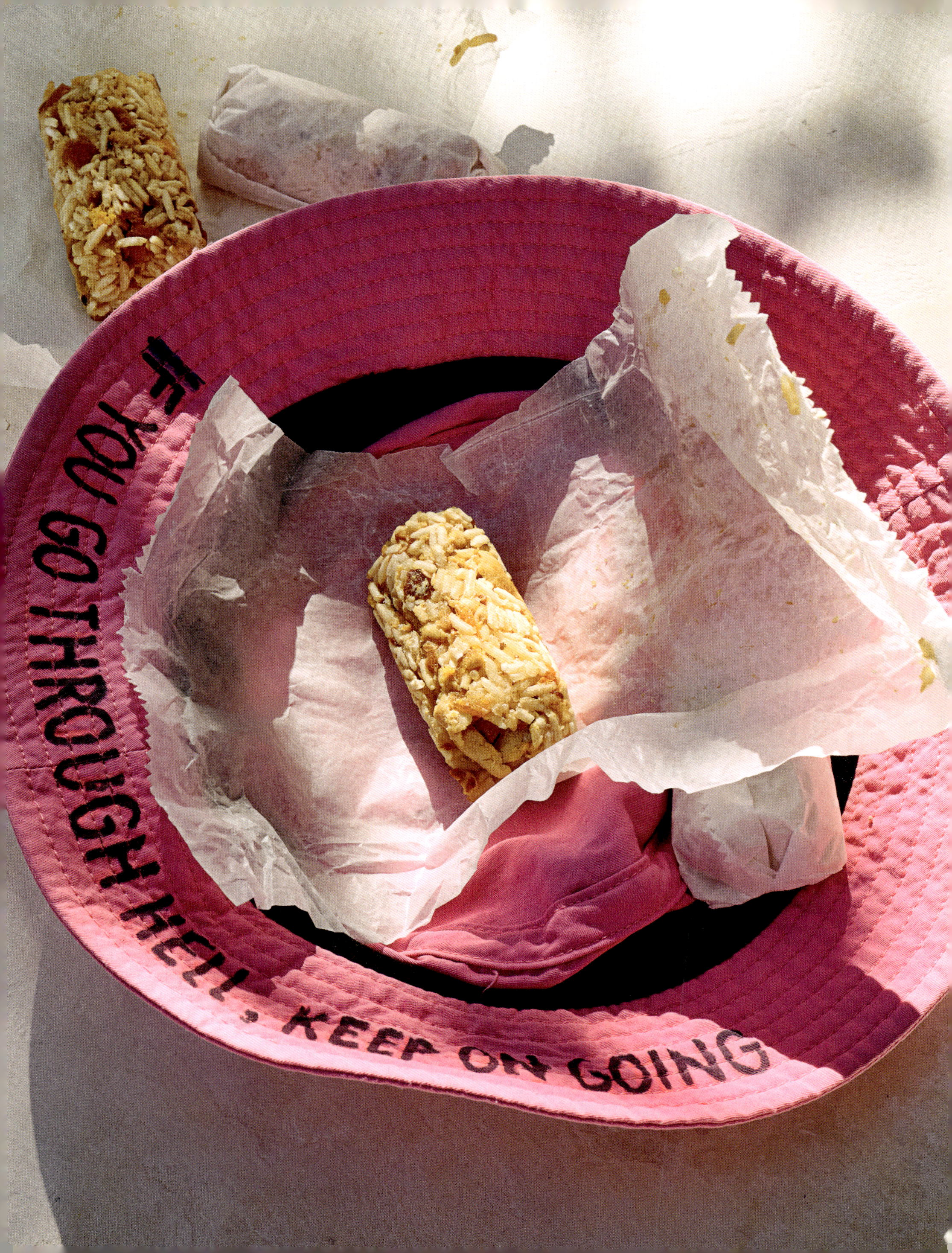
IF YOU GO THROUGH HELL, KEEP ON GOING

Haupt-gerichte

If you want to earn a lot, you have to burn a lot. Nicht nur die Menge macht's. Wie im Training zählen auch beim Essen Qualität und Genuss bzw. Freude. Darum teilen wir hier unsere Food-Favoriten. Kleine Geschmacksexplosionen nach der Laktatparty oder Seelenstreichler nach einem Schlechtwettertraining, wo nur du und sonst keine Hunde nach draußen geschickt werden.

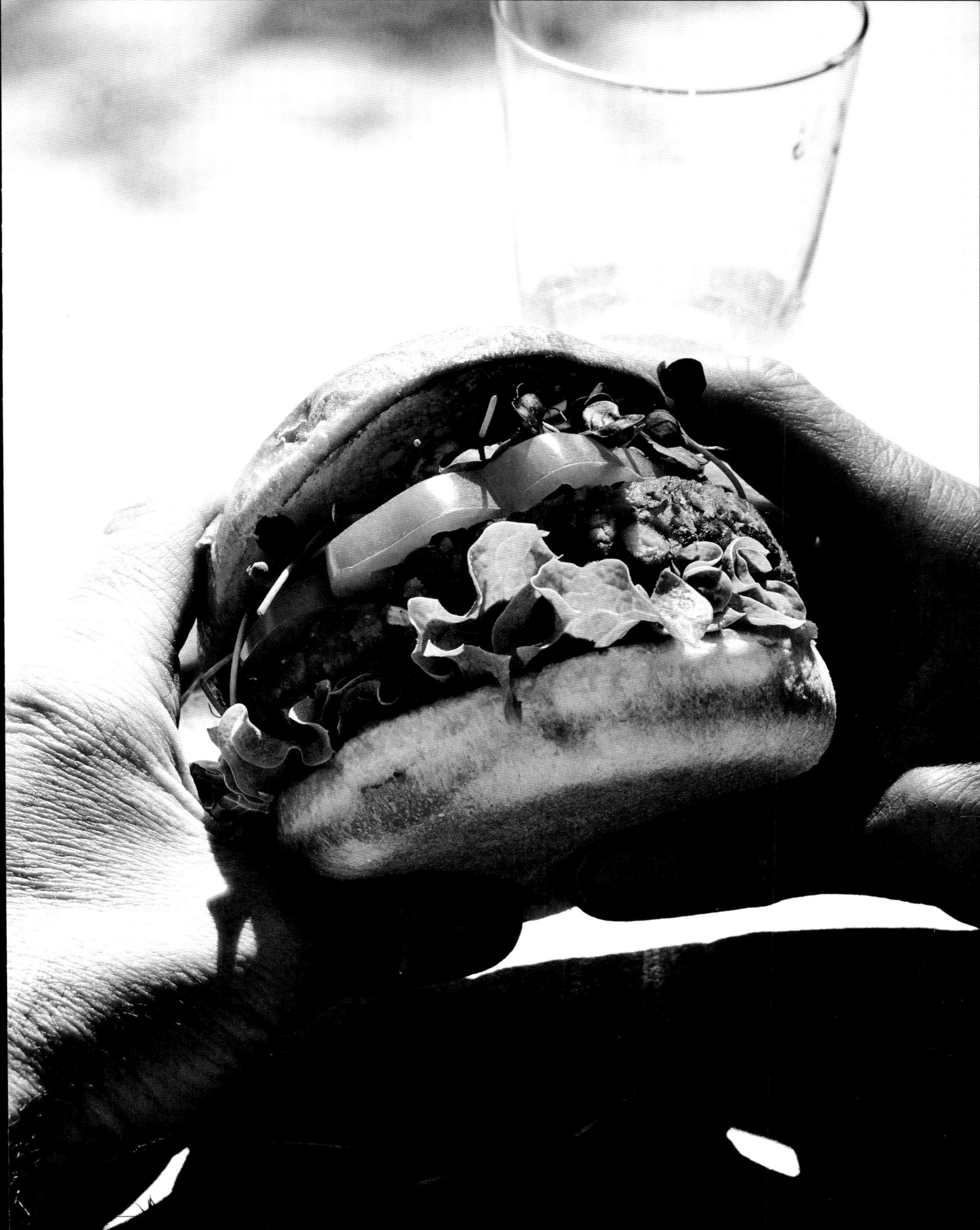

Bohnen-Burger

Hamburger einmal anders. Fleisch wird durch Bohnen ersetzt – und schon habt ihr eine vegane Variante für's Barbecue. Schau auf dein Timing, Bohnen verursachen nicht nur eine ordentliche Menge Gas – das kann beim Sport schon unangenehm sein –, sondern werden auch relativ langsam verdaut. Also eher was für den Feierabend.

Für 6 Pattys/2 Burger (à ca. 150 g), Zubereitungszeit etwa 35 Minuten

1

BOHNEN-PATTYS	
1	Zwiebel
1	Knoblauchzehe
200 g	Süßkartoffeln
1 EL	Öl plus etwas zum Braten
540 g	gegarte Kidneybohnen (Dose)
1 Bund	Kräuter nach Belieben
1 EL	Gemüsebrühpulver
1 EL	Curry
50 g	feine Haferflocken
25 g	Mehl
je ½ TL	Salz, Pfeffer

Zwiebel und Knoblauch fein hacken. Süßkartoffeln grob reiben. 1 EL Öl in einer beschichteten Pfanne erhitzen und alles darin andünsten. Etwas abkühlen lassen.

Bohnen mit kaltem Wasser gut abspülen, in eine Schüssel geben. Kräuter fein hacken, zugeben. Restliche Zutaten zugeben und alles gut zu einer homogenen Masse zusammenkneten. Masse in 6 Portionen teilen und zu Pattys à 10 cm Ø formen. Jeweils 2 Pattys in wenig Öl langsam von beiden Seiten goldgelb braten.

2

BURGER	
2	Burgerbrötchen (siehe S. 144) oder andere Brötchen
1 EL	Butter
4	Salatblätter
4 EL	Ajvar (siehe S. 129) oder Ketchup
2 große	Tomatenscheiben
einige	Gurkenscheibchen
	Microgreens

Burgerbrötchen quer halbieren. Butter in einer beschichteten Pfanne schmelzen, die Schnittflächen kurz rösten.

Brötchenboden mit Ajvar, Salat, Bohnen-Patty, nochmal Ajvar, Tomatenscheibe, Gurkenscheibchen und Microgreens belegen. Brötchendeckel darauflegen.

! Tipps:

- Restliche Bohnen-Pattys einfrieren. Vor dem Braten auftauen.
- Bohnen-Pattys mit Salat oder Ofengemüse (siehe S. 121) und einer Salatsauce oder warmen Sauce (siehe S. 124–129) servieren.
- Anstelle der Bohnen-Pattys die Smashburger-Pattys (siehe S. 178) zubereiten.

748 kcal | 22 g | 110 g | 26 g — Nährwert pro Portion (1 Burger)

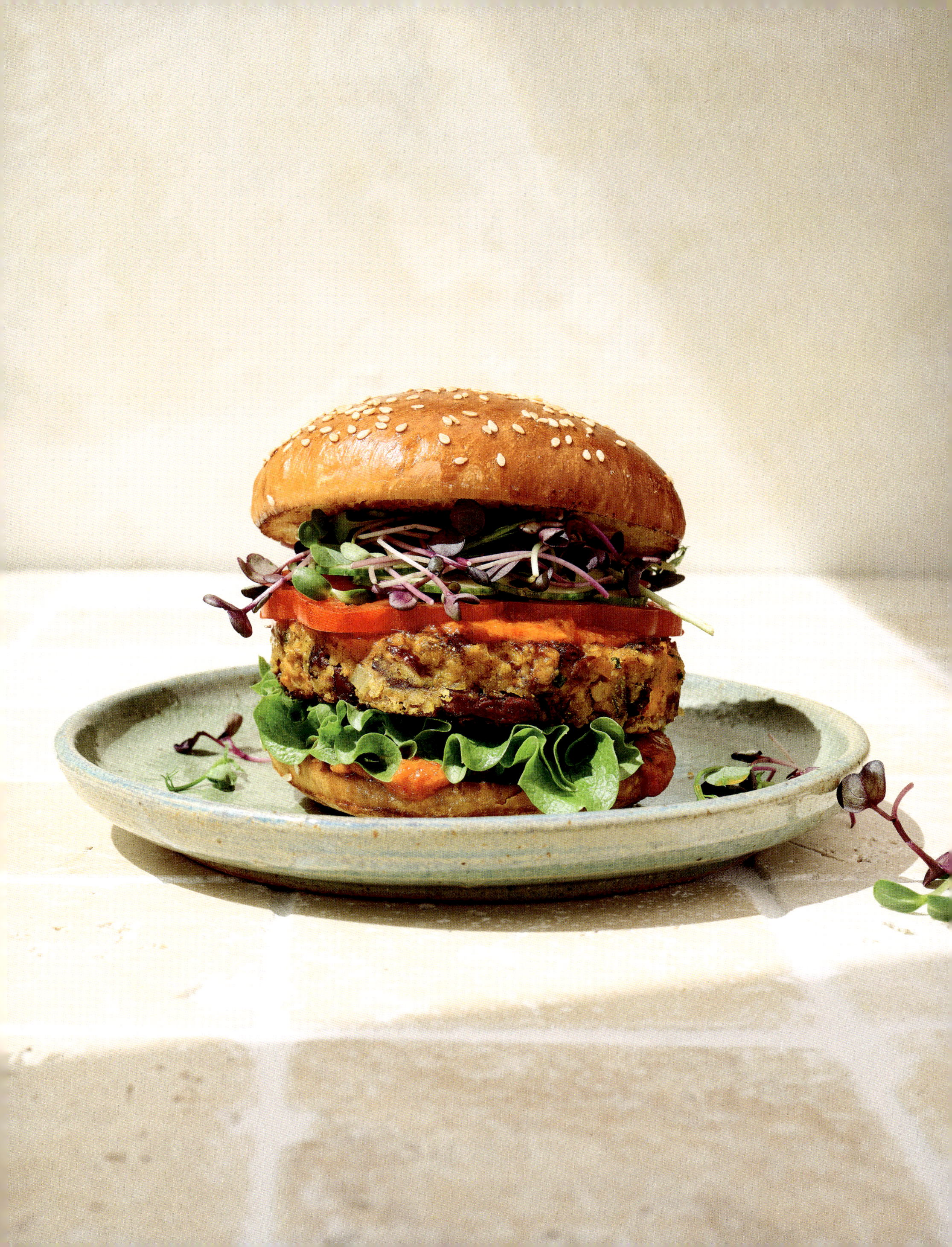

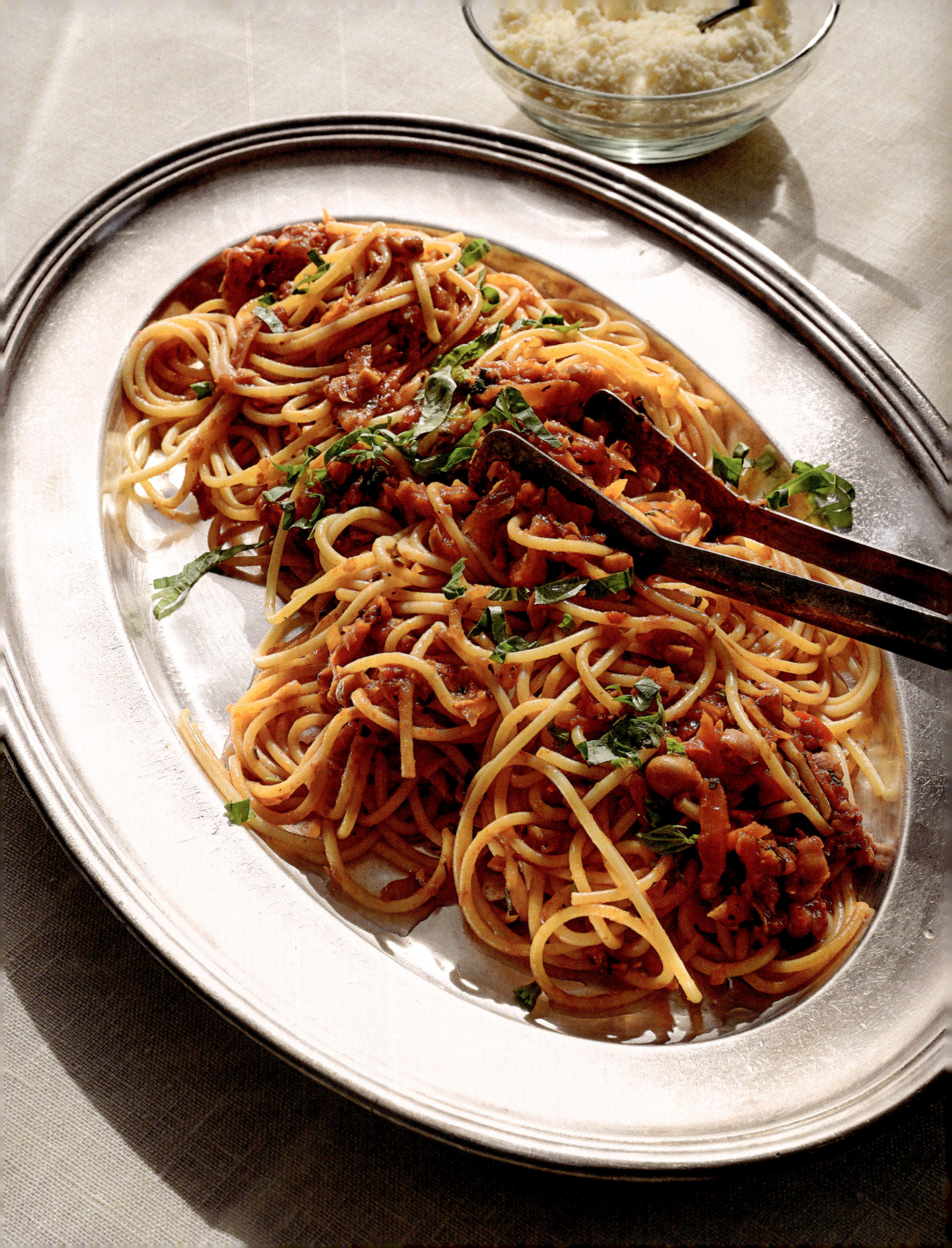

Kichererbsen-Tomatensauce

Napoli ist gähn! Diese vegane Sauce gibt deinem Gericht einen nahrhaften Kick mit zusätzlichen Carbs und etwas pflanzlichem Protein durch die Kichererbsen. Die Geschmacksexplosion aus geräuchtem Paprikapulver, Steinpilzen und Datteln katapultiert dich direkt in neue Leistungssphären – wetten?!

Für 2 Portionen, Zubereitungszeit etwa 45 Minuten

1

1	**Zwiebel**
2	**Knoblauchzehen**
150 g	**Sellerie**
1	**Karotte**
2 EL	**Olivenöl**

Zwiebel und Knoblauch fein hacken. Sellerie und Karotte grob reiben. Das Öl in einer beschichteten Pfanne erhitzen. Alles zusammen darin andünsten, bis das Gemüse eine goldbraune Farbe hat.

2

400 g	**stückige Tomaten (Dose)**
3 EL	**Tomatenmark**
2 TL	**getrocknete, gemahlene Steinpilze (siehe S. 93)**
1 TL	**geräuchertes Paprikapulver**

Alles zum Gemüse zugeben und kurz mitköcheln lassen.

3

2	**Medjool-Datteln**
240 g	**Kichererbsen (Dose)**
200 ml	**Wasser**
	Salz, Pfeffer

Datteln entsteinen und fein hacken. Kichererbsen grob hacken und zusammen mit den Datteln in die Pfanne geben. Wasser zugießen. Mit Salz und Pfeffer abschmecken, 30 Minuten bei schwacher Hitze köcheln lassen.

4

1 Bund	**Basilikum oder glatte Petersilie**
1 EL	**Aceto Balsamico**

Basilikumblätter oder Petersilie fein hacken und zusammen mit Balsamico unter die Sauce rühren.

! Tipps:

- 1 Peperoncino fein hacken, mit den Zwiebeln zugeben.
- Kichererbsen-Tomatensauce mit Pasta, Salzkartoffeln oder Reis servieren oder für eine Lasagne verwenden.
- Parmesan dazu servieren.
- Anstelle von Kichererbsen auch mal 300 g Rinderhackfleisch verwenden oder 100 g Belugalinsen mitkochen. Erst am Schluss salzen, damit die Linsen weich werden.

Nährwert pro Portion (½) 438 kcal 19 g 50 g 17 g

Linsen-Bastilla

Dieses vegetarische Gericht kombiniert auf herrliche Weise verschiedene Texturen, Farben und Geschmäcker. Durch die Kombination von Hülsenfrüchten und Hartkäse steigern wir seine Proteinqualität. Nicht die tragende Mahlzeit für einen Ultra-Tag, aber macht jeden Alltag zum kulinarischen Festtag.

Für 4 Portionen (1 Tarteform Ø 27 cm), Zubereitungszeit etwa 35 Minuten, Backen 25 Minuten

1

BELAG	
1	**Zucchini**
1	**Karotte**
1	**Zwiebel**
1	**Knoblauchzehe**
1 EL	**Öl**
200 g	**Rote Linsen**
400 ml	**Wasser**
1 EL	**Gemüsebrühpulver**
1 Bund	**glatte Petersilie**
200 g	**Mais**
75 g	**Reibekäse**
1–2 EL	**Harissa**
	Salz, Pfeffer

Zucchini, Karotte und Zwiebel in Würfelchen schneiden. Knoblauch fein hacken. Öl in einer beschichteten Pfanne erhitzen und Gemüse und Knoblauch darin andünsten. Linsen zugeben und kurz mitdünsten. Dann Wasser dazugießen. Linsen köcheln lassen, bis die Masse eindickt. Gemüsebrühe zugeben.

Petersilie fein hacken und mit Mais, Reibekäse und Harissa unter die Linsenmasse mischen. Mit Salz und Pfeffer abschmecken.

2

TEIG	
4	**Filoteigblätter (120 g)**
3 EL	**Olivenöl**
2 EL	**Hartweizengrieß**

Den Ofen auf 180 °C (Ober- und Unterhitze) vorheizen. Ein Teigblatt in die Form legen, mit Öl bestreichen und wiederholen, bis alle Teigblätter aufgebraucht sind. Die Teigblätter ragen dabei rundum großzügig über die Form hinaus.

Grieß auf dem Teigboden verteilen, dann Linsenmasse darübergeben. Teigblätter locker über die Linsenmasse schlagen, sodass die Bastilla vollständig damit bedeckt ist. Mit restlichem Öl bestreichen. Bastilla 25 Minuten im Ofen (unterste Schiene) backen.

!

Tipps:

- Dazu passt gemischter Salat.
- Wenn dein Backofen eine Pizzastufe hat, dann verwende diese.

506 kcal 20 g 59 g 24 g Nährwert pro Portion (¼)

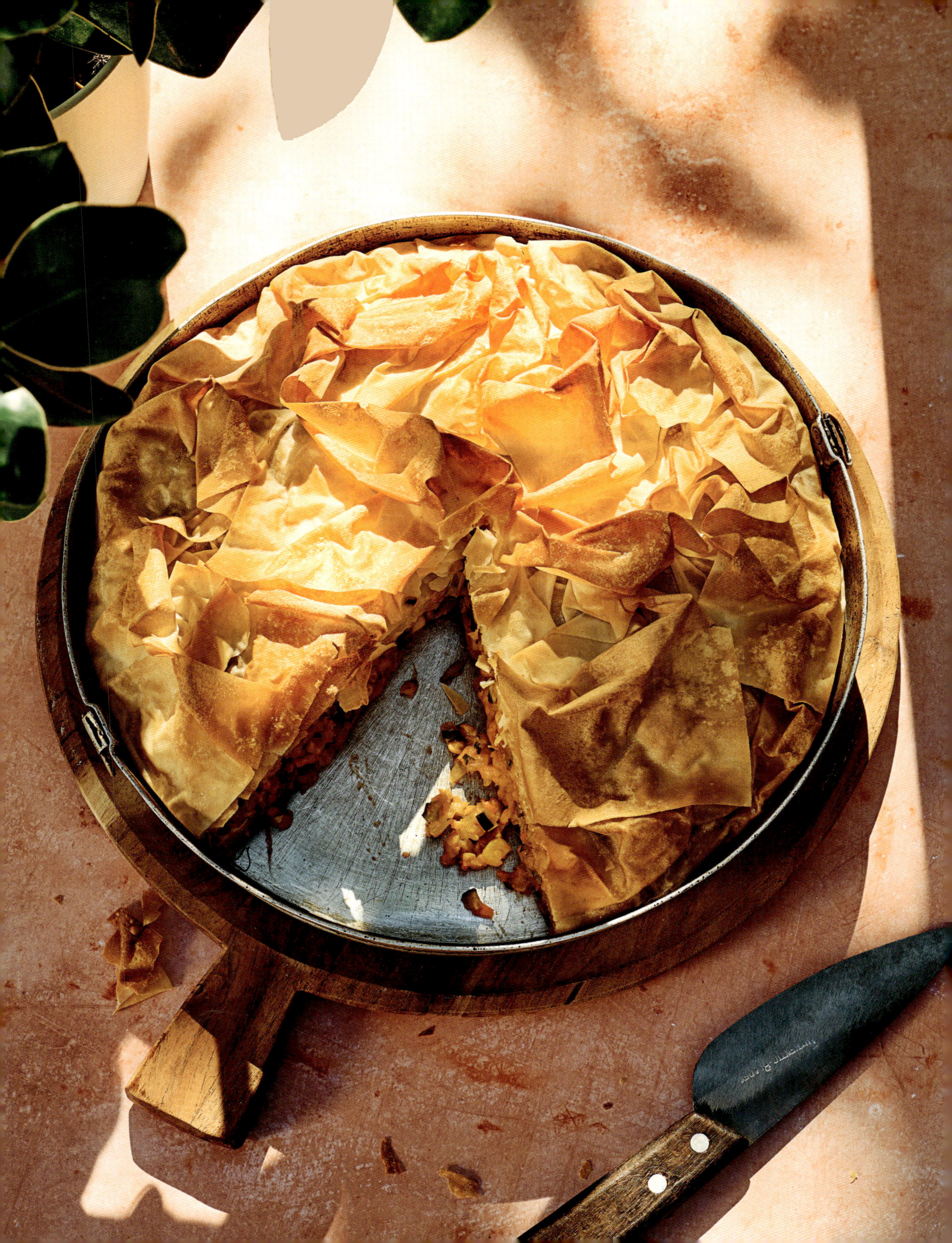

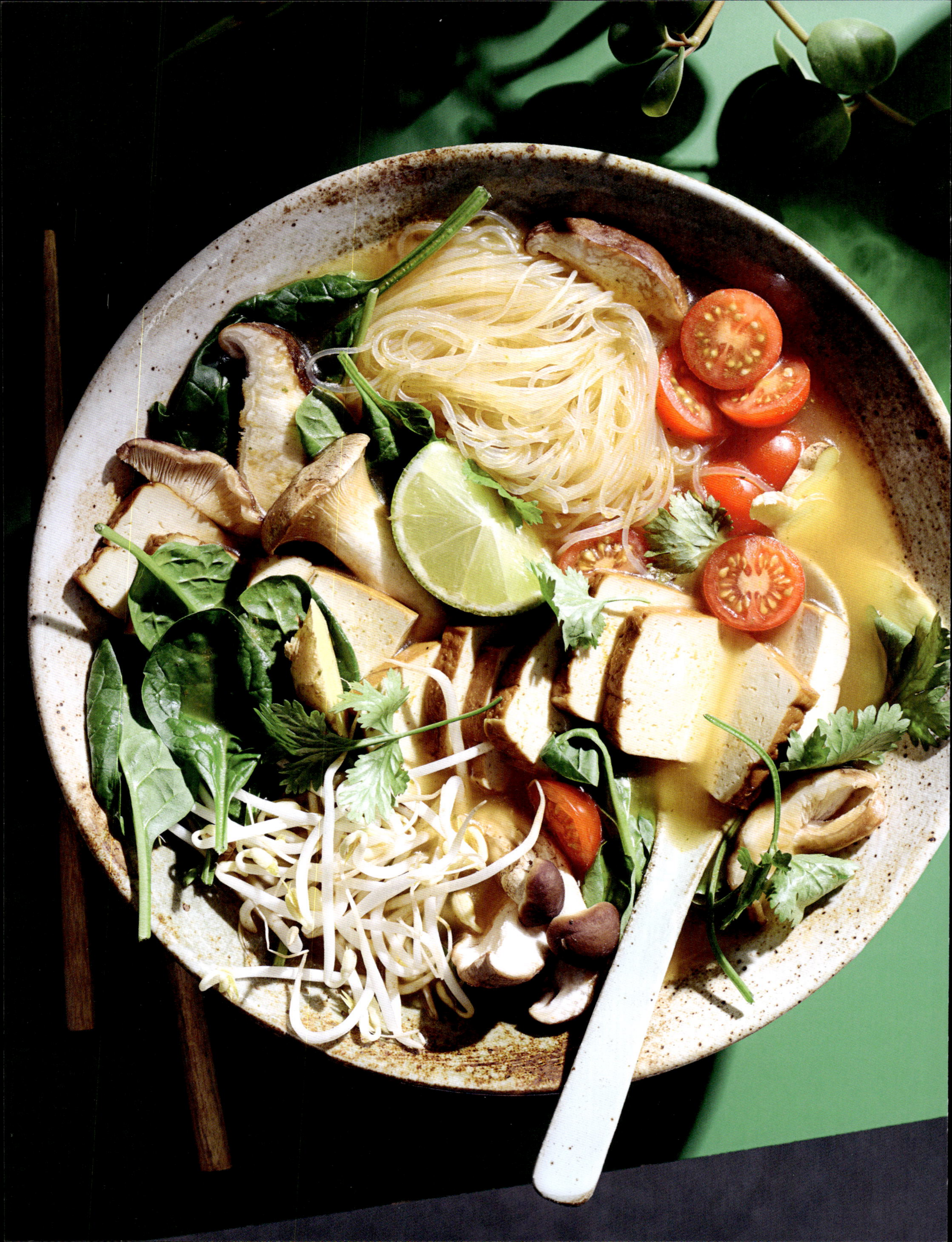

Nudelsuppe mit Tofu und Gemüse

Ob als warmer Snack, als leckere Vorspeise oder leichtes Hauptgericht: Suppe bzw. Brühe ist gut, um deine Flüssigkeits- und Elektrolytzufuhr zu steigern und gerade in der kalten Jahreszeit herrlich, wenn du dich nach deinem Training aufwärmen möchtest. Dazu gibt's eine gute Portion pflanzliches Eiweiß bei geringer Kohlenhydratmenge.

Für 2 Portionen, Zubereitungszeit etwa 25 Minuten

1

BRÜHE	
2 cm	**Ingwer**
2	**Kaffir-Limettenblätter**
1	**Zitronengrasstängel**
800 ml	**kräftige Gemüsebrühe**
2 EL	**Tom-Yum-Paste oder andere Currypaste**
2 EL	**Fischsauce oder Sojasauce**
1 EL	**geröstetes Sesamöl**

Ingwer grob zerkleinern, Limettenblätter und Zitronengras mit dem Messer anquetschen. Alle Zutaten zusammen aufkochen.

2

100 g	**Vermicelli (Glasnudeln aus Erbsen und Mungbohnen)**

Vermicelli 5 Minuten in der Suppe kochen, dann mit einem Schaumlöffel herausheben und in zwei Suppenschalen anrichten.

3

300 g	**Räuchertofu**
100 g	**gemischte Pilze**
150 g	**Kirschtomaten**
50 ml	**Kokosmilch**

Tofu in Scheiben schneiden, Pilze und Kirschtomaten halbieren. Alles mit der Kokosmilch in der Suppe heiß werden lassen.

4

50 g	**Babyspinat**
50 g	**Mungbohnensprossen**

Spinat und Mungbohnensprossen auf den Vermicelli verteilen. Gemüse mit der heißen Suppe darauf anrichten.

5

4	**Korianderstängel nach Belieben**
2	**Bio-Limettenschnitze**

Mit Koriander nach Belieben und Limettenschnitzen garnieren.

Nährwert pro Portion (½) 487 kcal 23 g 46 g 26 g

Smashburger-Salat

*Bedenkt man, dass der Hamburger seine Anfänge im 13. Jahrhundert nahm, als mongolische Reiter rohes Fleisch unter ihren Sätteln zart ritten, dann sind wir froh, heute hygienischere Wege zu nutzen. Kaufe Hack frisch von der Theke, dann hast du die bessere Qualität. Mach dir keine Sorgen, wenn es etwas mit Fett durchsetzt ist. Ist es Weiderind, enthält das Fett viele gesunde Omega-3-Fettsäuren. Proteinqualität top, Eisengehalt und -verfügbarkeit passen. Achte lediglich darauf, dass rotes Fleisch länger im Magen liegt. Deshalb meiden es unsere Athlet*innen in ihren Wettkampfwochen.*

Für 2 Portionen, Zubereitungszeit etwa 25 Minuten

1

PATTYS	
300 g	**Hackfleisch vom Rind**
	Öl zum Braten
	Salz, Pfeffer

Fleisch in 4 Portionen teilen und zu Bällchen formen. Wenig Öl in einer beschichteten Pfanne erhitzen. Ein Fleischbällchen in die Pfanne geben. Ein Stück Backpapier auf das Fleisch legen und das Bällchen mit einem Pfannenboden sehr flach drücken. Papier entfernen, Fleisch nur kurz braten und wenden. Kurz fertig braten und herausnehmen. Mit den restlichen Fleischbällchen ebenso verfahren. Mit Salz und Pfeffer würzen.

2

SALAT	
½	**gelbe Paprikaschote**
½	**Salatgurke**
2	**Strauchtomaten**
1	**rote Zwiebel**
4 Stängel	**glatte Petersilie**
4 Stängel	**Pfefferminze**

Paprika, Gurke und Tomaten in Würfelchen schneiden. Zwiebel halbieren und in feine Spalten schneiden. Petersilie und Pfefferminze fein hacken. Alles in eine Schüssel geben.

3

4 EL	**Olivenöl**
2 EL	**frisch gepresster Zitronensaft**
1 TL	**gemahlener Kreuzkümmel**
	Salz, Pfeffer

Alles verrühren, in die Schüssel geben und gut vermischen.

4

100 g	**Salatblätter (z. B. Romanasalat, Babyspinat)**
3 EL	**Granatapfelkerne**
2 EL	**geröstete, gesalzene Cashewkerne**

Smashburger-Pattys in Streifen schneiden. Salatblätter auf einer Salatplatte verteilen, Gemüsesalat darauf anrichten. Fleischstreifen darauflegen. Mit gehackten Nüssen und Granatapfelkernen garnieren.

! Tipp:
Mit gegartem Bulgur (siehe S. 100; 150 g Rohgewicht) servieren.

759 kcal · 37 g · 62 g · 46 g · Nährwert pro Portion (½)

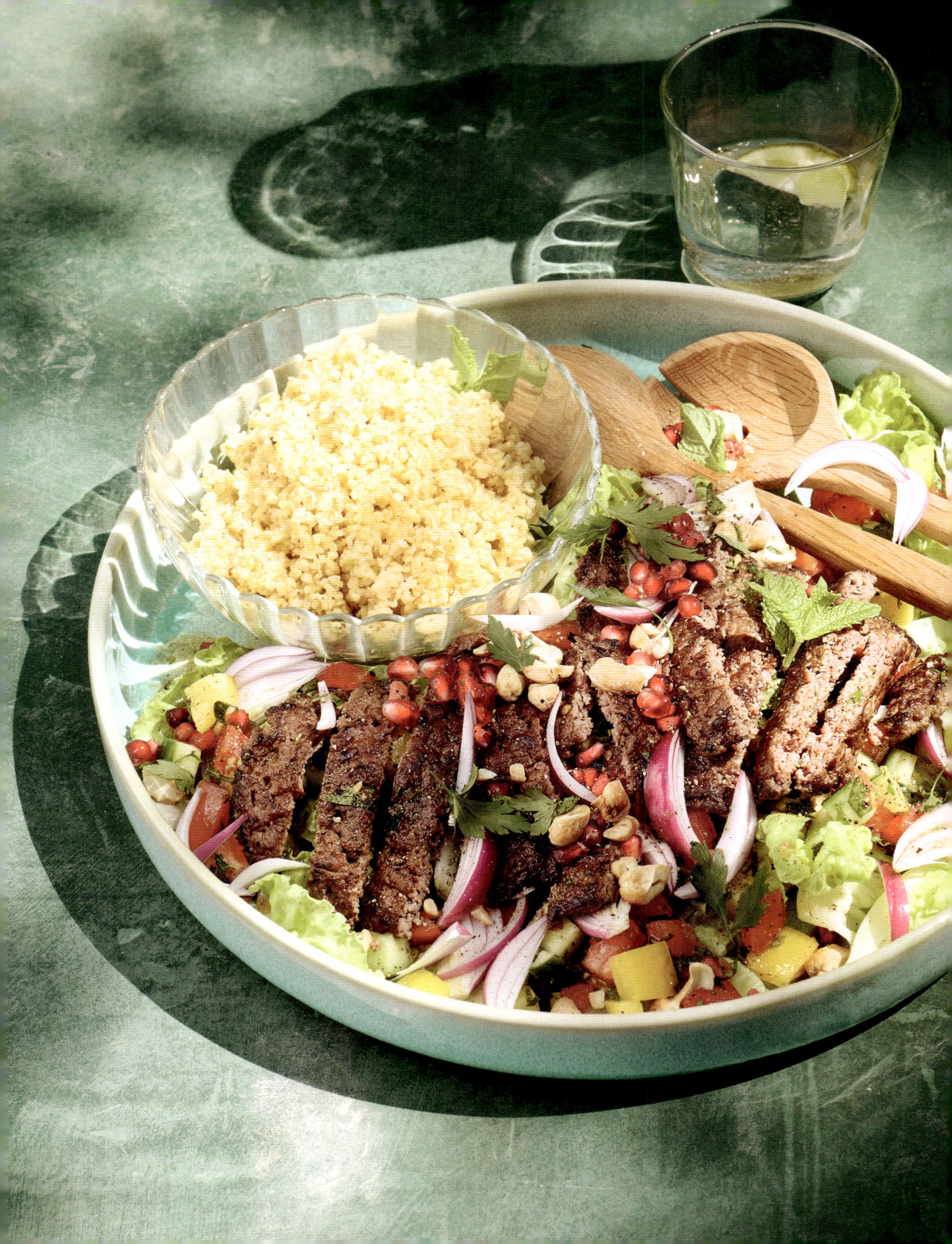

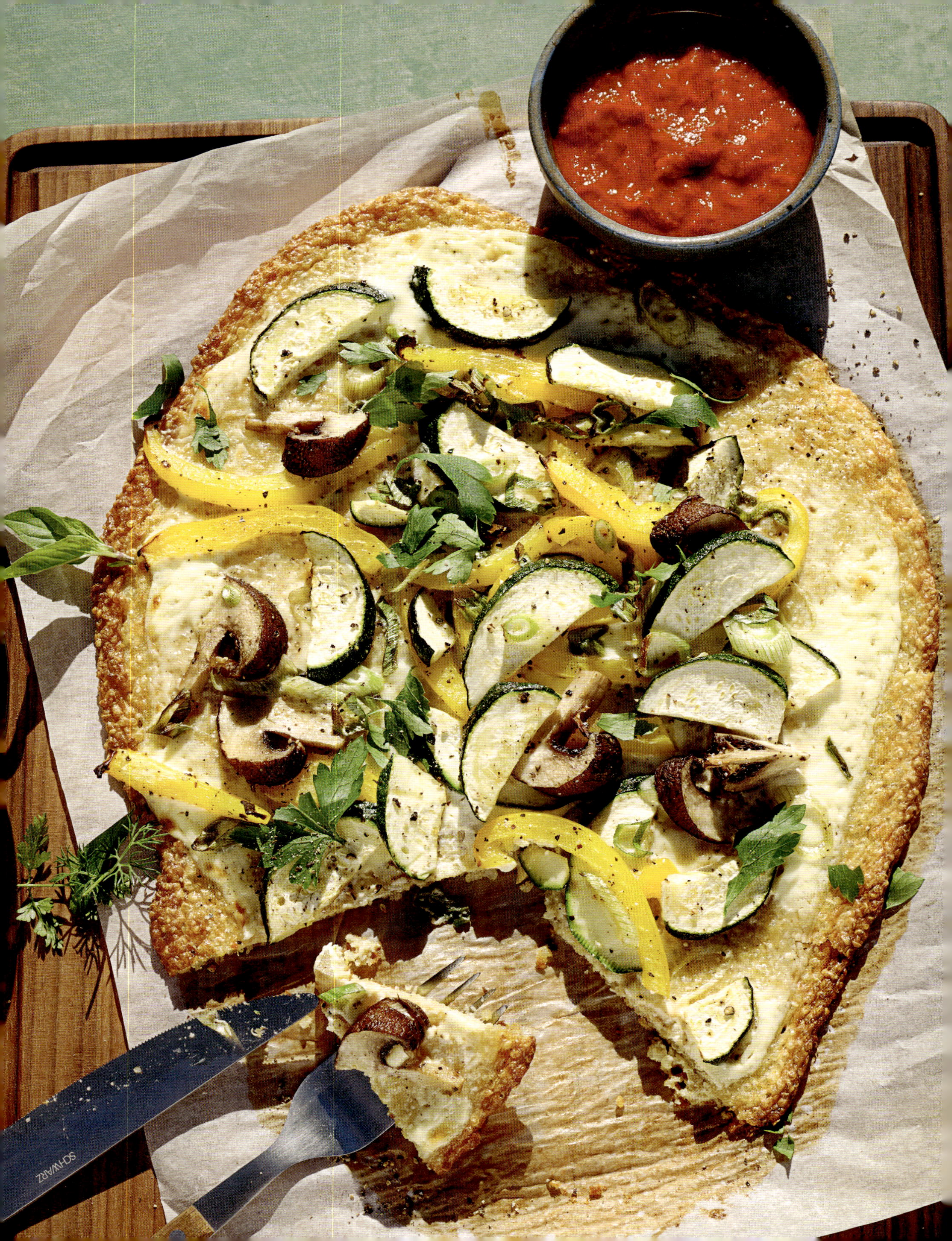
SCHWARZ

Quinoa-Flammkuchen

*Die Azteken wären entzückt, wenn sie sehen könnten, was wir aus ihrem heiligen Korn zubereiten. So cool, eine Flammkuchenbase aus besten Kohlenhydraten, Mineralstoffen und pflanzlichem Protein, das zusätzlich durch den Hartkäse aufgewertet wird. Macht's dich schneller? Unbestätigt. Macht's erschöpfte Athlet*innen schneller happy und erholt? Garantiert!*

Für 2 Portionen, Zubereitungszeit etwa 30 Minuten, Backen 20–25 Minuten

1

BÖDEN	
150 g	**Quinoa**
250 ml	**Gemüsebrühe**

Quinoa unter fließendem kaltem Wasser in einem Sieb abspülen und gut abtropfen lassen. Brühe zum Sieden bringen und Quinoa darin zugedeckt bei schwacher Hitze etwa 10 Minuten knapp weich köcheln lassen. Herd ausschalten und Quinoa nachquellen lassen.

2

50 g	**geriebener Parmesan**
2	**Eier**
50 g	**Crème fraîche**

Parmesan, Eier und Crème fraîche unter die Quinoamasse mischen. Den Backofen auf 220 °C (Umluft) vorheizen. Masse auf einem mit Backpapier belegten Blech zu 2 ovalen Flammkuchenböden etwa 5 mm dünn ausstreichen und gut andrücken. 10 Minuten im vorgeheizten Ofen (Mitte) backen.

3

BELAG	
150 g	**braune Champignons oder Kräuterseitlinge**
1	**Frühlingszwiebel**
175 g	**Zucchini**
½	**gelbe Paprikaschote**
2 EL	**Olivenöl**
	Salz, Pfeffer
100 g	**Crème fraîche**

Pilze fein schneiden. Frühlingszwiebel in feine Ringe schneiden, Zucchini halbieren und in feine Scheiben schneiden. Paprika in feine Streifen schneiden. Gemüse mit Öl in eine Schüssel geben und gut mischen. Mit Salz und Pfeffer würzen. Crème fraîche auf den Flammkuchenböden verstreichen. Gemüse darauf verteilen. Flammkuchen nochmals 10–15 Minuten backen.

3

¼ Bund	**Petersilie**
50 g	**Ajvar (siehe S. 129)**

Flammkuchen mit Petersilie garnieren und mit Ajvar servieren.

! Tipp:
Gemischten Blattsalat dazu servieren.

Nährwert pro Portion (½) — 879 kcal · 54 g · 63 g · 35 g

Soba mit Gemüse und Lachs

Was schon Samurai nährte, kann für den heutigen »Weekend Warrior« nur gut sein. Diese geniale Nudelsuppe mit Buchweizennudeln platzt vor »superfoody« Zutaten: buntes Gemüse, scharfer Ingwer, fermentierte Misopaste, Wildlachs. Hervorragend als mittelgroße Regenerationsmahlzeit nach einem harten Workout – gerade, wenn's draußen eher garstig nass und kalt war. Recovery war noch nie so lecker!

Für 2 Portionen, Zubereitungszeit etwa 30 Minuten

1

2	**Knoblauchzehen**
3 cm	**Ingwer**
2	**Pak Choi**
180 g	**Fenchel**
200 g	**Broccolini**
2 EL	**geröstetes Sesamöl**

Knoblauch und Ingwer fein hacken. Pak Choi längs vierteln. Fenchel in feine Scheiben hobeln. Broccolini halbieren. Das Öl in einer beschichteten Pfanne erhitzen. Pak Choi rundherum darin anbraten und herausnehmen. Dann Fenchel und Broccolini in der Pfanne anbraten. Pak Choi wieder zugeben.

2

2 EL	**Sojasauce**
2 EL	**Ahornsirup**
1 EL	**Misopaste**
2 EL	**Mirin (jap. Reiswein)**
300 ml	**Wasser**

Alle Zutaten gut verrühren und zum Gemüse gießen.

3

100 g	**TK-Edamame**

Edamame zur Sauce geben, aufkochen lassen und erhitzen.

4

250 g	**Wildlachsfilet**

Lachs in Würfel schneiden und in der Sauce bei schwacher Hitze etwa 5 Minuten garen.

5

120 g	**Sobanudeln**
	Salz

Wasser in einer Pfanne aufkochen und salzen. Die Sobanudeln hineingeben und 5–7 Minuten kochen, bis sie gar sind. Nudeln abgießen und kurz in einem Sieb unter fließendem warmem Wasser abspülen. Auf Suppenschalen verteilen.

6

½ Bund	**Schnittlauch**
2 EL	**gerösteter Sesam**

Schnittlauch in feine Röllchen schneiden. Lachs-Gemüse auf den Nudeln anrichten, Sesam und Schnittlauchröllchen darüberstreuen.

! Tipp:
Den Lachs durch 300 g Seidentofu ersetzen.

699 kcal | 25 g | 75 g | 47 g — Nährwert pro Portion (½)

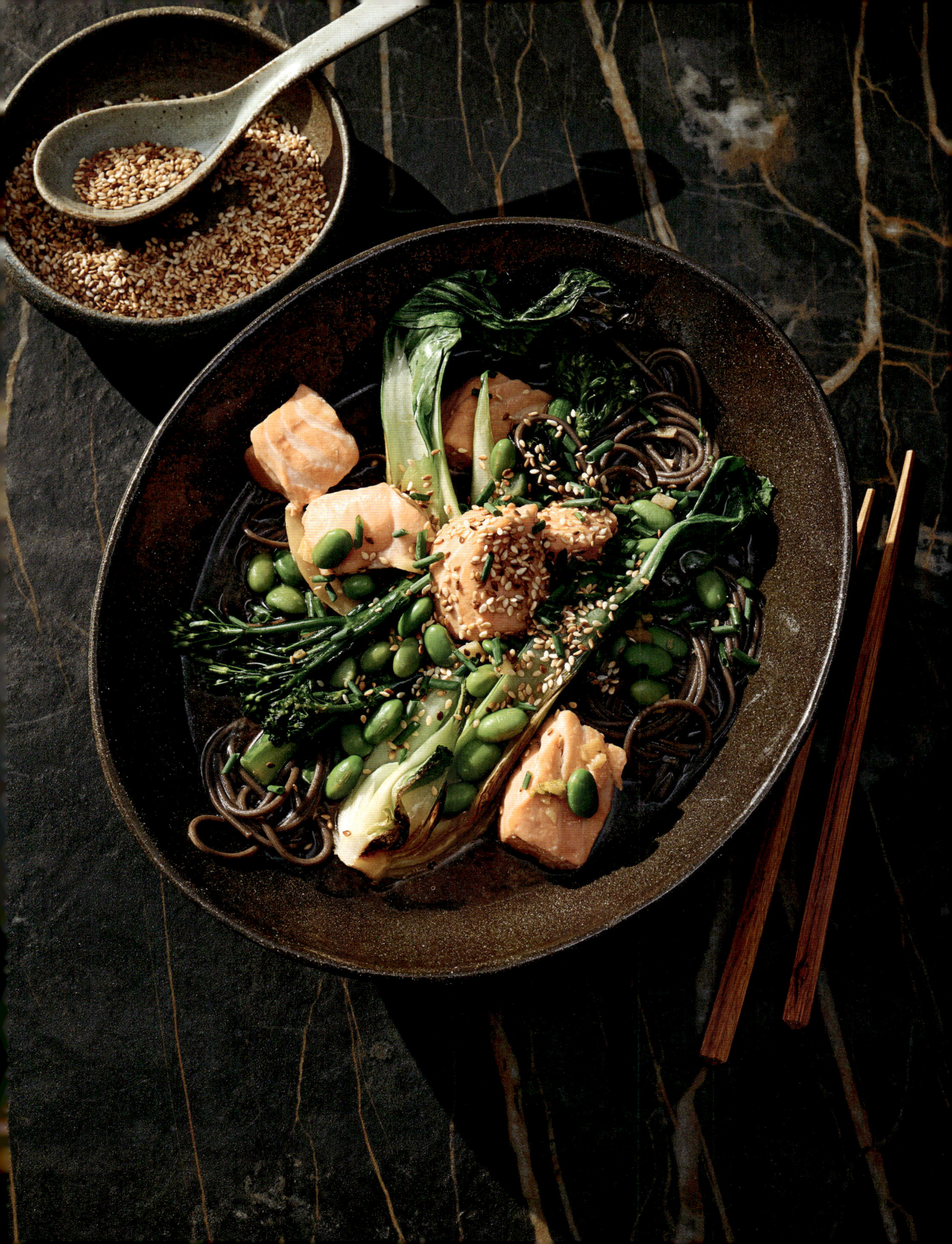

Orecchiette-One-Pot mit Gemüse und Hähnchen

*Perfekt, wenn's nach dem Training schnell gehen muss. Besonders effiziente Athlet*innen finden zwischendurch genug Zeit, kurz zu duschen, während die ausgewogene Post-Workout-Mahlzeit vor sich hin gart. Der hohe Kohlenhydratanteil und die großzügige Portion Eiweiß beschleunigen deine Erholung optimal.*

Für 2 Portionen, Zubereitungszeit etwa 25 Minuten

1

1	**Zwiebel**
2	**Knoblauchzehen**
1	**rote Paprikaschote**
1 EL	**Olivenöl**

Zwiebel und Knoblauch fein hacken. Paprika in feine Streifen schneiden. Öl in einer Pfanne erhitzen. Zwiebeln und Paprikastreifen darin andünsten.

2

2 Briefchen	**Safranpulver**
1 TL	**geräuchertes Paprikapulver**
200 g	**Orecchiette**

Alles in die Pfanne geben, kurz mitdünsten.

3

450 ml	**Geflügelbrühe**

Geflügelbrühe dazugießen und zugedeckt unter gelegentlichem Rühren bei mittlerer Hitze etwa 10 Minuten köcheln lassen.

4

300 g	**Hähnchenbrustfilets**
200 g	**Kirschtomaten**
100 g	**Zuckerschoten**

Hähnchenbrustfilets in Stücke schneiden, mit Kirschtomaten und Zuckerschoten in den Gemüse-Nudel-Topf mischen. Alles bei mittlerer Hitze zugedeckt 10 Minuten fertig köcheln lassen.

5

1 Bund	**glatte Petersilie**
	Salz, Pfeffer

Petersilie fein hacken und in die Pfanne geben. Mit Salz und Pfeffer abschmecken.

! Tipps:

- Hähnchenbrust kannst du durch 300 g geräucherten Tofu oder rohe, küchenfertige Garnelen ersetzen. Nur etwa 5 Minuten mitköcheln.
- Parmesan dazu servieren.

678 kcal · 9 g · 88 g · 55 g — Nährwert pro Portion (½)

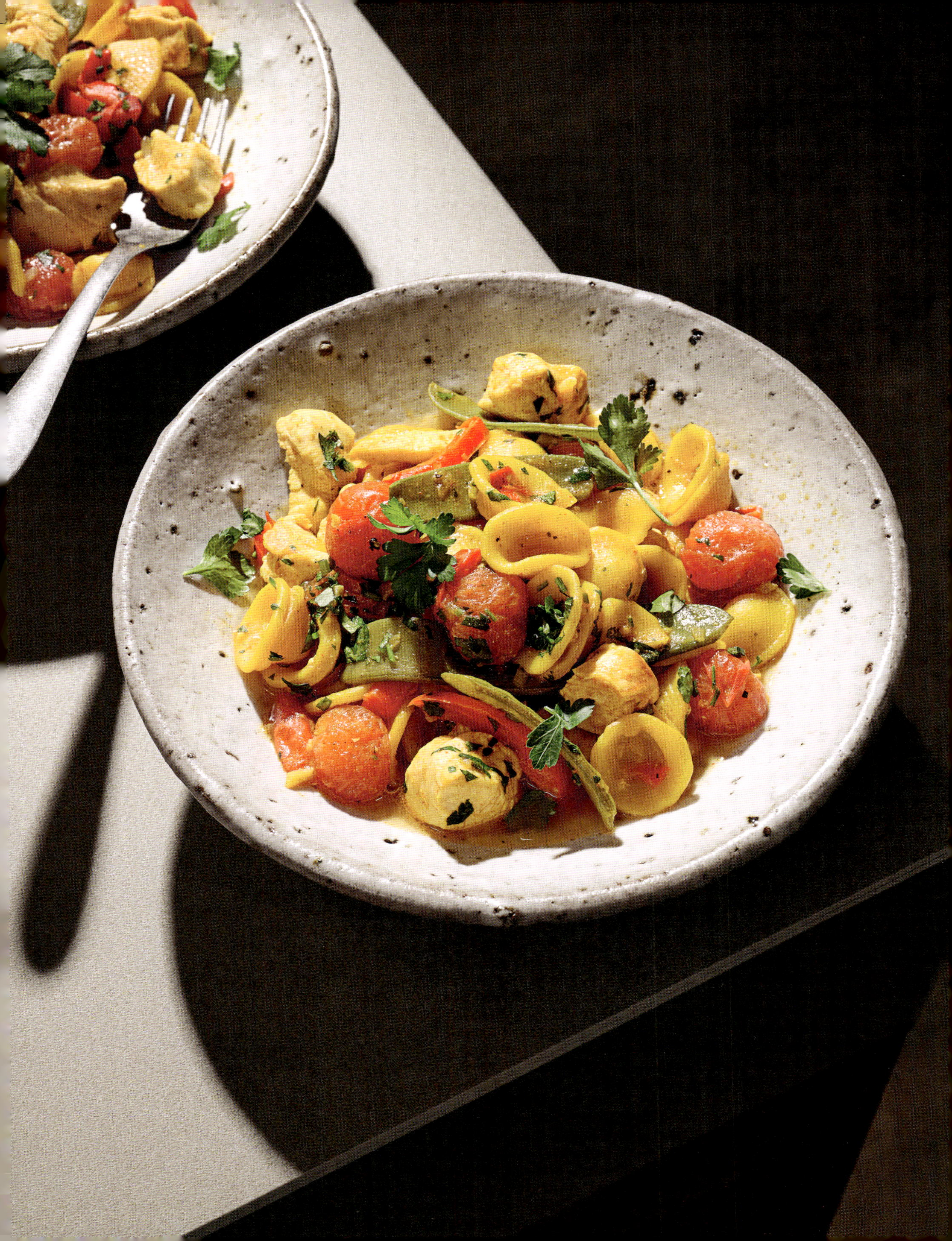

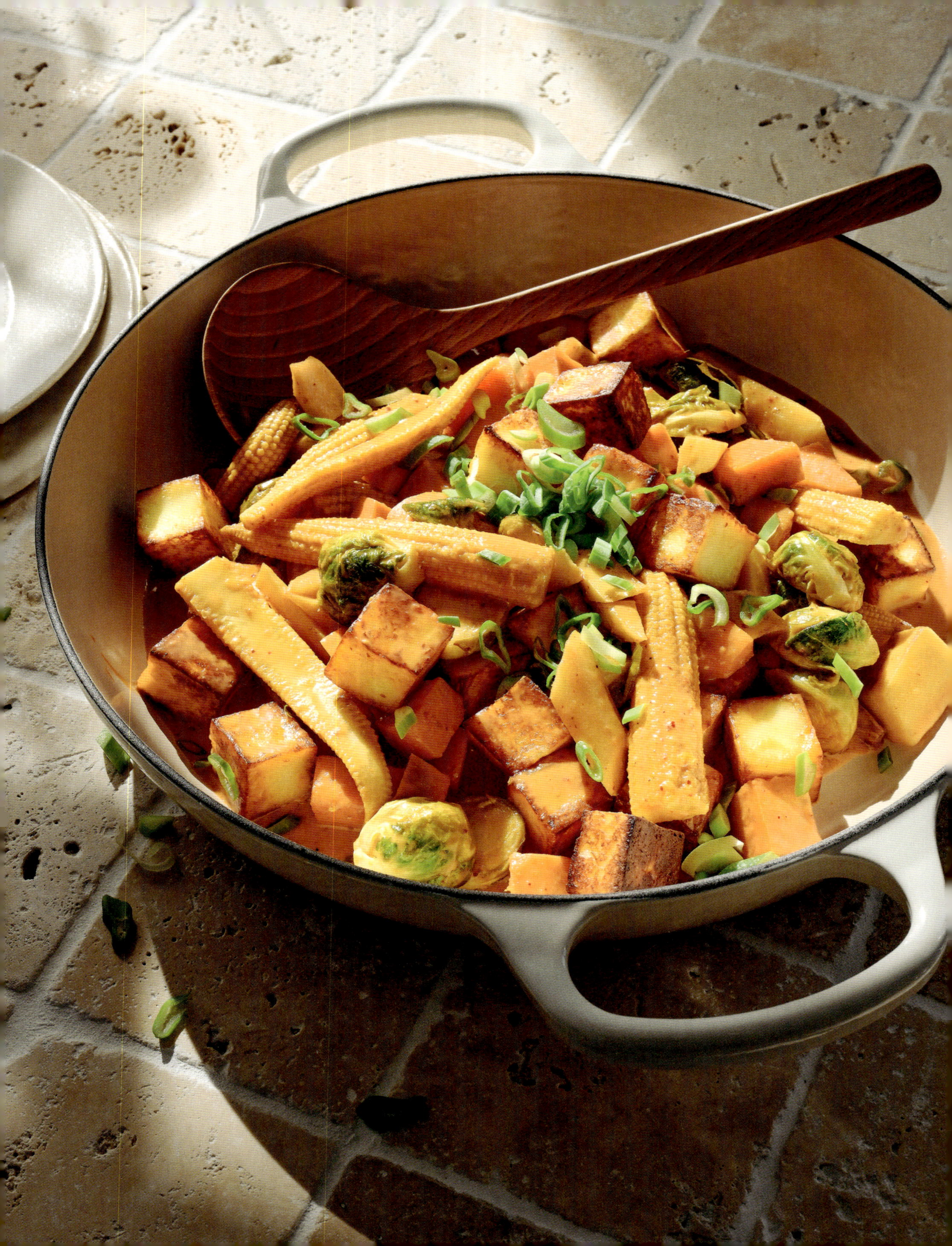

Süßkartoffel-Paneer-Curry

Paneer ist ein genialer Frischkäse aus Büffel- oder Kuhmilch. Er ist sehr fettarm und enthält viel gutes Milchprotein, Vitamine und Mineralstoffe. Das Gute daran ist, dass er eine schön feste Konsistenz hat und daher wunderbar in Saucen eingearbeitet werden kann. Dieses vegetarische Curry hat es uns angetan. Rundet den perfekten Tag auf den Trails würdig ab!

Für 2 Portionen, Zubereitungszeit etwa 45 Minuten

1

300 g	**Paneer**
1 EL	**Rapsöl**

Paneer in Würfel schneiden. 1 EL Öl in einer beschichteten Pfanne erhitzen und Paneer darin anbraten. Herausnehmen und zugedeckt beiseitestellen.

2

300 g	**Süßkartoffeln**
200 g	**Pastinaken**
200 g	**Rosenkohl**
125 g	**Mini-Maiskölbchen**
1 EL	**Rapsöl**

Süßkartoffeln und Pastinaken in Würfel schneiden. Rosenkohl und Maiskölbchen halbieren. Öl in die Paneer-Pfanne geben. Gemüse zugeben und etwa 5 Minuten bei mittlerer Hitze pfannenrühren.

3

1	**Zitronengrasstängel**
1 EL	**rote Currypaste**

Zitronengras mit dem Messerrücken quetschen, mit der Currypaste mitdünsten.

4

2 EL	**Sojasauce**
1 EL	**frisch gepresster Limettensaft**
1 TL	**Rohrohrzucker**
250 ml	**Kokosmilch**
100 ml	**Wasser**

Gemüse mit Sojasauce, Limettensaft und Zucker würzen. Kokosmilch und Wasser dazugießen. Gemüse zugedeckt etwa 15 Minuten köcheln lassen.

5

1	**Frühlingszwiebel**

Frühlingszwiebel längs halbieren und in feine Streifen schneiden. Zusammen mit dem Paneer zum Gemüse geben und erhitzen.

! Tipp:
Mit Jasminreis (siehe S. 100; 100 g Rohgewicht) servieren.

Nährwert pro Portion (½) 1244 kcal | 71 g | 110 g | 40 g

Kartoffelpüree mit Onsen-Ei

Wer kann, kann einfach! Es gab eine Zeit, da hat man solch einfache Gerichte als Hausmannskost abgestempelt. Wir haben nichts gegen Hausmänner, aber in der Küche verhieß das wenig Raffiniertes. Heute ist es ganz das Gegenteil, finden wir, und sind uns mit den besten Gourmetköchen der Welt einig: Das Einfache perfektionieren und allen ein Lächeln auf die Lippen zaubern, weil es so wahnsinnig feel-goody ist. Übrigens sind Eier und Kartoffeln wie Bonnie und Clyde: Läuft, wenn die zusammen loslegen.

Für 2 Portionen, Zubereitungszeit etwa 30 Minuten

1

500 g	**mehligkochende Kartoffeln**
	Salz
200 g	**TK-Erbsen**

Kartoffeln schälen, in Stücke schneiden und in siedendem Salzwasser etwa 10 Minuten kochen. Erbsen zugeben, etwa 15 Minuten mitkochen, bis die Kartoffeln weich sind. Wasser abgießen. Restfeuchtigkeit verdampfen lassen, bis die Kartoffeln weißlich und trocken sind.

3

150 ml	**Sahne (25–30 % Fett)**
100 ml	**Wasser**
	Salz, Pfeffer
wenig	**frisch geriebene Muskatnuss**

Sahne und Wasser in eine Pfanne geben. Kartoffeln und Erbsen durch ein Sieb direkt in die Pfanne passieren. Kartoffelpüree erhitzen. Mit Salz, Pfeffer und Muskat abschmecken.

4

½ Bund	**Dill**
½ Bund	**Kerbel**
½ Bund	**Thai-Basilikum oder Basilikum**
25 g	**Rucola**
2 EL	**Olivenöl**
2 EL	**frisch gepresster Limettensaft**
	Salz, Pfeffer

Kräuter und Rucola in mundgerechte Stücke zupfen und in eine Schüssel geben. Öl und Limettensaft zugeben und gut mischen. Mit Salz und Pfeffer abschmecken.

5

4	**Onsen-Eier (siehe S. 113)**
25 g	**Rauchmandeln**

Kartoffelpüree auf Tellern anrichten, dabei je eine Mulde formen. Salat in den Mulden anrichten. Onsen-Eier darauf verteilen. Mandeln grob hacken, darüberstreuen.

! Tipps:
- Aus den restlichen Kräutern ein Pesto zubereiten.
- Anstelle von Onsen-Eiern pochierte Eier zubereiten.

771 kcal · 48 g · 57 g · 29 g — Nährwert pro Portion (½)

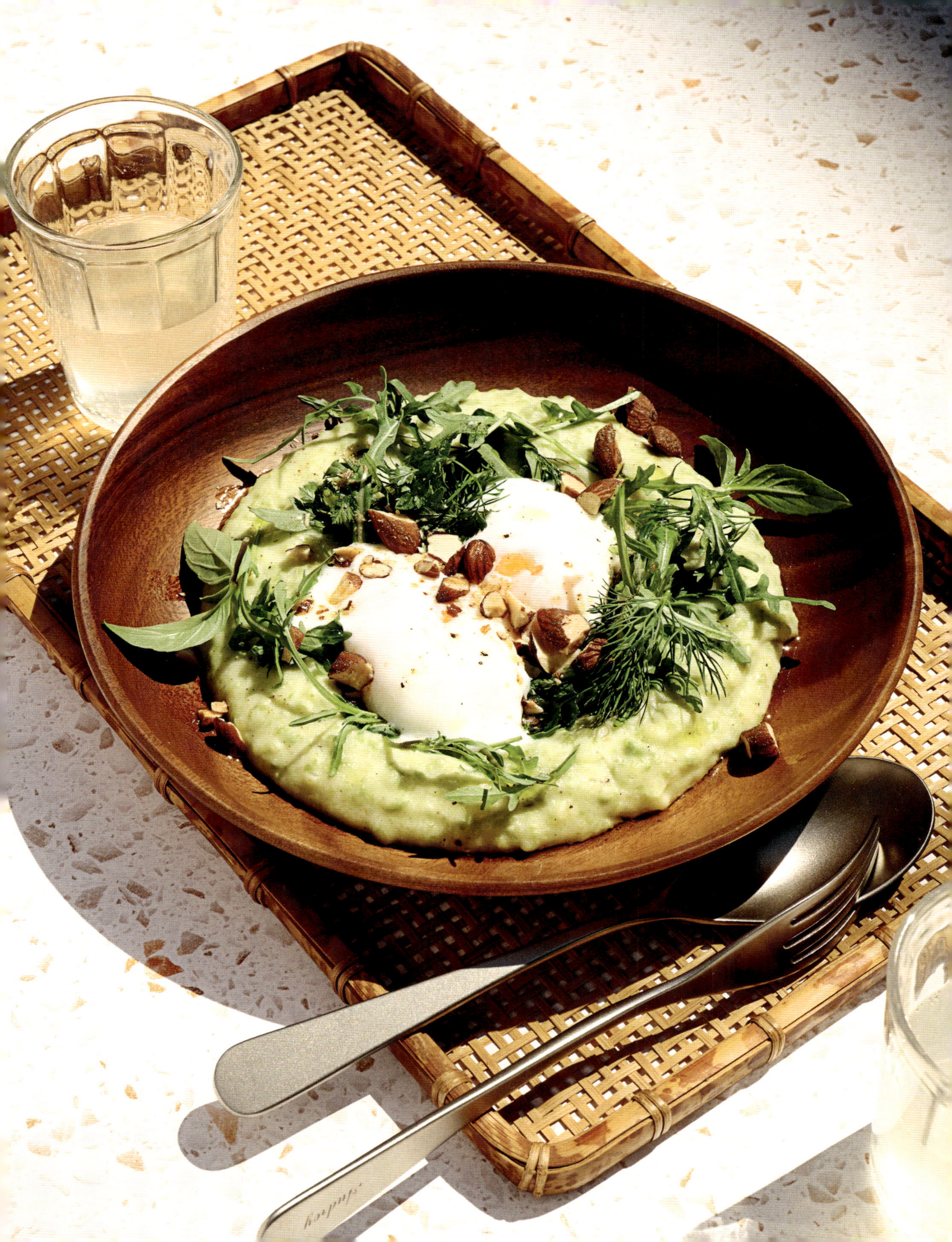

Sweet Finale

Wenn du dein Essen nur funktional betrachtest, fehlen dir wichtige Dimensionen zu einer gesunden Ernährung: der Genussfaktor und das soziale Zusammensein. Darum gibt es für unsere Athlet*innen oft Nachtisch. Nach einem harten, zermürbenden Kampf hellt sich die Stimmung dann sofort auf. Hier ein paar schöne süße Finals, die deine Speicher weiter auffüllen.

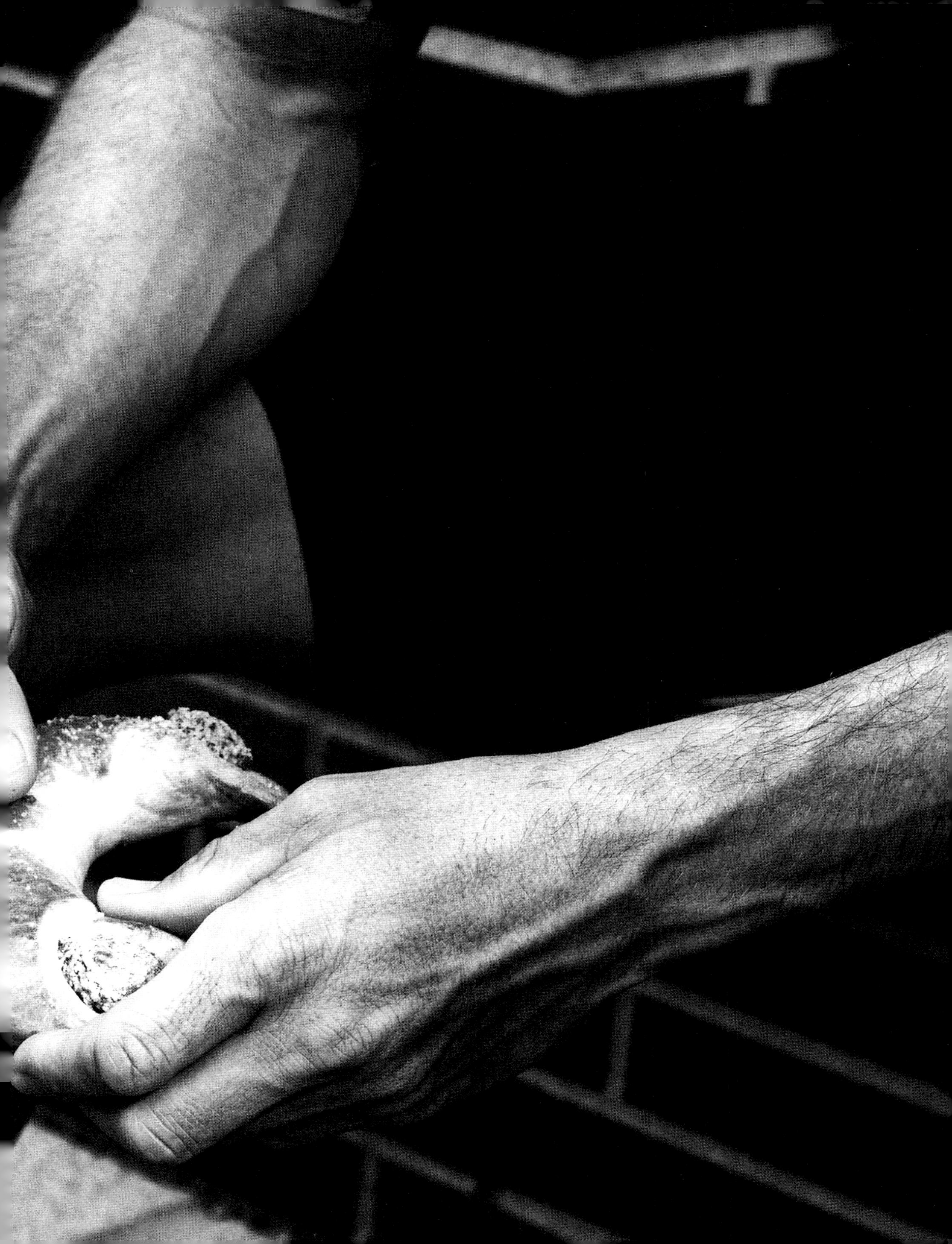

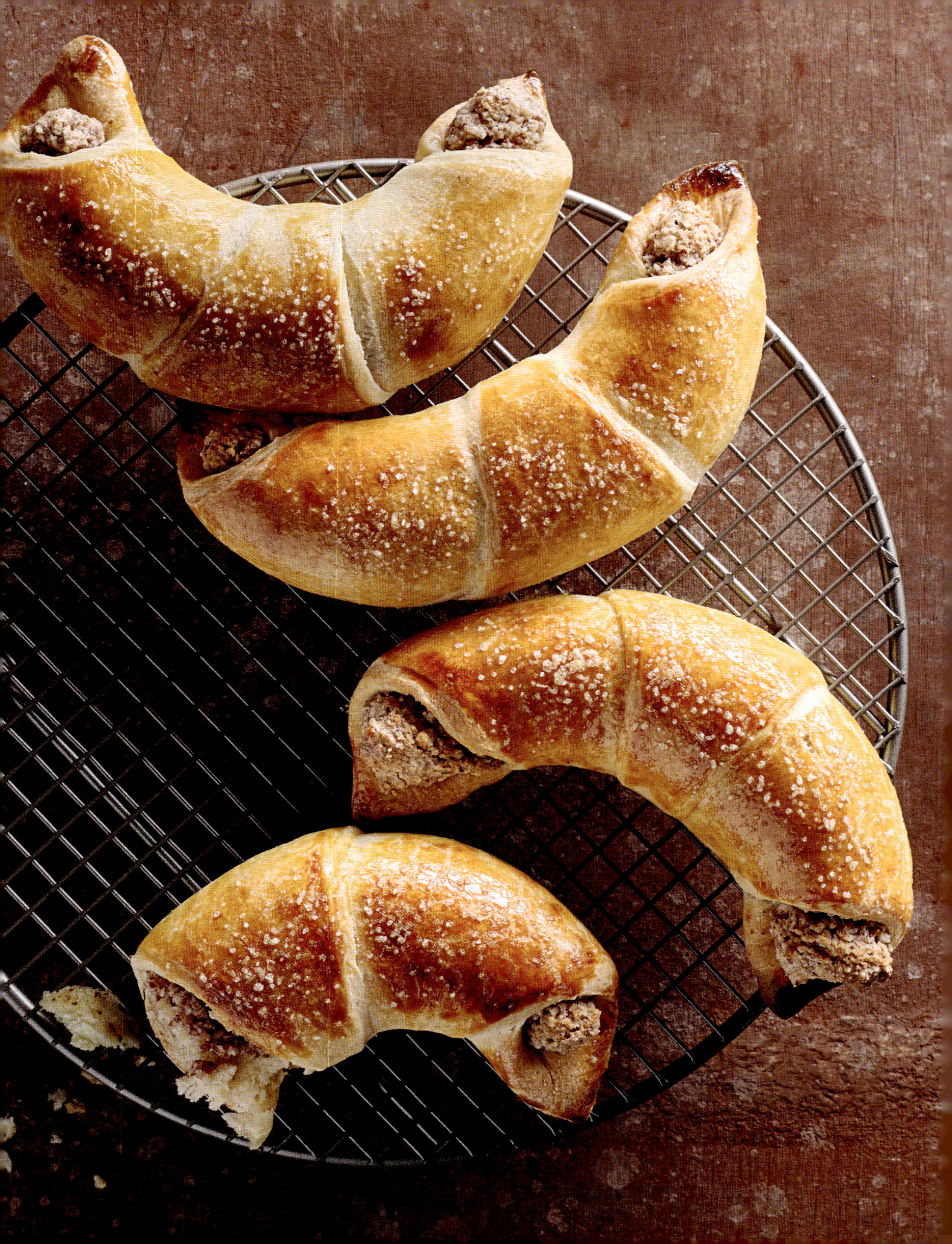

Nussgipfel

Das Leuchten in den Augen eines Radprofis, wenn er einen frischen Nussgipfel auf seiner Trainingsrunde erhält, sagt alles. Dieser energiereiche Snack ist relativ leicht verdaulich und »zündet« vor allem vor und nach dem Training. Dazu einen leckeren Espresso – kickt nicht nur dein Training, sondern ist auch ein schöner Teil deiner Regeneration.

Für 6 Nussgipfel, Zubereitungszeit etwa 50 Minuten, Kühlen 3 Stunden, Gehen 2¼ Stunden

1

1	**Bio-Limette**
125 g	**feiner Zucker**

Limettenschale abreiben und Saft auspressen. Saft mit Wasser auf 100 ml auffüllen. Limettenwasser mit Zucker aufkochen, bis sich dieser aufgelöst hat. Etwas abkühlen lassen.

2

200 g	**gemahlene Haselnüsse oder Mandeln, nach Belieben geröstet**
1 TL	**gemahlener Kardamom**
1 TL	**Zimt**

Zuckerwasser mit Nüssen, Limettenabrieb, Kardamom und Zimt mischen. Nach Bedarf etwas Wasser zugeben, damit die Füllung streichfähig ist. Füllung zugedeckt etwa 3 Stunden kühl stellen.

3

275 g	**Mehl (Type 405) plus etwas für die Arbeitsfläche**
1 EL	**Rohrohrzucker plus etwas zum Bestreuen**
15 g	**frische Hefe**
etwa 150 ml	**Milch**
50 g	**Butter, Zimmertemperatur**
¼ TL	**Salz**

Alles in eine Schüssel geben, mischen und zu einem weichen, geschmeidigen Teig kneten. Teig zugedeckt 2 Stunden bei Zimmertemperatur gehen lassen.

Teig auf wenig Mehl rund ausrollen (etwa 35 cm Ø). Dann wie Tortenstücke in 6 Teile schneiden und je ein Sechstel der Nussfüllung am oberen Rand verteilen. Teig durch leichtes Ziehen der Teigspitze einrollen, sodass der Abschluss unten liegt. In Hörnchen-Form biegen. Nussgipfel auf ein mit Backpapier belegtes Blech legen, nochmals 15 Minuten gehen lassen.

4

1	**Ei**

Ei verquirlen und Gipfel damit bestreichen. Wenig Zucker darüberstreuen. Blech in den kalten Ofen (Mitte) schieben und Nussgipfel bei 200 °C (Ober- und Unterhitze) etwa 25 Minuten backen. Herausnehmen, auf einem Abkühlgitter auskühlen lassen.

Tiefgekühlt etwa 2 Monate.

Tipps:

- Anstelle von Hefeteig 1 Rolle Blätterteig (275 g; aus dem Kühlregal) verwenden. Im vorgeheizten Ofen backen.
- Gebackene Nussgipfel direkt nach dem Auskühlen in ein luftdicht verschließbares Gefäß geben und einfrieren. Nussgipfel vor dem Genuss etwa 2 Stunden bei Zimmertemperatur auftauen lassen.

Nährwert pro Portion (⅙) 563 kcal 29 g 63 g 13 g

Vanilleflan

Pudding – oder Flan, wie es eigentlich heißen muss – erinnert uns immer etwas an unsere Kindheit, und das sind schöne Erinnerungen. Hier hast du ein Rezept mit wenig Zucker und ausschließlich wertvollen Zutaten. Das geht ganz fix, du musst einfach dran denken, dass die kleinen Racker noch lange im Kühlschrank ruhen müssen. Ja, Geduld bringt Rosen – das weißt du ja auch von deinem Training. Champions werden nicht im Nu gemacht, Champion-Puddings auch nicht.

Für 4 Portionen (4 Gläser à 180 ml), Zubereitungszeit etwa 15 Minuten, Kühlen 4 Stunden

1

350 g	**Vollmilch**
200 g	**Sahne (30–35 % Fett)**
50 g	**feiner Zucker**
25 g	**Maisstärke**

Alles in einer Pfanne gut verrühren.

2

1	**Vanilleschote**

Vanilleschote längs halbieren und das Mark mit dem Messerrücken aus der Schote kratzen. Schote und Samen in die Pfanne geben.

Unter ständigem Rühren aufkochen und kurz unter Rühren köcheln lassen, bis die Masse eindickt.

3

2	**frische Eigelbe**

Pfanne vom Herd nehmen und gut weiterrühren. Eigelbe darunterrühren. Die Masse durch ein Sieb in 4 Gläser füllen. Gläser zudecken und 4 Stunden kühl stellen.

! Tipps:
- Je etwa 2 TL Zucker auf den Flans verteilen, mit der Flamme des Bunsenbrenners karamellisieren.
- Eiweiße für ein Eieromelett (siehe S. 112) weiterverwenden.

***** VARIANTE SCHOKOLADENFLAN

Vanilleflan ohne Vanilleschote zubereiten. 50 g Zartbitterschokolade (64 % Kakaoanteil) hacken und mit 10 g ungesüßtem Kakaopulver gut unter die heiße Masse rühren. Wie im Rezept beschrieben weiter vorgehen.

Nährwert pro Portion (¼)
405 kcal | 28 g F | 30 g KH | 7 g E

331 kcal | 24 g | 23 g | 6 g — Nährwert pro Portion (¼)

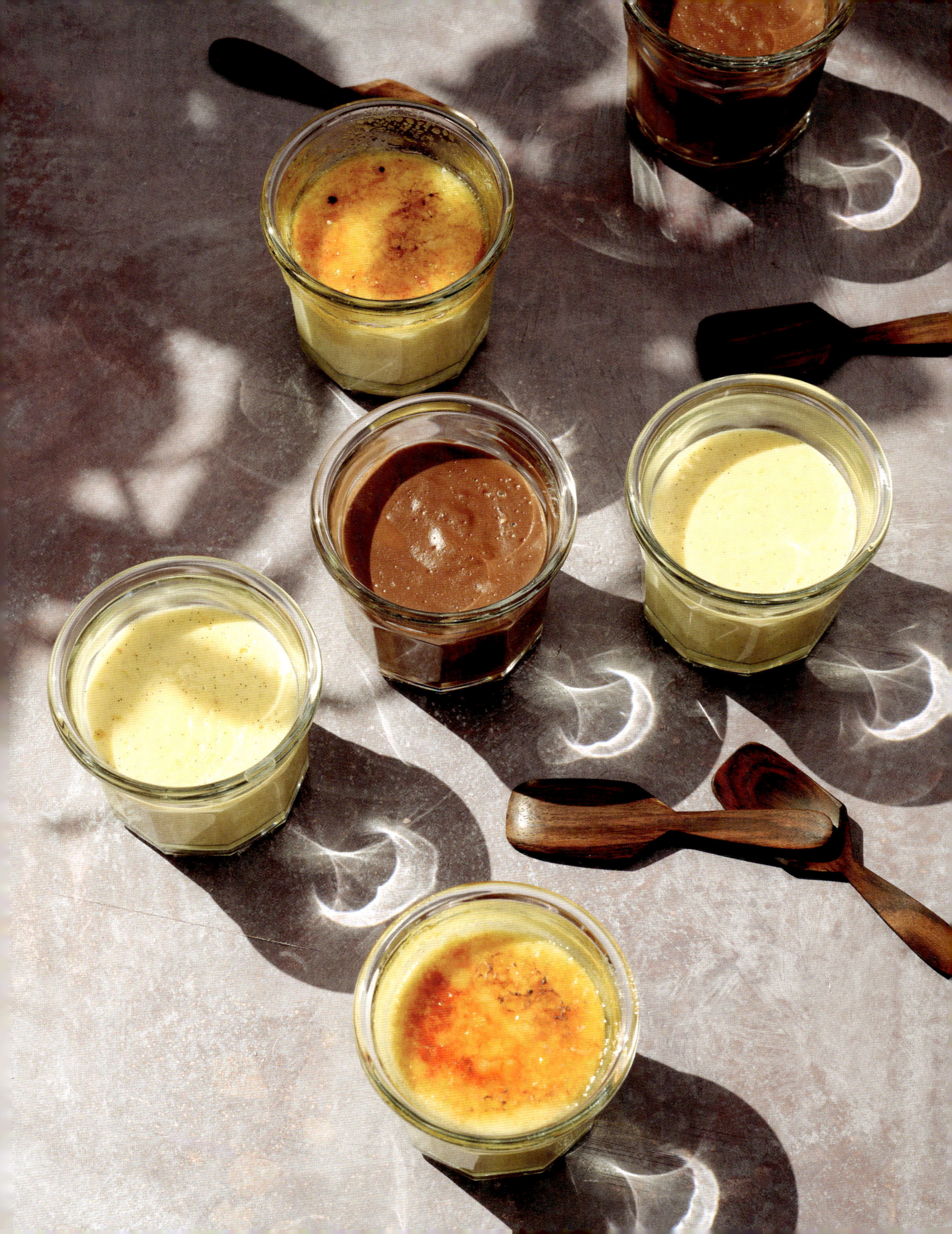

Schnelles Bananenbrot

Ein tolles Bananenbrot gefällt immer. Ob zum süßen Finale nach einer Hauptmahlzeit oder zum Kaffeestop auf einer Tour – du weißt, wenn dir danach ist. Das Rezept enthält eine großzügige Menge Fett, daher taugt es als Nachtisch, als Snack für extensive Belastungen oder für deinen Alltag, wenn du vielleicht noch Nachbrand vom Wochenende hast.

Für 1 Kastenform (20 × 10 cm), 8 Stücke, Zubereitungszeit etwa 10 Minuten, Backen 35–40 Minuten

1

2	**reife Bananen**

Den Ofen auf 200 °C (Ober- und Unterhitze) vorheizen. Kastenform mit etwas Öl einfetten oder mit Backpapier auskleiden. Bananen in einer Schüssel mit einer Gabel zerdrücken.

2

2	**Eier**
120 g	**Olivenöl plus etwas für die Form**

Beides mit den Bananen mischen.

3

180 g	**Mehl (Type 1050)**
120 g	**Rohrohrzucker**
¾ TL	**Backpulver**
¾ TL	**Natron**
1 TL	**Zimt**
2 Prisen	**Salz**

Alles mit der Bananenmasse vermischen. Masse in die vorbereitete Form füllen.

4

1	**reife Banane**
20 g	**Pepitas (geschälte Kürbiskerne)**

Banane längs halbieren und auf den Teig legen. Die Pepitas darüberstreuen. Bananenbrot 35–40 Minuten im vorgeheizten Ofen (Mitte) backen. Stäbchenprobe machen und bei Bedarf noch einige Minuten weiterbacken. Herausnehmen und auf einem Abkühlgitter auskühlen lassen.

In einer Frischhaltedose im Kühlschrank 5 Tage.

362 kcal | 18 g | 42 g | 7 g — Nährwert pro Stück (⅛)

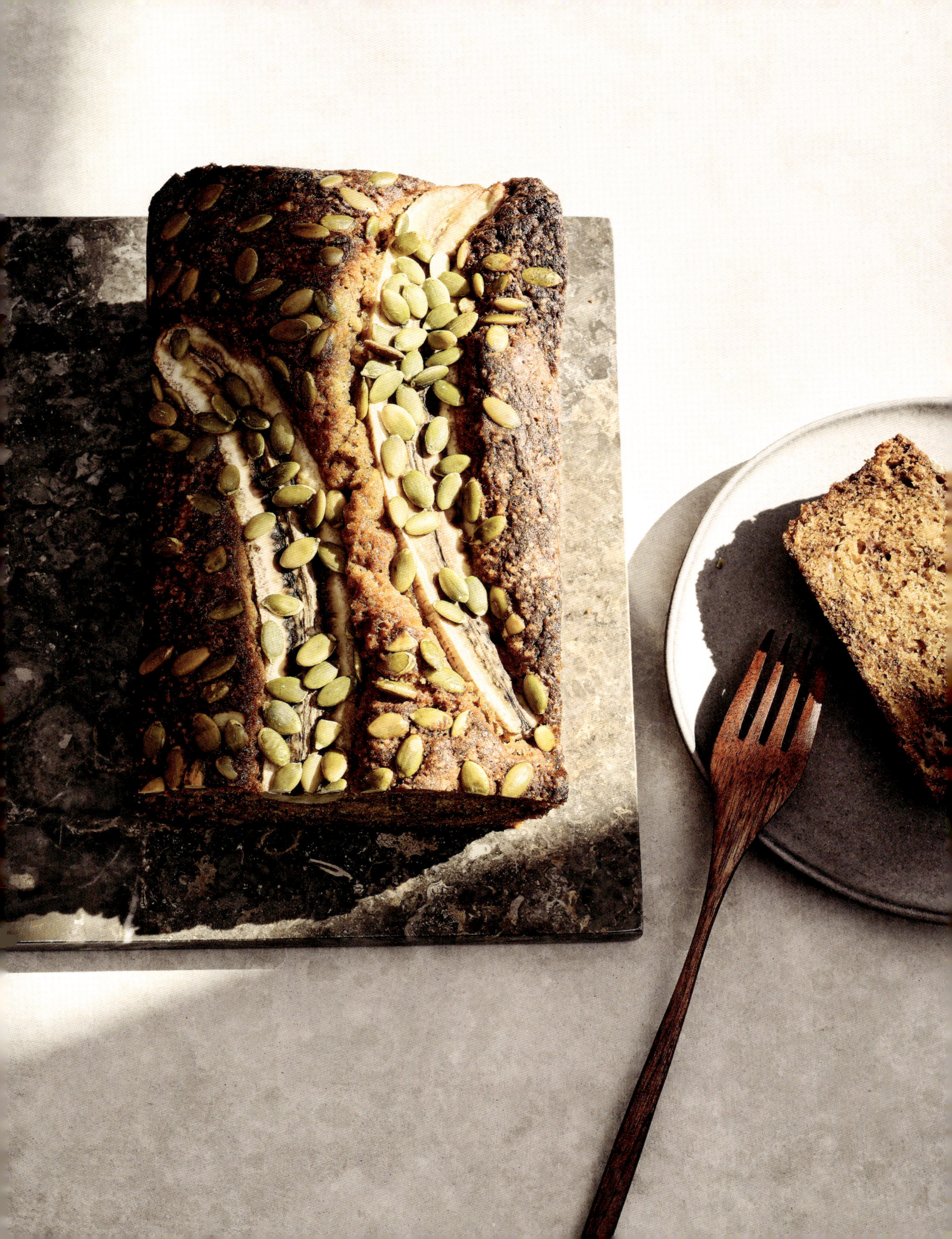

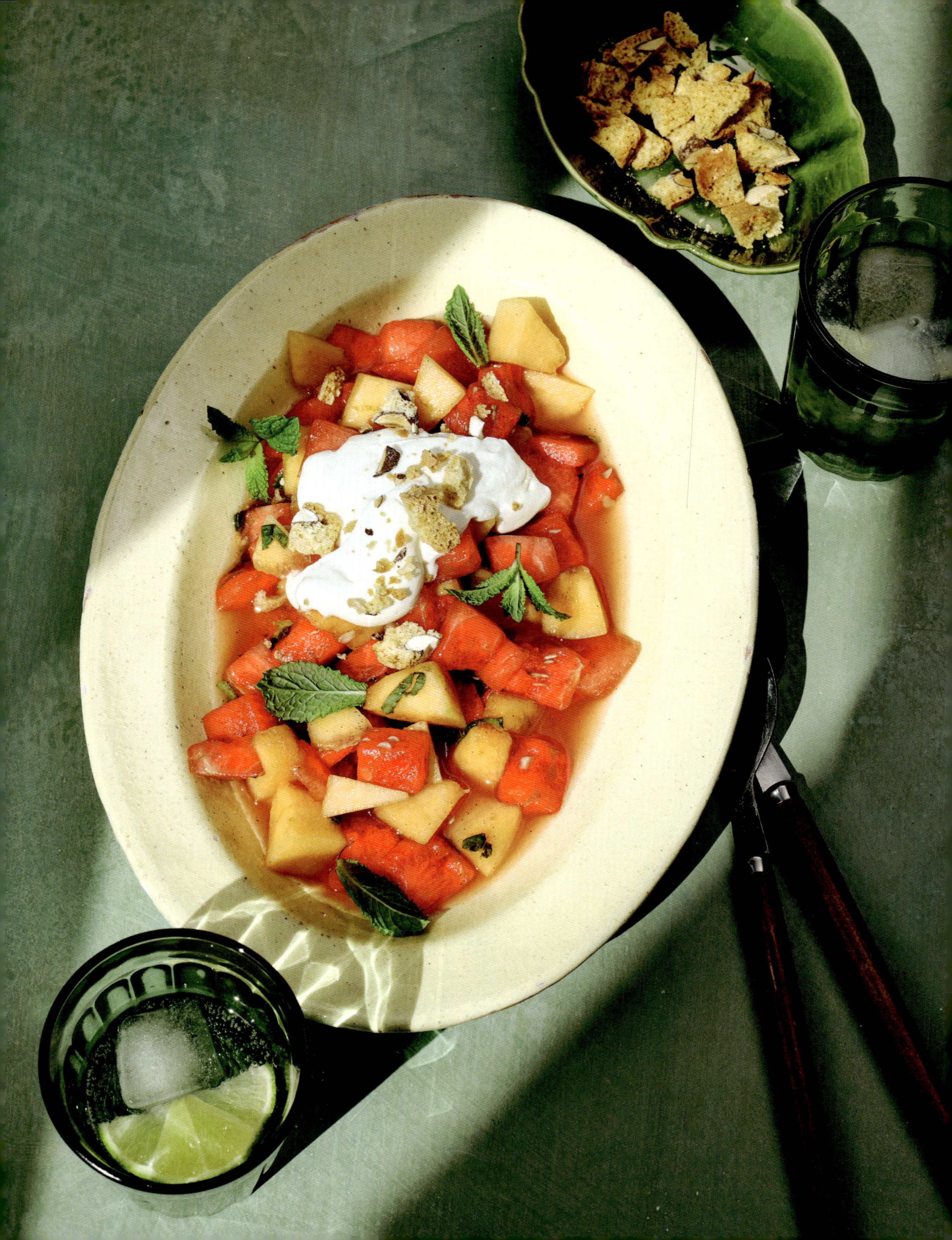

Melonensalat

*Dieses leichte Rezept explodiert förmlich vor positiven Eigenschaften. Der hohe Wassergehalt und die Nahrungsfasern der Melone verwöhnen deinen Verdauungstrakt. Ihr Vitamin-, Mineralstoff- und Antioxidantienprofil ist perfekt für Sportler*innen. Je nach Gusto kannst du den Salat zwischendurch, als Vorspeise oder Nachtisch genießen.*

Für 2 Portionen, Zubereitungszeit etwa 10 Minuten

1

½	**Bio-Limette**
1 EL	**Akazienhonig**
1 TL	**Vanillepaste**

Limettenschale fein abreiben und Limette auspressen. Beides in eine Schüssel geben, Akazienhonig und Vanillepaste darunterrühren.

2

4	**Pfefferminzblätter**

Pfefferminze fein hacken, zugeben und gut mischen.

3

400 g	**Melone (z. B. Wassermelone, Charentais, Galia, Cantaloupe, Honigmelone), ohne Schale gewogen**

Melone in mundgerechte Stücke schneiden und ebenfalls untermischen.

4

2	**Cantucci**
6 EL	**griechischer Joghurt**

Cantucci grob hacken. Melonensalat mit Joghurt und Cantucci garnieren.

! Tipps:

- Melone durch andere Früchte wie Beeren, Pfirsiche, Feigen, Kiwis, Mandarinen, Bananen etc. ersetzen.
- Falls du den Joghurt ähnlich cremig wie Labneh magst, Joghurt in einen Kaffeefilter oder in ein Sieb, mit einem feinen Gazetuch ausgelegt, geben und etwa 10 Minuten abtropfen lassen.

Nährwert pro Portion (½) 221 kcal · 5 g · 32 g · 12 g

Zwetschgencrumble

Crumble … für uns ein Seelenschmeichler für die kalte Jahreszeit. Zwetschgen liefern dir wertvolle Polyphenole (durch ihre violette Farbe) und durch die Verwendung von leicht verdaulichen Zutaten ist das hier auch kein Nachtisch, der dich untern Tisch haut. Das Rezept funktioniert selbstverständlich das ganze Jahr über, und wenn du saisonale Früchte nimmst, machst du schon viel richtig!

Für 2 Portionen (2 ofenfeste Förmchen Ø 14 cm), Zubereitungszeit etwa 15 Minuten

1

300 g	**Zwetschgen**
1	**Bio-Orange**
1 EL	**Sultaninen oder Rosinen**
1 TL	**Vanillepaste oder Zimt**
10 g	**Maisstärke**

Den Backofen auf 200 °C (Ober- und Unterhitze) vorheizen. Zwetschgen halbieren, entsteinen, vierteln und in eine Schüssel geben. Orangenschale abreiben und den Saft auspressen. Beides zu den Zwetschgen geben.

Sultaninen oder Rosinen, Vanillepaste oder Zimt und Maisstärke daruntermischen. Zwetschgen in den Förmchen verteilen.

2

20 g	**Rohrohrzucker**
30 g	**Mehl**
30 g	**Haferflocken**
1 Prise	**Salz**
50 g	**Butter, Zimmertemperatur**

Alles in einer Schüssel mit einer Gabel so lange mischen, bis Streusel entstehen. Streusel über die Zwetschgen verteilen. Zwetschgencrumble im Ofen (Mitte) etwa 30 Minuten backen. Herausnehmen und lauwarm servieren.

! Tipps:

- Crumble mit einer Kugel Eis nach Belieben servieren.
- Früchte nach Saison (Kirschen, Äpfel, Aprikosen, Rhabarber, Stachelbeeren etc.) wählen und Zwetschgen damit ersetzen.
- Sultaninen durch Cranberrys ersetzen.

473 kcal · 22 g · 61 g · 6 g — Nährwert pro Portion (½)

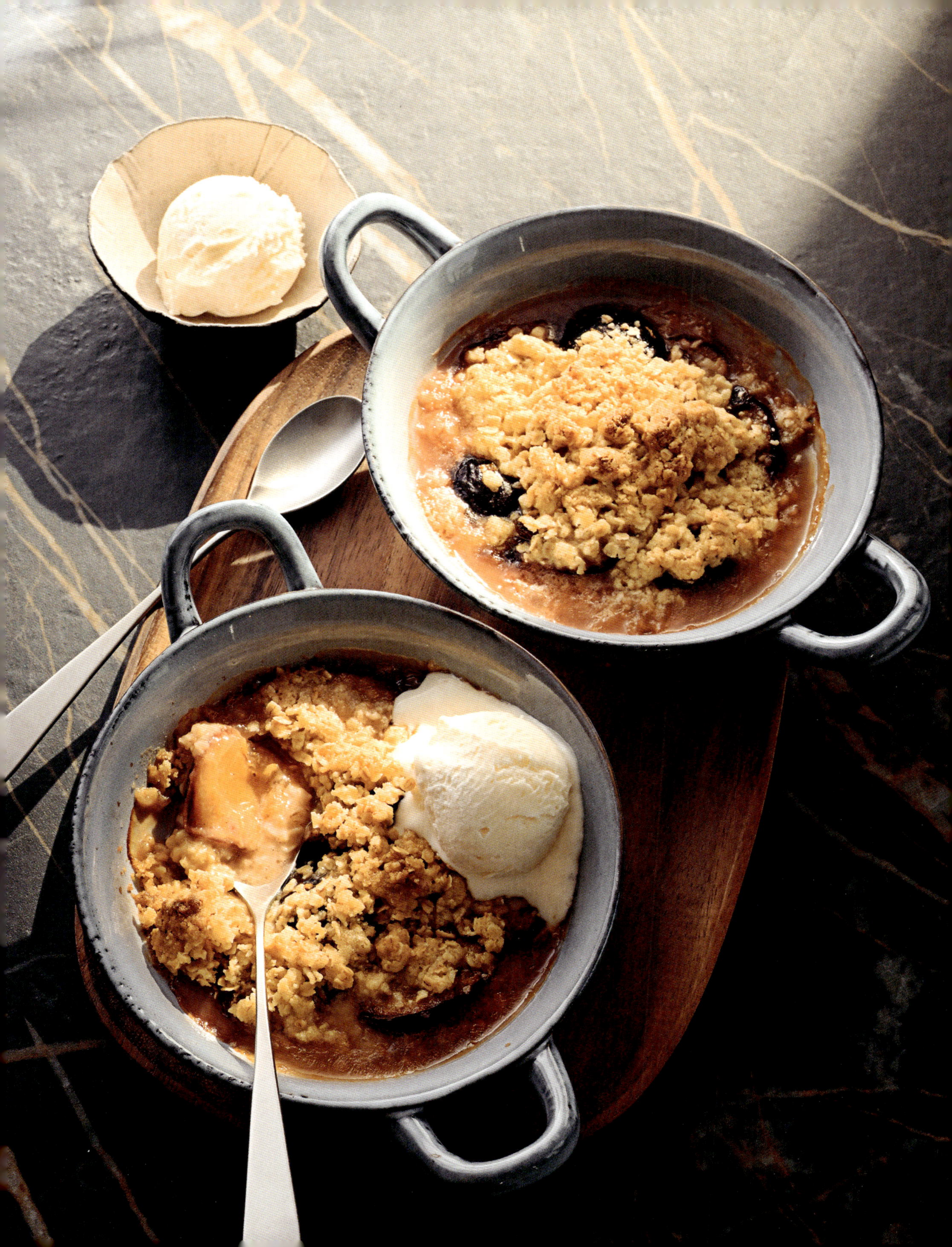

Mohn-Zitronen-Kuchen

Mohn ist seit Jahrhunderten als Heilpflanze bekannt. Er ist auch gut für sportliche Schleckermäuler. Wertvolle Fette, Antioxidantien und sogar eine schmerzlindernde Wirkung bringen die Minisamen mit. Ein geiler Kuchen mit Mehrwert – voilà!

Für 1 Springform (Ø 18 cm), 12 Stücke, Zubereitungszeit etwa 20 Minuten, Backen etwa 30 Minuten

1

2	**Eier**
75 g	**Butter, Zimmertemperatur**
80 g	**Rohrohrzucker**
1	**Bio-Zitrone**
150 ml	**Buttermilch**

Den Springformboden mit Backpapier auskleiden. Die Eier trennen. Eigelbe, Butter und Zucker mit den Schneebesen des Handrührgeräts schaumig rühren, bis sich der Zucker aufgelöst hat. Zitronenschale dazureiben und Buttermilch dazugießen.

2

100 g	**gemahlene Mandeln**
50 g	**gemahlener Mohn**
150 g	**Mehl**
1 TL	**Natron**
1 Prise	**Salz**

Mandeln, Mohn, Mehl und Natron in einer Schüssel mischen. Zur Buttermilchmasse geben und verrühren. Eiweiß mit dem Salz steif schlagen, vorsichtig unter die Mandelmasse heben. Die Masse in die vorbereitete Form füllen. Kuchen in den kalten Ofen (Mitte) schieben und etwa 30 Minuten bei 180 °C (Ober- und Unterhitze) backen. Stäbchenprobe machen und bei Bedarf noch einige Minuten weiterbacken.

3

50 g	**Puderzucker**

Kuchen herausnehmen, mit einem Stäbchen mehrmals einstechen. Die Zitrone auspressen. Den Saft mit dem Puderzucker verrühren. Den Guss sofort über den heißen Kuchen gießen. Kuchen in der Form auf einem Abkühlgitter auskühlen lassen.

Im Kühlschrank 4 Tage.

216 kcal · 12 g · 21 g · 6 g — Nährwert pro Portion (1/12)

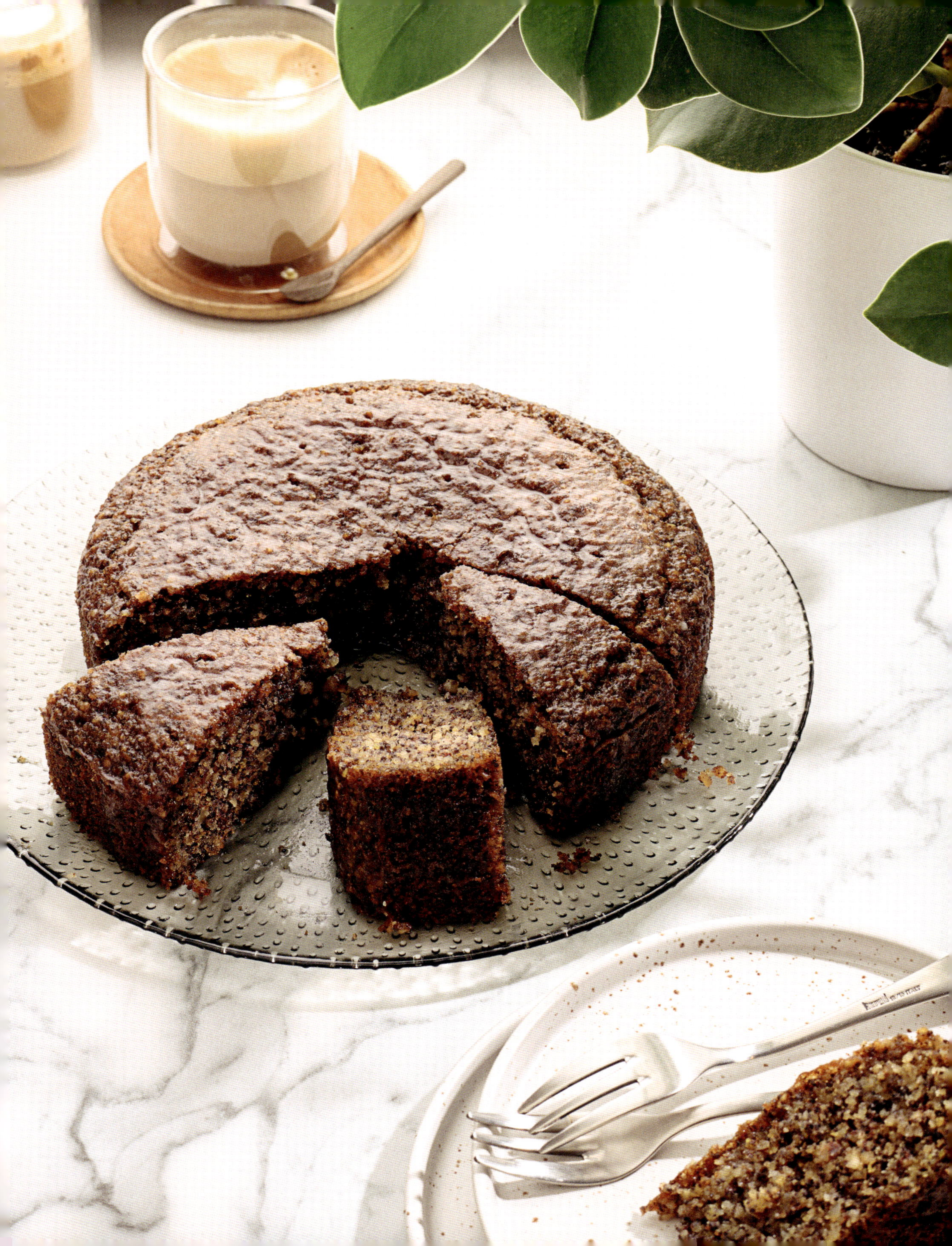

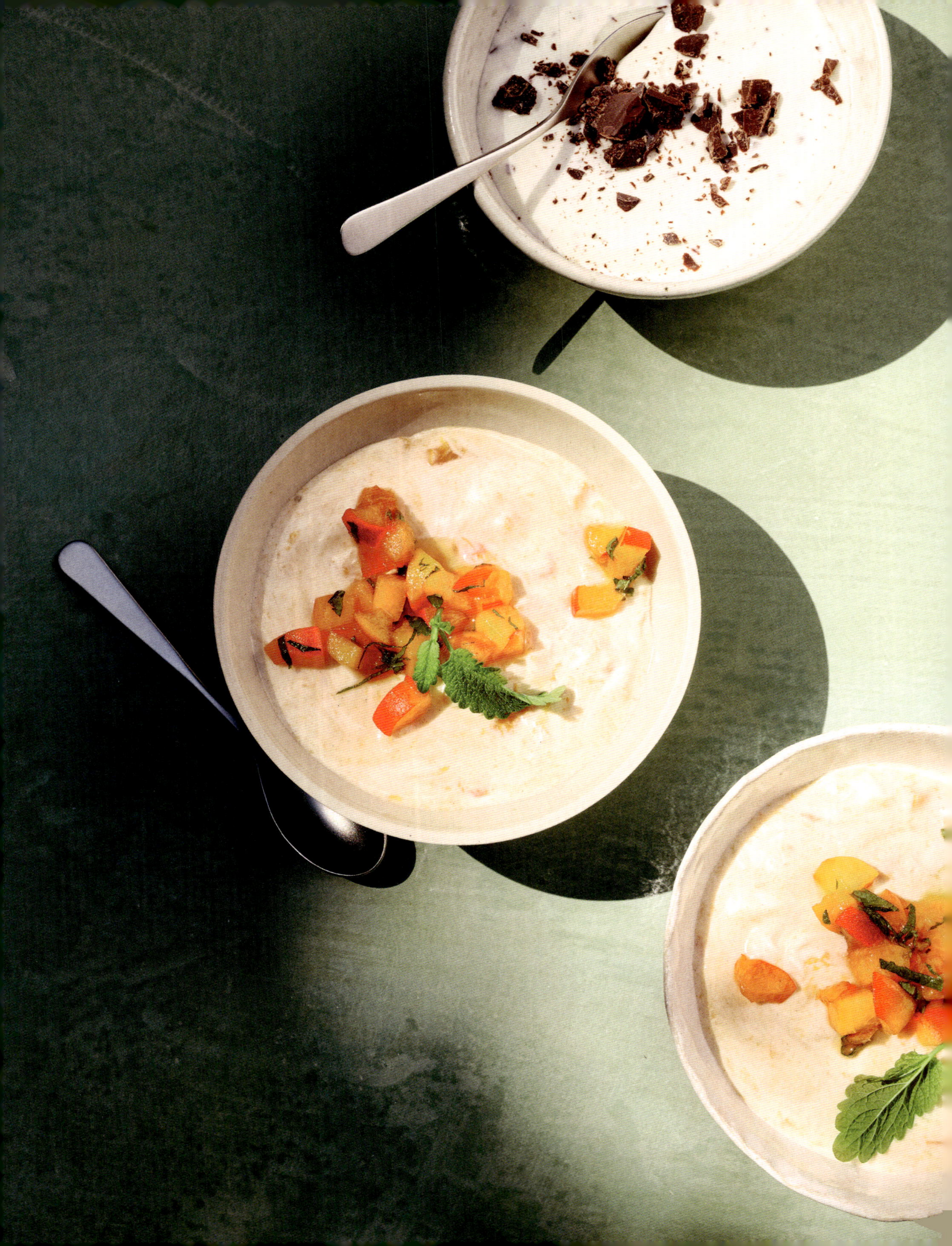

Aprikosen-Joghurt-Mousse

*Dieses Rezept ist Functional Food in Reinkultur. Die Aprikosen liefern Vitamine und Mineralstoffe, aus dem Joghurt kriegst du wertvolle Darmbakterien, etwas Protein und Calcium und mit der Gelatine tust du deinen Gelenken noch einen kleinen Gefallen. Und mach dir keine Sorgen um das Milchfett, dieses hat sehr positive Wirkung auf unsere Gesundheit und ist darum voll okay für den Athlet*innenhunger!*

Für 2 Portionen, Zubereitungszeit etwa 25 Minuten, Kühlen mindestens 2 Stunden

1

2 Blatt	**Gelatine**
250 g	**Aprikosen plus 2 für die Garnitur**
50 g	**feiner Zucker plus etwas für die Garnitur**
1	**Bio-Limette**
1 TL	**Kardamom oder Zimt**
125 g	**griechischer Joghurt**
100 g	**Sahne**
4	**Zitronenmelisseblätter**

Die Gelatine in kaltem Wasser einweichen. Aprikosen halbieren, entsteinen und in Würfelchen schneiden. Mit Zucker aufkochen und köcheln lassen, bis sie weich sind. Gelatineblätter gut abtropfen lassen und in den heißen Aprikosen auflösen. Limettenschale fein abreiben, etwas Saft auspressen. Limettenschale und Kardamom zu den Aprikosen geben. 2 EL Joghurt unter die Aprikosen mischen, dann restlichen Joghurt unterrühren. Sahne leicht schlagen und zugeben, vorsichtig unterheben. Aprikosen-Joghurt-Mousse in Schälchen füllen und mindestens 2 Stunden kühl stellen.

Aprikosen zum Garnieren halbieren, entsteinen und in Würfelchen schneiden. Melisse fein schneiden. Beides mit 1 TL Zucker und etwas Limettensaft mischen. Aprikosen-Joghurt-Mousse vor dem Servieren damit garnieren.

*

VARIANTE STRACCIATELLA-JOGHURT-MOUSSE

2 Blatt	**Gelatine**
50 g	**feiner Zucker**
250 g	**griechischer Joghurt**
100 g	**Sahne**
50 g	**Zartbitterschokolade (64 % Kakaoanteil)**

Gelatine in kaltem Wasser einweichen. Zucker und 1 EL Wasser in einer Pfanne warm werden lassen. Gelatineblätter gut abtropfen lassen, im Zuckerwasser auflösen, dabei unter Rühren nur erwärmen und nicht kochen. 2 EL Joghurt daruntermischen, dann restlichen Joghurt unterrühren. Sahne leicht schlagen und zugeben, vorsichtig unterheben. Schokolade hacken, daruntermischen, etwas zum Garnieren zurückbehalten. Mousse in Schälchen füllen und mindestens 2 Stunden kühl stellen. Mit restlicher Schokolade garnieren.

Für 2 Portionen, Zubereitungszeit etwa 10 Minuten, Kühlen mindestens 2 Stunden
Nährwert pro Portion (½)
517 kcal | 30 g F | 47 g KH | 16 g E

Nährwert pro Portion (½) 404 kcal 20 g 44 g 13 g

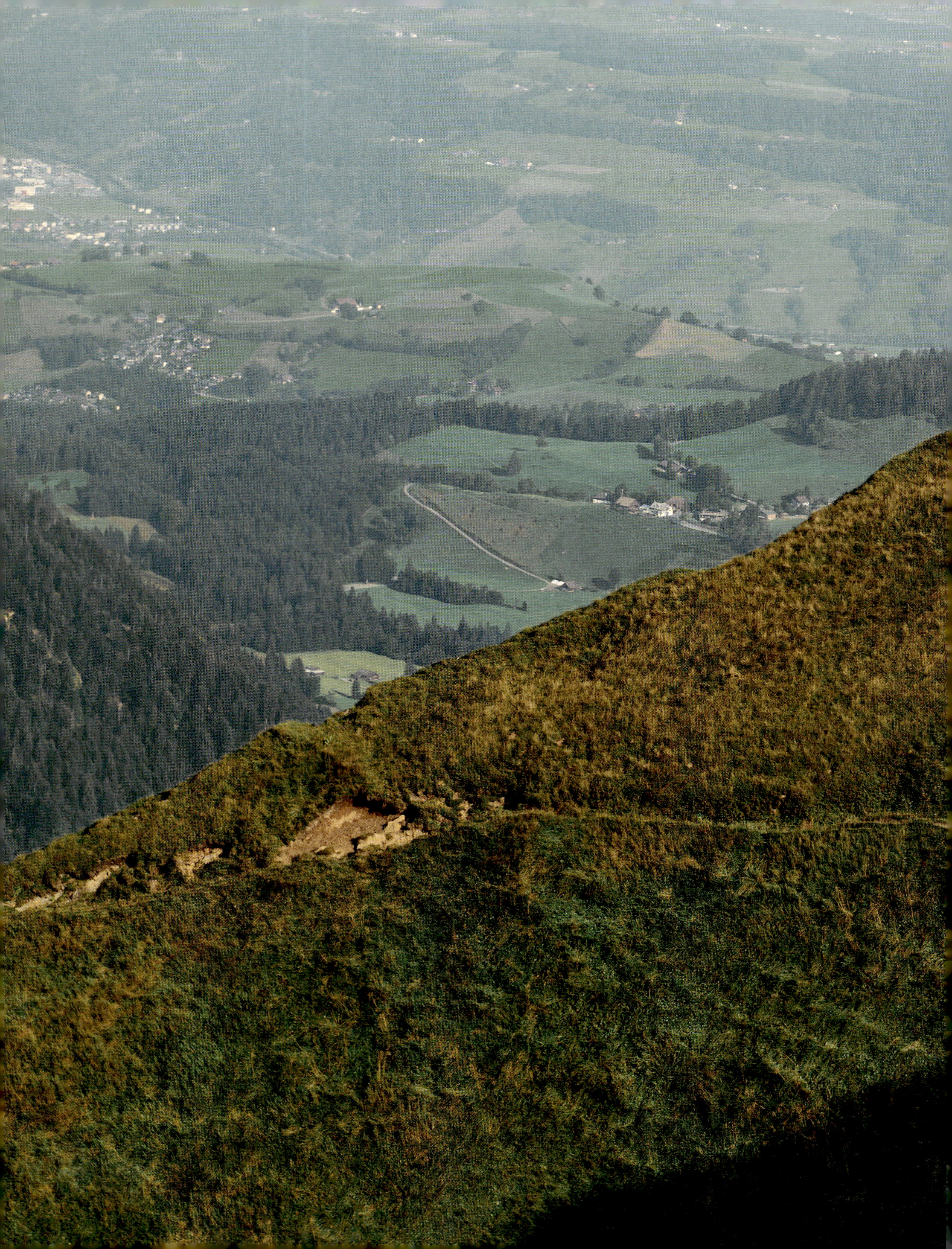

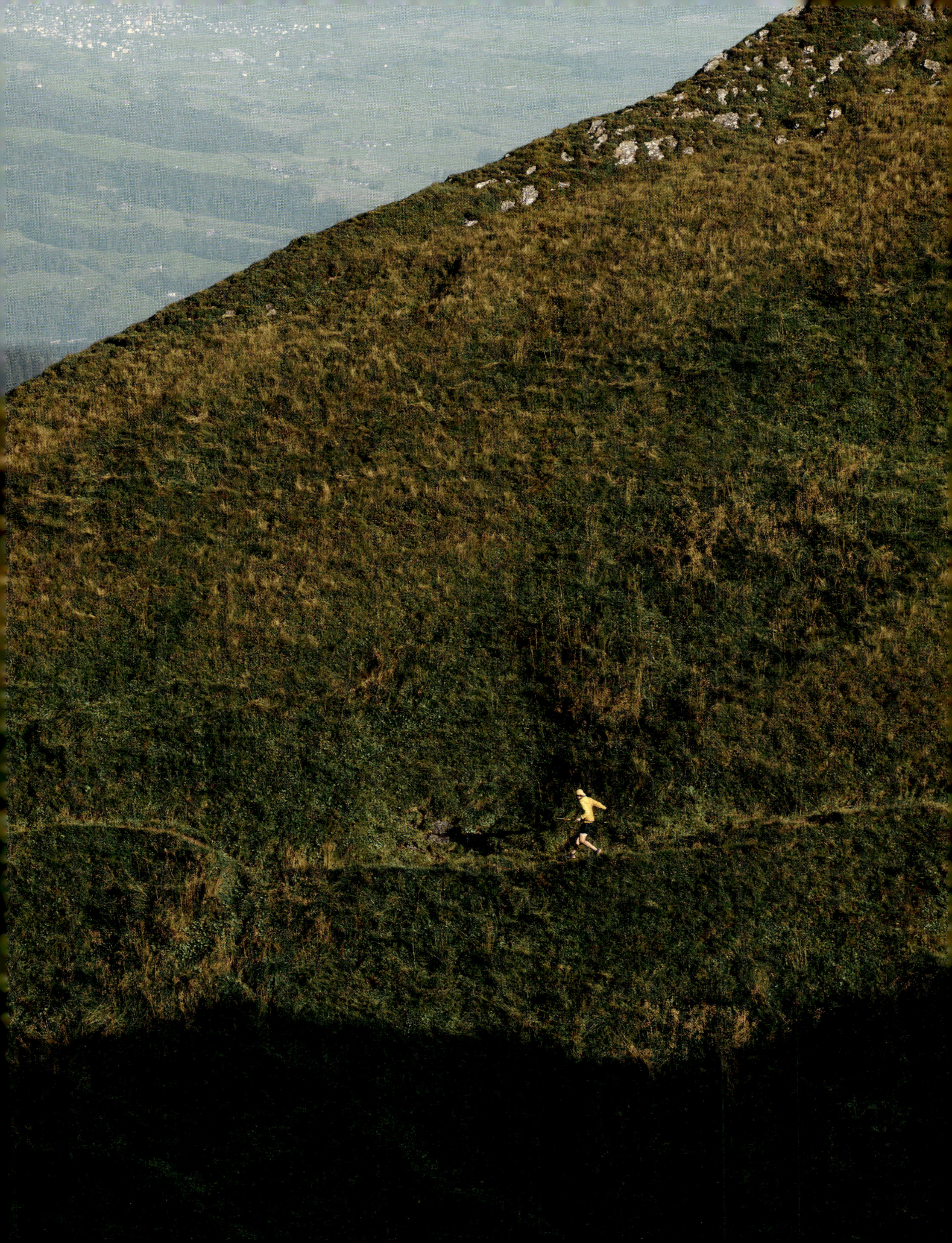

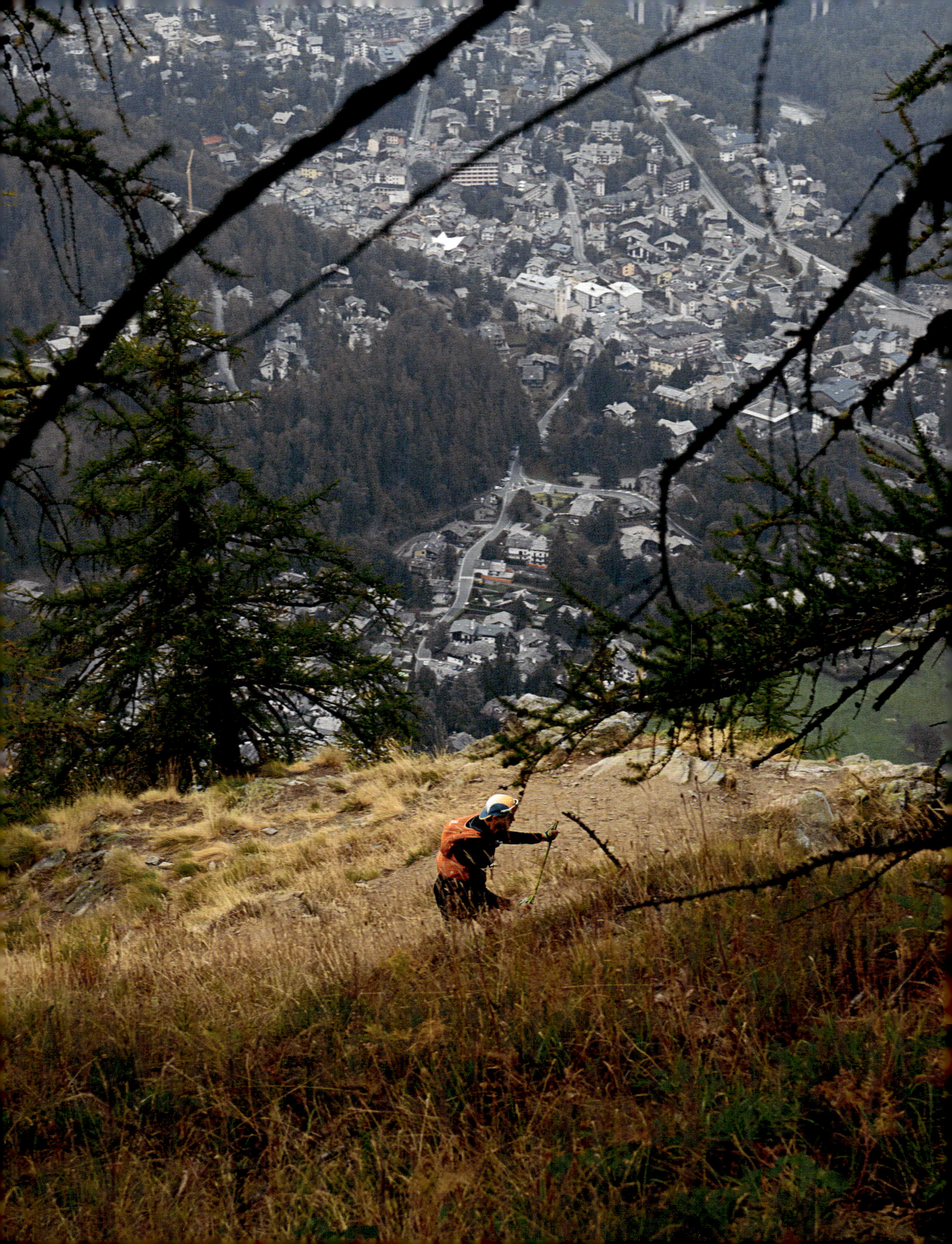

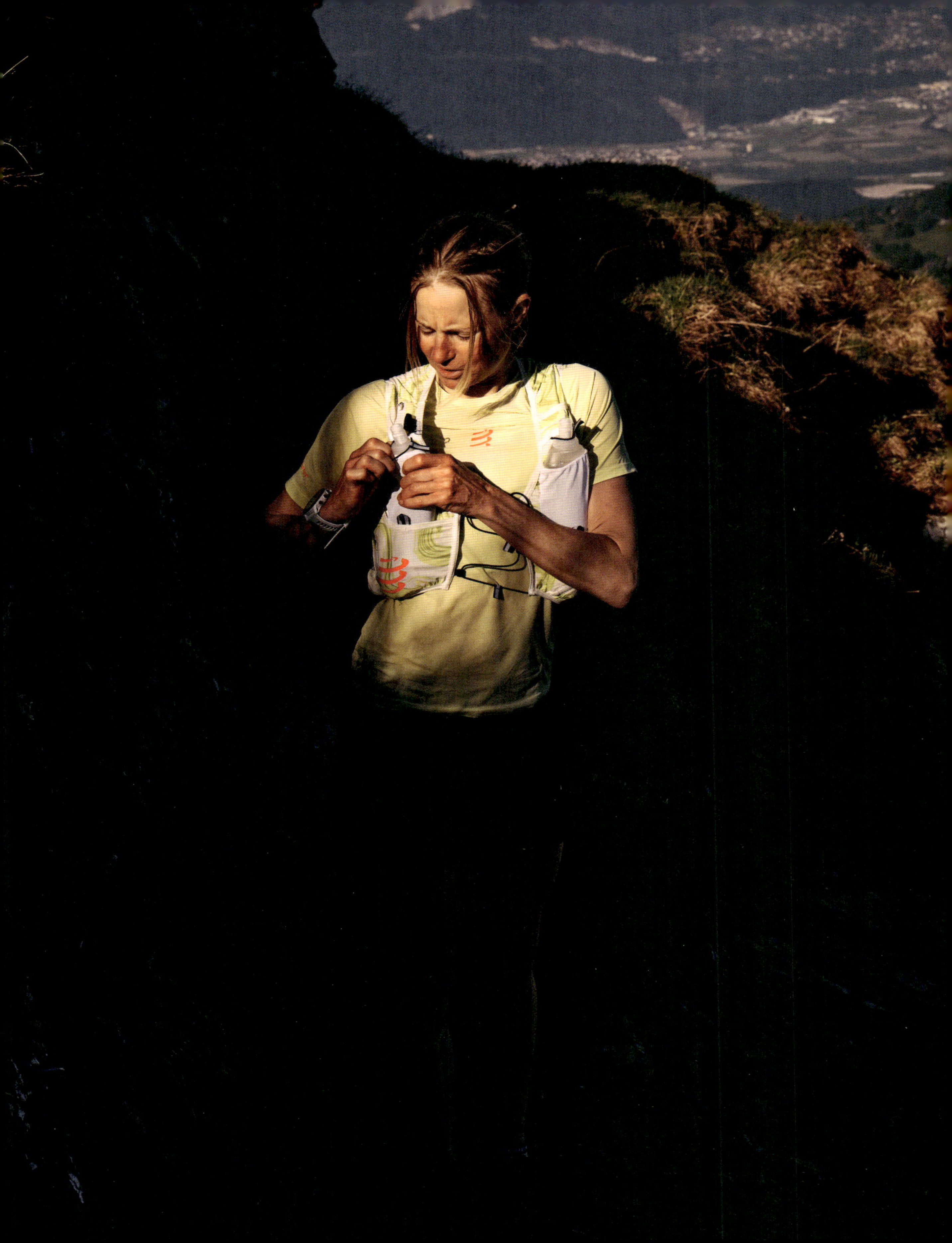

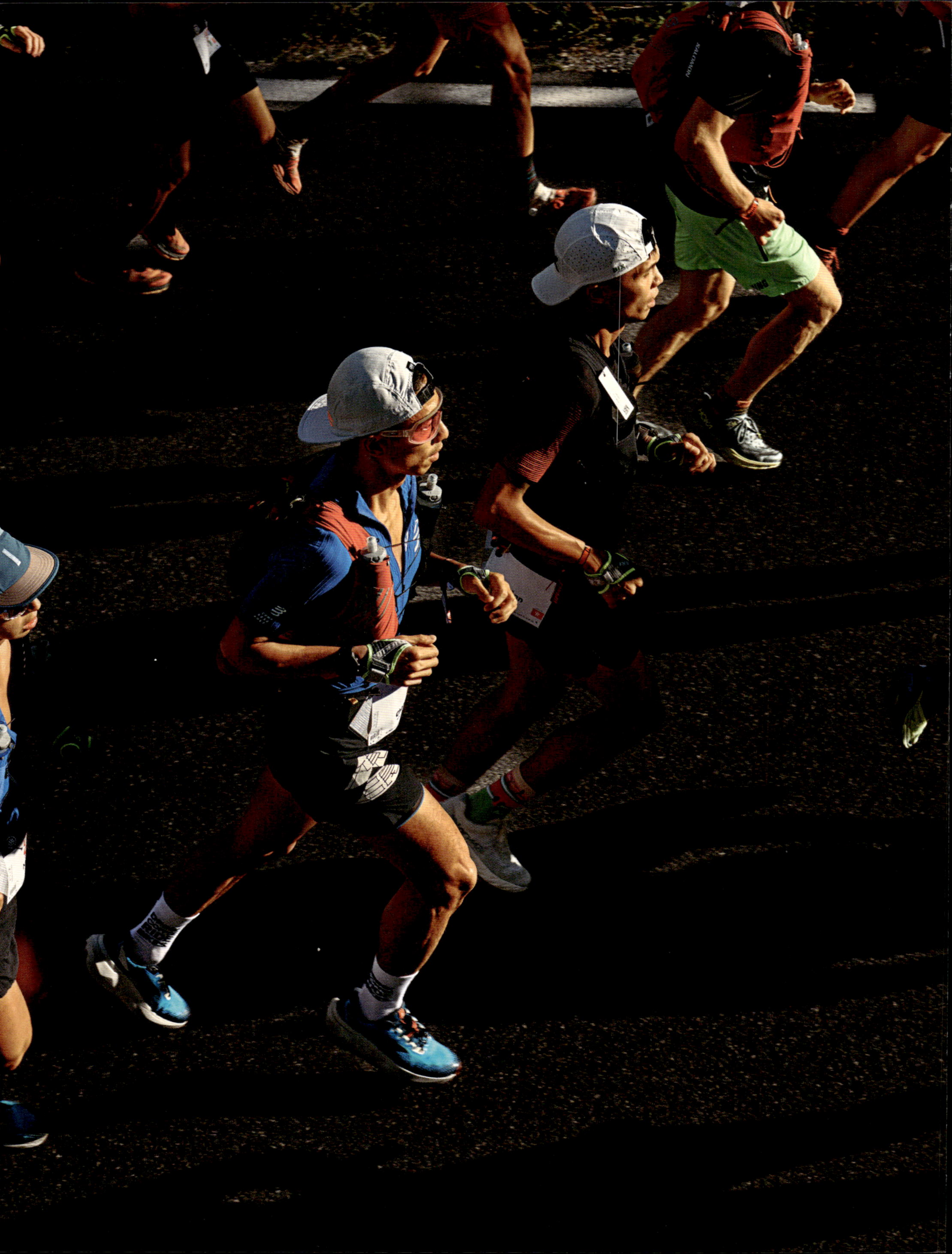

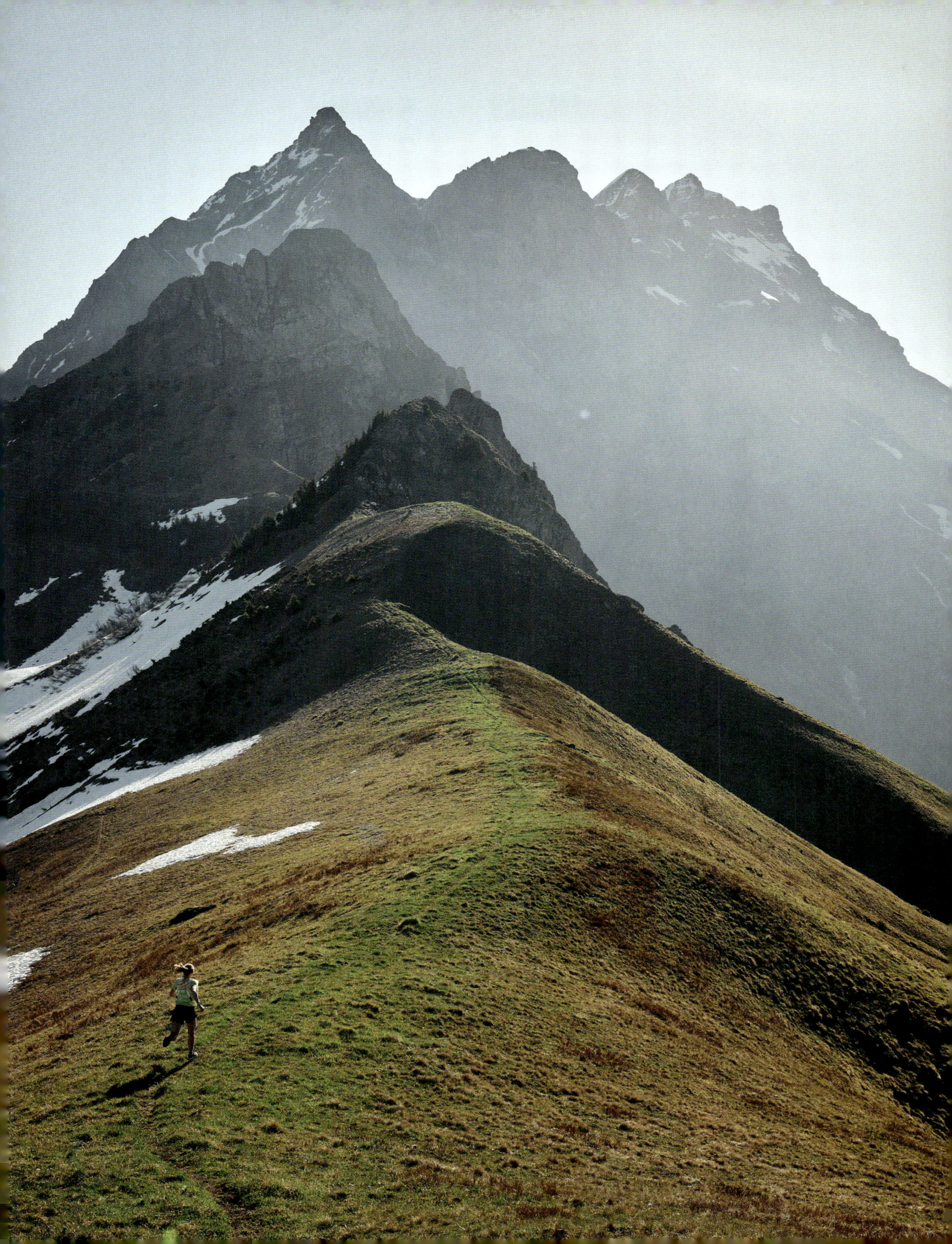

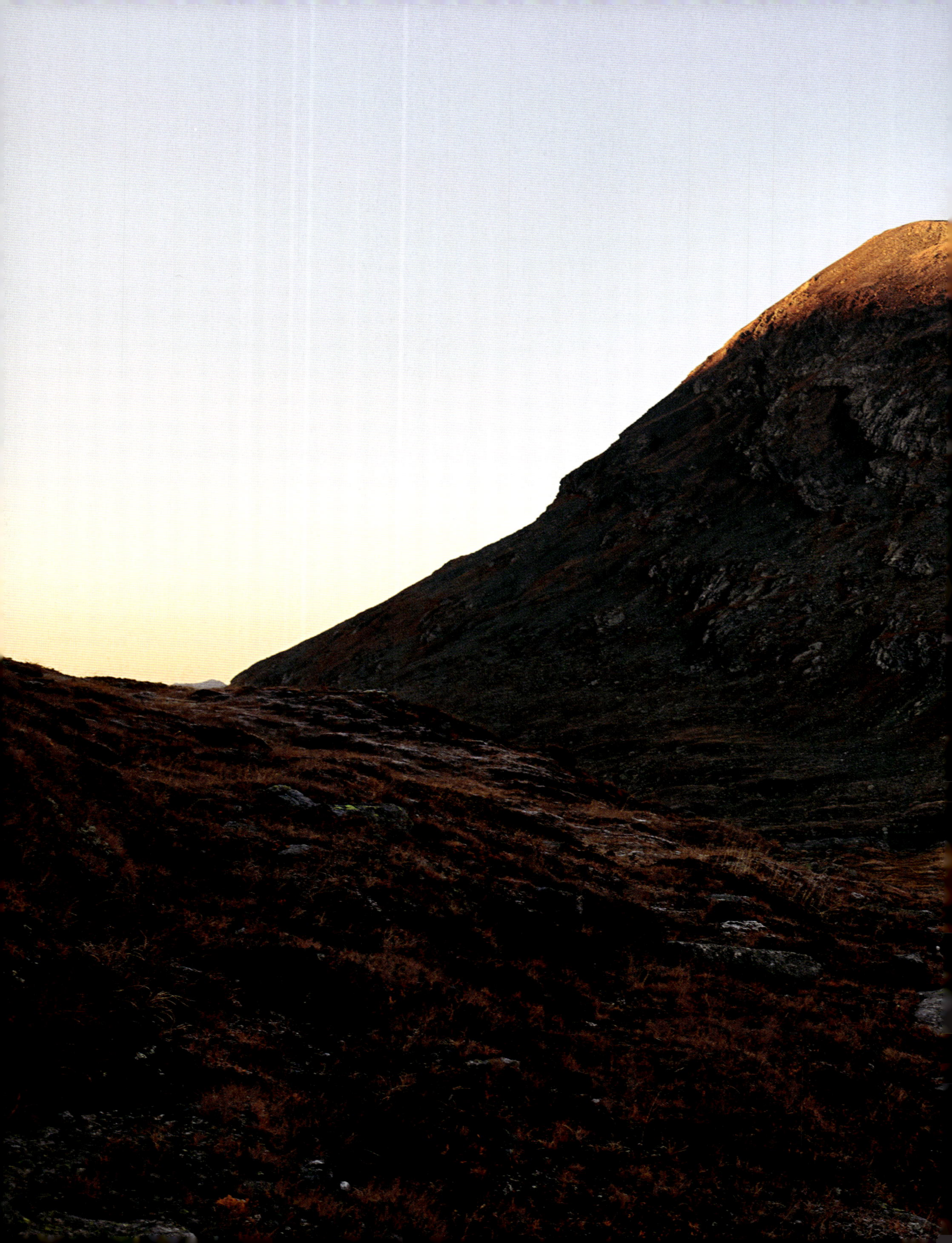

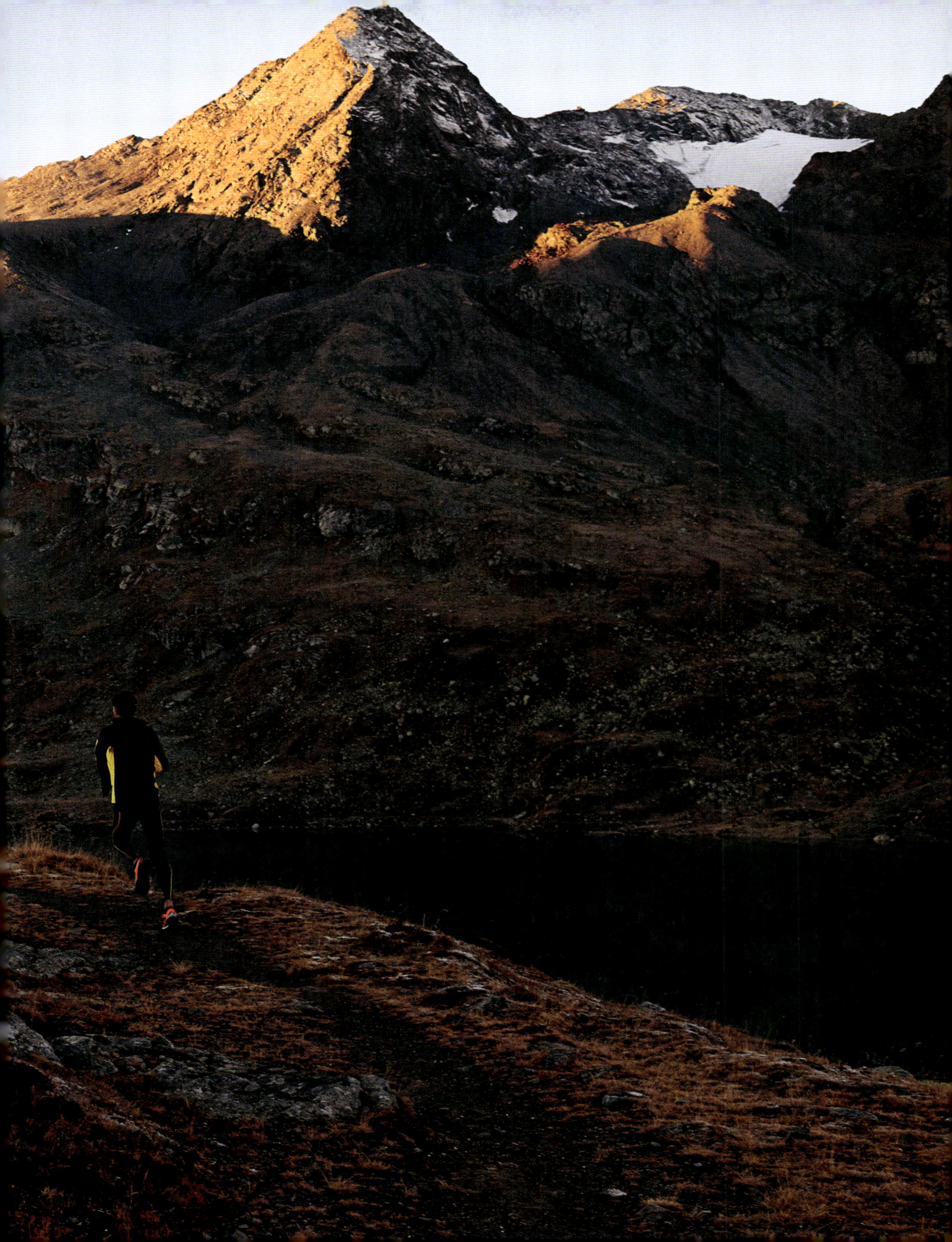

SACHREGISTER

REZEPTREGISTER

DEUTSCHE UND SCHWEIZERISCHE ZUTATENBEZEICHNUNGEN

Mehl: Mit »Mehl« ist in diesem Buch immer Weizenmehl gemeint, das es in verschiedenen Ausmahlungsgraden gibt. Bei Mehlsorten aus anderen Getreiden wird die Getreideart genannt. In der Schweiz werden im Gegensatz zu Deutschland keine Typenbezeichnungen verwendet. Die Mehlsorten in Deutschland und der Schweiz sind nicht immer identisch, können aber gegeneinander ausgetauscht werden.

DE	CH
Mehl (Type 1050)	Ruchmehl
Mehl (Type 405)	Halbweissmehl
Mehl (Type 550 oder 405)	Zopfmehl
Dinkelmehl (Type 630)	Dinkelmehl hell

Milch: Für Milch wird in der Schweiz, anders als in Deutschland, kein Fettgehalt angegeben. Vollmilch gibt es in Deutschland mit natürlichem Fettgehalt (mind. 3,8 %) und mit einem festgelegten Fettgehalt von 3,5 %. Beim Kochen macht das keinen Unterschied. Fettarme Milch in den Rezepten kann in der Schweiz durch Milchdrink ersetzt werden.

Sahne/Rahm: In der Schweiz wird Vollrahm mit 35 % Fett und Halbrahm mit 25 % Fett angeboten. Diese Differenzierung gibt es in Deutschland nicht. Dort hat Sahne einen Fettgehalt von mindestens 30 %. Im Buch haben wir daher Angaben gemacht, die für beide Länder passen.

DE	CH
Milch/Vollmilch (mind. 3,8 % Fett bzw. 3,5 % Fett)	Vollmilch
fettarme Milch	Milchdrink
Quark, 20 % Fett	Halbfettquark
Quark, 40 % Fett (Sahnequark)	Rahmquark

Sonstiges: Außerdem gibt es noch weitere Zutaten, die in beiden Ländern unterschiedlich benannt werden. In unseren Rezepten haben wir uns für die in Deutschland gängigen Begriffe entschieden.

DE	CH
Rohrohrzucker	Rohzucker
feiner Zucker	Zucker
Hochrippensteak	Hohrückensteak
Lammrückenfilet	Lammnierstück
Ragout vom Rind	Rindsvoressen
Hähnchenbrustfilets	Pouletbrüstchen
Paprikaschoten	Peperoni
Tomatenmark	Tomatenpüree

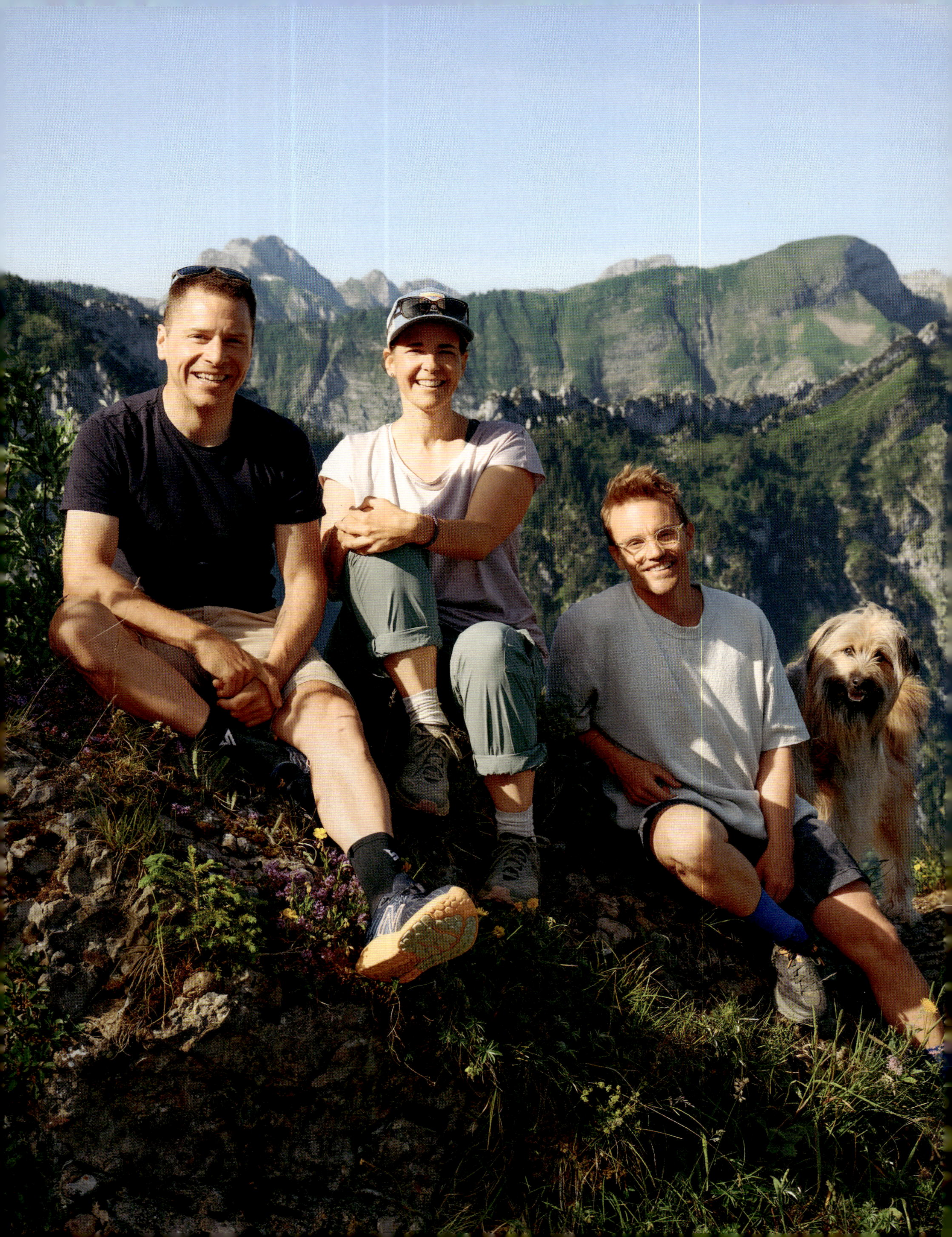

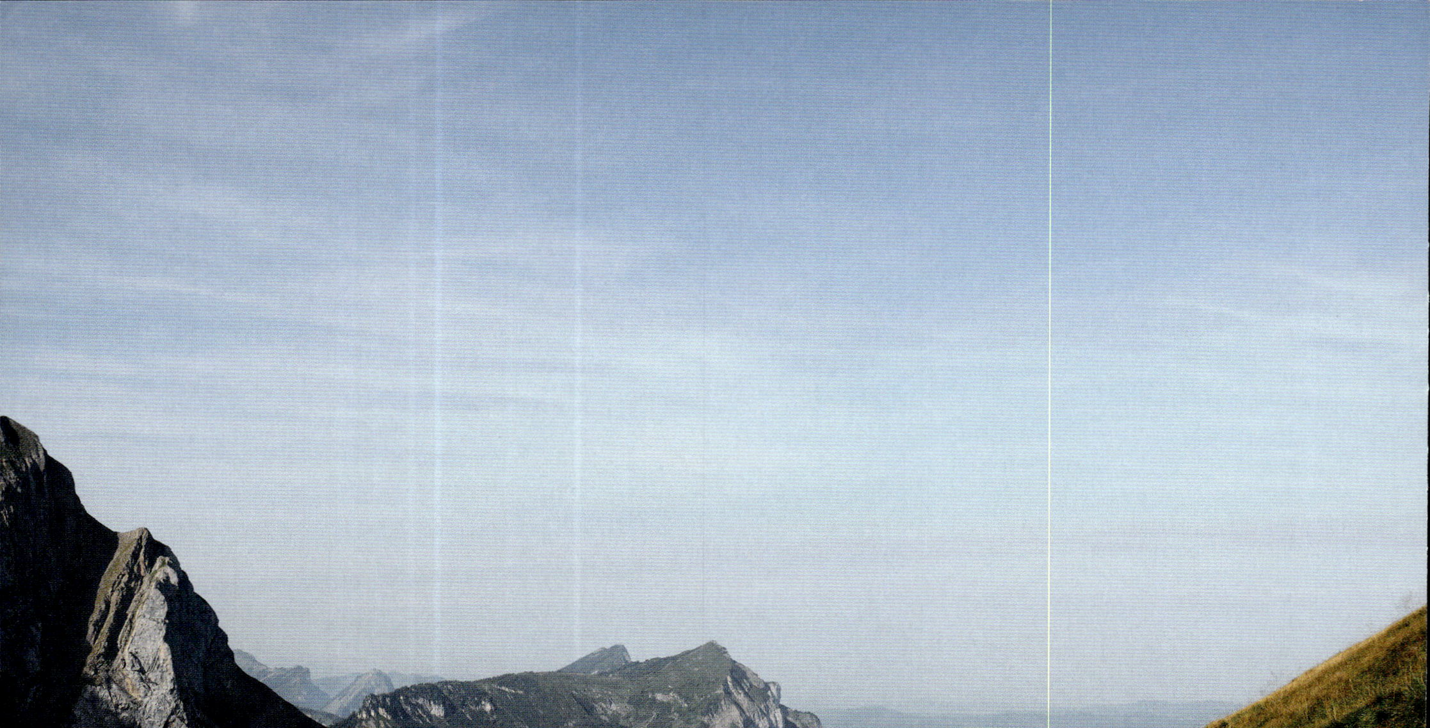

Texte Dani Hofstetter
Rezepte und Foodstyling Feride Dogum
Fotografie Fabian Häfeli
Gestaltung, Typografie, Realisation Daria Lötscher
Illustration und Icons Marlene Low
Lektorat Bettina Snowdon

Schriften ABC Diatype und ABC ROM von Dinamo

Für den DK Verlag:
Projektbetreuung Carmen Brand
Herstellungskoordination Claudia Rode
Herstellung Christine Rühmer

ISBN 978-3-8310-5073-4
5902-970864-23952-01

Repro Regg Media GmbH, München
Druck und Bindung L.E.G.O. S.p.A., Italien

MIX
Papier | Fördert gute Waldnutzung
FSC® C018179

www.dk-verlag.de

BILDLEGENDE

Cover, S. 1, 28, 64, 88, 209, 211: Therese Leboef, Chaux Ronde, Alpes des Chaux, Gryon, VD Schweiz
Backcover, S. 2, 11, 16–17, 224: Dani Hofstetter, San Bernardino, GR Schweiz
Seite 4-5, 212–213: Laurent Schenkel, Lago Bianco, GR Schweiz
Seite 8-9: Alte Gotthardpassstraße Südseite, TI Schweiz
Seite 6,10, 12–15: Max Speidel, Buchenegg Ostwand, ZH Schweiz
Seite 24: Jussi Kastu, 100-km-Lauf Eiger Nordwand, Grindelwald, BE Schweiz
Seite 25, 31, 85, 208: Athlet 100-Meilen-Lauf Mont-Blanc-Massiv, Schweiz
Seite 26-27, 82: Stephan Schuhmacher, Albiskette, ZH Schweiz
Seite 29, 206-207, 222: Laurent Schenkel, Klimsen, Pilatus, LU Schweiz
Seite 30: Matthorn, Pilatus, LU Schweiz
Seite 54: Christian Holweck und Lukas Franciszkiewicz, Memory Bike Adventure, Alto Piano di Sette Communi, Veneto Italien
Seite 55: Christian Holweck, Memory Bike Adventure, Monte Colombetta di Portule, Veneto Italien
Seite 56: Christian Holweck und Lukas Franciszkiewicz, Memory Bike Adventure, Val Maron, Veneto Italien
Seite 57-61, 63: Memory Bike Adventure, Monte Grappa, Veneto Italien
Seite 62: Splügenpass, GR Schweiz
Seite 81, 86, 89: Rose Agbekponou, Adliswil, ZH Schweiz
Seite 210: Massenstart 100-Meilen-Lauf, Mont-Blanc-Massiv, Frankreich
Seite 218: V.l.n.r. Dani Hofstetter, Feride Dogum, Fabian Häfeli, Hund Kodak

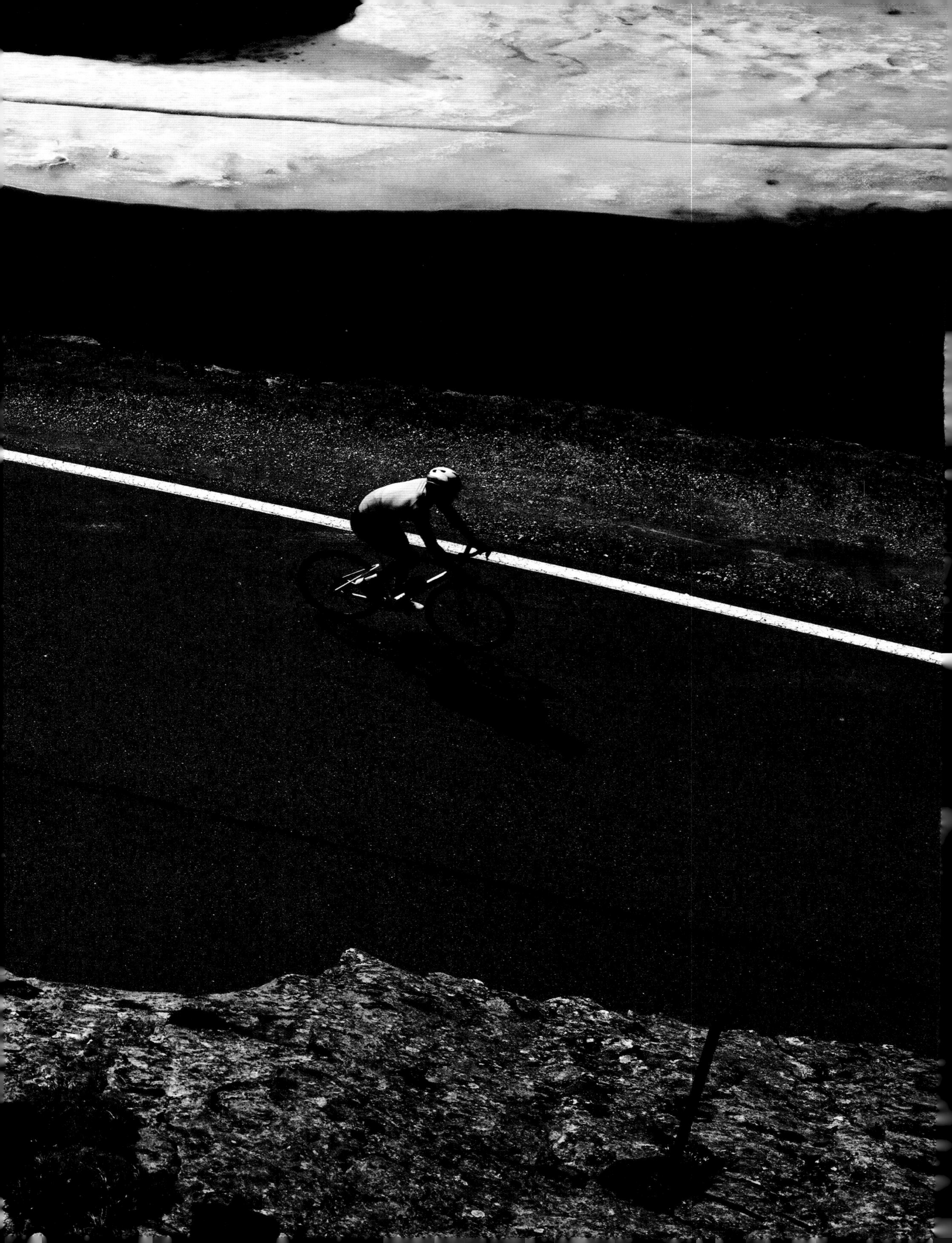